全国中医药行业高等职业教育"十二五"规划教材

# 大学语文

（供中医学、中药学等专业用）

主　编　李传军（山东中医药高等专科学校）

　　　　冉隆平（重庆三峡医药高等专科学校）

副主编　杜晓平（南阳医学高等专科学校）

　　　　刘秀慧（渭南职业技术学院）

　　　　饶洪生（遵义医药高等专科学校）

　　　　杨先体（安阳职业技术学院）

编　委　（以姓氏笔画为序）

　　　　王　瀚（北京中医药大学东方学院）

　　　　邓　焱（重庆三峡医药高等专科学校）

　　　　伍　婷（北京卫生职业学院）

　　　　李晓伟（河北中医学院）

　　　　金秀英（四川中医药高等专科学校）

　　　　高　山（山东中医药高等专科学校）

中国中医药出版社

·北　京·

图书在版编目（CIP）数据

大学语文/李传军，冉隆平主编 . —北京：中国中医药出版社，2016.10
全国中医药行业高等职业教育"十二五"规划教材
ISBN 978 - 7 - 5132 - 2270 - 9

Ⅰ.①大… Ⅱ.①李… ②冉… Ⅲ.①大学语文课 - 高等职业教育 - 教材 Ⅳ.①H19

中国版本图书馆 CIP 数据核字（2015）第 116691 号

中 国 中 医 药 出 版 社 出 版
北京市朝阳区北三环东路 28 号易亨大厦 16 层
邮政编码 100013
传真 010 64405750
北京中艺彩印包装有限公司印刷
各地新华书店经销

＊

开本 787 × 1092 1/16 印张 19.5 字数 438 千字
2016 年 10 月第 1 版 2016 年 10 月第 1 次印刷
书 号 ISBN 978 - 7 - 5132 - 2270 - 9

＊

定价 43.00 元
网址 www.cptcm.com

张美林（成都中医药大学附属医院针灸学校党委书记、副校长）

张登山（邢台医学高等专科学校教授）

张震云（山西药科职业学院副院长）

陈　燕（湖南中医药大学护理学院院长）

陈玉奇（沈阳市中医药学校校长）

陈令轩（国家中医药管理局人事教育司综合协调处副主任科员）

周忠民（渭南职业技术学院党委副书记）

胡志方（江西中医药高等专科学校校长）

徐家正（海口市中医药学校校长）

凌　娅（江苏康缘药业股份有限公司副董事长）

郭争鸣（湖南中医药高等专科学校校长）

郭桂明（北京中医医院药学部主任）

唐家奇（湛江中医学校校长、党委书记）

曹世奎（长春中医药大学职业技术学院院长）

龚晋文（山西职工医学院/山西省中医学校党委副书记）

董维春（北京卫生职业学院党委书记、副院长）

谭　工（重庆三峡医药高等专科学校副校长）

潘年松（遵义医药高等专科学校副校长）

秘　书　长　周景玉（国家中医药管理局人事教育司综合协调处副处长）

# 前　言

中医药职业教育是我国现代职业教育体系的重要组成部分，肩负着培养中医药多样化人才、传承中医药技术技能、促进中医药就业创业的重要职责。教育要发展，教材是根本，在人才培养上具有举足轻重的作用。为贯彻落实习近平总书记关于加快发展现代职业教育的重要指示精神和《国家中长期教育改革和发展规划纲要（2010—2020 年）》，国家中医药管理局教材办公室、全国中医药职业教育教学指导委员会紧密结合中医药职业教育特点，充分发挥中医药高等职业教育的引领作用，满足中医药事业发展对于高素质技术技能中医药人才的需求，突出中医药高等职业教育的特色，组织完成了"全国中医药行业高等职业教育'十二五'规划教材"建设工作。

作为全国唯一的中医药行业高等职业教育规划教材，本版教材按照"政府指导、学会主办、院校联办、出版社协办"的运作机制，于 2013 年启动了教材建设工作。通过广泛调研、全国范围遴选主编，又先后经过主编会议、编委会议、定稿会议等研究论证，在千余位编者的共同努力下，历时 1 年半时间，完成了 84 种规划教材的编写工作。

"全国中医药行业高等职业教育'十二五'规划教材"，由 70 余所开展中医药高等职业教育的院校及相关医院、医药企业等单位联合编写，中国中医药出版社出版，供高等职业教育院校中医、针灸推拿、中医骨伤、临床医学、护理、药学、中药、中药鉴定与质量检测技术、现代中药技术、中药制药技术、中草药栽培技术、医药营销、药品经营与管理、中医保健康复技术、康复治疗技术、医学美容技术等 16 个专业使用。

本套教材具有以下特点：

1. 坚持以学生为中心，强调以就业为导向、以能力为本位、以岗位需求为标准的原则，按照高素质技术技能人才的培养目标进行编写，体现"工学结合""知行合一"的人才培养模式。

2. 注重体现中医药高等职业教育的特点，以教育部新的教学指导意见为纲领，注重针对性、适用性及实用性，贴近学生、贴近岗位、贴近社会，符合中医药高等职业教育教学实际。

3. 注重强化质量意识、精品意识，从教材内容结构、知识点、规范化、标准化、编写技巧、语言文字等方面加以改革，具备"精品教材"特质。

4. 注重教材内容与教学大纲的统一，教材内容涵盖资格考试全部内容及所有考试要求的知识点，满足学生获得"双证书"及相关工作岗位需求，有利于促进学生就业。

5. 注重创新教材呈现形式，版式设计新颖、活泼，图文并茂，配有网络教学大纲指导教与学（相关内容可在中国中医药出版社网站 www.cptcm.com 下载），符合职业院校学生认知规律及特点，以利于增强学生的学习兴趣。

在"全国中医药行业高等职业教育'十二五'规划教材"的组织编写过程中，得到了国家中医药管理局的精心指导，全国高等中医药职业教育院校的大力支持，相关专家和各门教材主编、副主编及参编人员的辛勤努力，保证了教材质量，在此表示诚挚的谢意！

我们衷心希望本套规划教材能在相关课程的教学中发挥积极的作用，通过教学实践的检验不断改进和完善。敬请各教学单位、教学人员及广大学生多提宝贵意见，以便再版时予以修正，提升教材质量。

国家中医药管理局教材办公室
全国中医药职业教育教学指导委员会
中国中医药出版社
2015 年 5 月

# 编写说明

　　大学语文是高等院校非中文专业的一门必修课程（公共基础课），是一门人文素质教育课程，是各个专业的公共基础课，是为培养学生语文知识和写作能力、提高学生综合素质而设置的一门综合性文化基础课。它的作用在于使已经具备高中毕业语文程度的大学生进一步提高阅读能力和写作能力，提高文化素养，为学习高等教育各类专业课程、提高专业水平打下比较坚实的基础。其教学目标是帮助大学生了解和学习中华民族的优秀文化传统，接受现代人文意识，培养高尚的思想品质和健康的道德情操，接受爱国主义精神的熏陶和教育，增强民族自豪感和自信心；掌握一定的文学基础知识，了解中国文学和世界文学的发展历程，学会如何分析、赏评文学作品；熟悉语言文字的基本知识，了解古代汉语的基本文化常识，为阅读和写作打下扎实的语言基础和文化基础；提高语文水平，能顺利准确地阅读理解一般文章、文学作品和学术著作，读懂难度适中的文言文，具有较强的阅读理解能力和一定的文学审美能力；熟练掌握常见应用文写作的基本知识和技巧，掌握口语交际的常识和技巧，充分锻炼学生的书面和口头表达能力。

　　本教材是根据大学语文教学大纲和人才培养目标，结合大学生的实际情况，注重引导教师培养学生运用语言的能力而编写。教材分为上、中、下三编：文选、语文通识和语言文字应用。文选部分，遵从中国文学的发展脉络遴选作品，适当增加外国文学部分代表作品，既注重学生对每篇课文的知识学习，又兼顾能力的培养；既注重每篇课文的思想内容和艺术特征的分析，又注重作家作品在文学史上的地位及文学作品和文学流派的历史传承性。语文通识部分，从语言文字基础、文化常识和文学常识等几个方面进行介绍，展现中华传统文化的魅力和精髓。语言文字应用部分，详细阐述口语交际能力提高的养成办法，并着重介绍应用文的概念、特点和作用和不同文种，选取比较有代表性的例文。

　　本教材力求突出以下三个基本特性。

　　1. 实用性

　　所谓实用性，具有两方面的含义：一是通过《大学语文》的学习，让学生不仅可以全面掌握实用性语文知识和语文技能，为毕业后的工作和生活造就基本素质，而且可以丰富大学生的精神世界和审美情趣，提高他们的文学鉴赏能力，并为实现大学生的人格健全和情商锻炼提供文学资源。二是为教师提供简洁而全面、高效而操作性强的教材，从而提高大学语文的教学效果。重视实用性，是大学语文作为一种素质教育的性质所决定的。

　　2. 基础性

　　从素质教育的意义上说，大学语文是一门基础性课程。作为素质教育的有机组成部分，大学语文必须有助于提高和完善学生的文化修养、文学鉴赏水平和语言的交流大学语文与表达能力（包括口头和书面表达能力），只有这样，才能充分体现大学语文作为素质教育的基础性特征。作为一门基础性学科，大学语文既是语言文字交流和表达的工具性训练，又是人文素养的综合培养，强调将大学语文作为基础性教育，要让学生学到活的语文，学到欣赏功能和传达方法，丰富大学生的精神世界，打开他们心灵的窗户，滋润其情感，拓展其思维，增强其欣赏能力、理解能力和表达能力。

3. 示范性

大学语文作为高等院校的教学课程，是绝大多数学生最后一次系统的语文教育，属于高等教育体系的有机组成部分，与中小学的语文教学有着根本的不同。在大学阶段，学生有充足的时间，阅读视野也开阔了，但是在大量的读物中如何取舍则需要进一步的指导。因此，典范的教材应当具有示范性，要讲究方法，要具有方法论意义。叶圣陶先生曾说："教任何功课，最终的目的都在于达到不需要教。"虽然这是给《中学语文》的题词，是针对中学语文教学讲的，但实际上真正适用的却是大学语文教育。这就要"授之以渔"，重视方法的培养，让学生举一反三，切实掌握基本的语文知识和方法，提高学生的语文运用和积累能力。在编写过程中，我们参考、借鉴了一些专著或同类教材，在此一并表示诚挚的谢意。

具体编写分工如下：上编文选部分，《扁鹊传》《大医精诚》《鉴药》《谈语言和文字》《修辞与逻辑、语法的关系》《中国传统文化的核心》由李传军编写，《原毁》《桐叶封弟辨》《朋党论》《读〈孟尝君传〉》《原君》《人间词话》《世说新语》《高老头》《哈姆雷特》《飞鸟集》由冉隆平、邓焱编写，《夸父逐日》《女娲补天》《伐檀》《国殇》《古希腊神话》由杜晓平编写，《典论·论文》《白马篇》《文心雕龙》《诗品》《文赋》《乡村》由刘秀慧编写，《归园田居》《祭妹文》《失街亭》由饶洪生编写，《赵氏孤儿》《西厢记》《茶馆》由杨先体编写，《春江花月夜》《将进酒》《天末怀李白》《新丰折臂翁》《再别康桥》由王瀚编写，《八声甘州》《江城子·密州出猎》《醉花阴》《水龙吟》由伍婷编写，《论贵粟疏》《黛玉葬花》《边城》《受戒》由李晓伟编写，《郑伯克段于鄢》《冯谖客孟尝君》《论语》《孟子》《非攻》《逍遥游》《天论》《五蠹》由金秀英编写，《干将莫邪》《相见欢》《狂人日记》《围城》《老人与海》由高山编写；中编语文通识部分，第一章由李传军编写，第二章由冉隆平、邓焱编写，第三章由杜晓平编写，第四章由刘秀慧编写；下编语言文字应用第五章由饶洪生编写，第六章由金秀英编写；附录由李传军编写。

编者们竭尽全力，力求努力编出高质量的教材，不足之处敬请专家、学者和广大师生指正，以便再版时修订提高。

《大学语文》编委会
2016 年 6 月

# 目　录

## 上编　文选

### 第一单元　先秦两汉文学

夸父逐日 …………………………………… 1
女娲补天 …………………………………… 2
伐檀 ………………………………………… 4
国殇 ………………………………………… 5
郑伯克段于鄢 ……………………………… 7
冯谖客孟尝君 ……………………………… 10
《论语》十则 ……………………………… 13
《孟子》二章 ……………………………… 15
非攻（上） ………………………………… 18
逍遥游（节选） …………………………… 20
天论 ………………………………………… 24
五蠹 ………………………………………… 27
论贵粟疏 …………………………………… 31
扁鹊传 ……………………………………… 33

### 第二单元　魏晋南北朝文学

典论·论文 ………………………………… 38
白马篇 ……………………………………… 40
归园田居 …………………………………… 41
干将莫邪 …………………………………… 43
《世说新语》四则 ………………………… 45
文赋 ………………………………………… 48
文心雕龙·神思 …………………………… 50

诗品 ………………………………………… 53
魏陈思王植 ………………………………… 54
宋临川太守谢灵运 ………………………… 54
宋征士陶潜 ………………………………… 55

### 第三单元　唐宋元明清文学

春江花月夜 ………………………………… 56
将进酒 ……………………………………… 58
天末怀李白 ………………………………… 59
新丰折臂翁 ………………………………… 60
相见欢 ……………………………………… 62
八声甘州 …………………………………… 63
江城子·密州出猎 ………………………… 64
醉花阴 ……………………………………… 65
水龙吟·登建康赏心亭 …………………… 66
赵氏孤儿（第一折） ……………………… 67
西厢记（节选） …………………………… 72
大医精诚 …………………………………… 77
原毁 ………………………………………… 80
鉴药 ………………………………………… 82
桐叶封弟辨 ………………………………… 84
朋党论 ……………………………………… 86
读《孟尝君传》 …………………………… 89
原君 ………………………………………… 90
祭妹文 ……………………………………… 93
失街亭 ……………………………………… 98
黛玉葬花 …………………………………… 102

### 第四单元　现当代文学

狂人日记 …………………………………… 107
边城 ………………………………………… 113
受戒 ………………………………………… 118
围城（节选） ……………………………… 127
谈语言和文字 ……………………………… 132
修辞与逻辑、语法的关系 ………………… 137
中国传统文化的核心 ……………………… 139
再别康桥 …………………………………… 141

茶馆（第一幕） ················ 143
人间词话（节选） ············ 152

### 第五单元　外国文学

古希腊神话（节选） ········ 154
乡村 ···························· 157
高老头（节选） ·············· 159
哈姆雷特（节选） ············ 161
飞鸟集（节选） ·············· 163
老人与海（节选） ············ 165

## 中编　语文通识

### 第一章　语言文字基础知识

第一节　汉字的产生与发展 ········ 173
第二节　语音知识 ············ 176
第三节　词汇知识 ············ 178
第四节　语法知识 ············ 180
第五节　语言规范化 ·········· 189

### 第二章　古代文化常识

第一节　天文与地理 ·········· 193
第二节　科举与职官 ·········· 199
第三节　纪时方法 ············ 207
第四节　饮食与器物 ·········· 210
第五节　度量衡 ·············· 217
第六节　姓名、称谓与避讳 ···· 221
第七节　常用工具书 ·········· 228

### 第三章　中国文学概论

第一节　文学的萌芽与初步发展
······························· 237
第二节　文学的自觉 ·········· 240
第三节　文学的繁荣 ·········· 242
第四节　现代新文学 ·········· 244

### 第四章　外国文学概论

第一节　欧美文学 ············ 246
第二节　亚非文学 ············ 251

## 下编　语言文字应用

### 第五章　口语交际

第一节　口语交际的要素 ······ 255
第二节　口语交际的基础训练 ···· 256
第三节　口语交际的能力训练 ···· 262
第四节　普通话水平培训与能力测试
······························· 266

### 第六章　常见应用文写作

第一节　应用文写作的基本理论
······························· 272
第二节　应用文写作训练 ·········· 275

附录一　简繁字对照表 ·········· 293
附录二　常用标点符号用法简表 ···· 298
主要参考书目 ···················· 302

# 上编 文选

## 第一单元 先秦两汉文学

### 夸父逐日

【文章导读】

《夸父逐日》选自中国上古奇书《山海经》，系我国最早的神话之一。相传在黄帝时代，夸父族首领想要把太阳摘下，于是开始逐日，跟太阳赛跑，在口渴喝干了黄河、渭水之后，在奔于大泽路途中渴死。死后他的手杖化作桃林，身躯化作夸父山。夸父敢与太阳一决高下，奔走于天地之间，可以饮干江河，气概非凡，本领超强。夸父逐日的故事，反映了我国古代先民战胜干旱的愿望。

在这篇神话中，夸父敢于与太阳竞跑。这个神话表现了夸父高大无比的英雄气概，反映了古代人民探索、征服大自然的强烈愿望和顽强意志。夸父是一位十分神奇、善于奔跑的巨人，他敢与太阳"逐走"。虽然接连喝干了黄河和渭水两条大河，仍不解渴，又赶往大泽，终于没来得及喝大泽的水而渴死。他遗下的手杖，化为一片桃林，还能为人类造福。夸父这一神话人物形象，具有超现实的想象力，夸张的浪漫主义魅力。夸父逐日的故事，以丰富的想象，给人以深刻的启迪。如何客观理解这个故事，不仅仅是学术界关注的问题，它积极的意义在于，人们以各自不同的理解去认识这个世界，去追求自己美好的理想。

文学家萧兵先生在其《盗火英雄：夸父与普罗米修斯》一书中称："夸父逐日是为了给人类采撷火种，使大地获得光明与温暖。夸父是'盗火英雄'，是中国的普罗米修斯。"

夸父与日逐走[1]，入日[2]；渴，欲得[3]于[4]渭；河、渭[5]不足[6]，北[7]饮大泽[8]。未至[9]，道渴而死[10]。弃[11]其[12]杖，化为[13]邓林[14]。

[1] 逐走：竞跑，赛跑。

[2] 入日：追赶到太阳落下的地方。

[3] 得：得到。

[4] 于：到。

[5] 河、渭：即黄河、渭水。

[6] 不足：不够。

[7] 北：方位名词作状语，向北。

[8] 大泽：大湖。传说其大，纵横千里，在雁门山北。

[9] 未至：没有赶到。

[10] 道渴而死：在半路因口渴而死。道，名词作状语，在半路上。而，表修饰关系。

[11] 弃：遗弃。

[12] 其：代词，他，指夸父。

[13] 为：成为，作。

[14] 邓林：地名，在现在大别山附近河南、湖北、安徽三省交界处。邓林即"桃林"。

【思考练习】

1. 杨公骥先生认为，夸父逐日的故事有其极为深刻的寓意。它说明："只有重视时间和太阳竞走的人，才能走得快；越是走得快的人，才越感到腹中空虚，这样才能需要并接收更多的水（不妨将水当作知识的象征）；也只有获得更多的水，才能和时间竞走，才能不致落后于时间。"杨先生的这一观点被编入《中国文学》一书，是否点赞？

2. 夸父逐日传说中的实际情况是，人类在远古时代是以破坏自然环境为代价的，只有这样，人类才能够生存下来。居住一处就破坏一处，所以，迁移、拓荒是较为频繁的。夸父逐日，由于其非凡的胆略，成为中华民族历史上第一次被记住的因水源不足而造成的拓荒失败。说出你的见解。

# 女娲补天

【文章导读】

女娲补天的传说选自《淮南子》。盘古开天辟地，女娲用黄泥造人。当女娲看到她的子民们陷入巨大灾难之中，决心炼石以补苍天。于是她周游四海，遍涉群山，最后选择了东海之外的海上仙山——天台山。天台山出产炼石用的五色土是炼补天石的绝佳之地。于是，女娲在天台山顶堆巨石为炉取五色土为料，又借来太阳神火历时九天九夜，炼就了五色巨石。然后，又历时九天九夜用36500块五彩石将天补好。剩下的一块遗留在天台山中汤谷的山顶上。天是补好了，却找不到支撑四极的柱子。要是没有柱子支撑天就会塌下来。情急之下女娲只好将背负天台山之神鳌的四只足砍下来支撑四极。可是，天台山要是没有神鳌的负载就会沉入海底。于是女娲便将天台山移到东海之滨的琅琊（今为日照市涛雒镇一带）。至今，天台山上仍然留有女娲补天台，补天台下有被斩了足的神鳌和补天剩下的五彩石，后人称之为太阳神石。女娲补天之后，天地定位，洪水归道，烈火熄灭，四海宁静。人们在天台山载歌载舞，欢庆补天成功。同时，建立了女娲庙。女娲庙香火不断，世代供奉朝拜者络绎不绝。女娲补天，她面对险恶环境，英勇奋战，使我们看到了远古人类为改变生活环境而进行的无畏斗争。

　　往古[1]之时，四极[2]废，九州[3]裂，天不兼覆，地不周载[4]。火爁焱[5]而不灭，水浩洋[6]而不息。猛兽食颛民[7]，鸷鸟[8]攫老弱。于是女娲炼五色石以补苍天，断鳌足以立四极，杀黑龙以济冀州[9]，积芦灰以止淫水[10]。苍天补，四极正，淫水涸，冀州平[11]，狡虫死，颛民生[12]。

[1]　往古：很远的古代。

[2]　四极：天的四边。远古时人错误地认为天的四边都有柱子支撑着。

[3]　九州：泛指中国的土地。

[4]　天不兼覆，地不周载：天不能完整地笼罩大地，地不能周全地承受万物。兼，合拢。覆，覆盖。

[5]　爁焱（lànyán）：大火燃烧的样子。焱，火花。

[6]　浩洋：水势浩大。

[7]　颛（zhuān）民：善良的人民。

[8]　鸷（zhì）鸟：凶猛的大鸟。

[9]　杀黑龙以济冀州：远古人类认为，水灾与龙作怪有关，故女娲杀黑龙以拯救冀州。冀州，古九州之一，这里泛指中原地带。

[10]　淫水：泛滥的洪水。

[11]　"苍天补……冀州平"：苍天修补起来了，天的四边扶正了，洪水干涸了，中原平定了。涸，干枯；平，平定、安定。

[12]　生：得以生存。

【思考练习】

1. 给下面加横线的字注音
①火爁焱而不灭（　　　　）　　　　②猛兽食颛民（　　　　）
③鸷鸟攫老弱（　　　）（　　　）　④淫水涸（　　　　）　　⑤狡虫死（　　　　）
2. 传说女娲炼五色石补天时，剩下一块石头被丢弃在大荒山无稽崖青梗峰下，后被茫茫大士、渺渺真人带入红尘，历尽了悲欢离合，这个情节出自我国古典文学名著《＿＿＿＿＿＿》。

# 伐 檀

## 【文章导读】

《诗经》是我国古代最早的一部诗歌总集，共收入自西周初年（前11世纪）到春秋中叶（前6世纪）500年间的诗歌共305首。汉代以前称为"诗"或"诗三百"。《墨子》曰：弦诗三百，歌诗三百。《论语》曰："诗三百，一言以蔽之，曰思无邪。"《论语》曰："不学诗，无以言。"到了汉代，董仲舒提倡"独尊儒术"，"诗"被尊奉为儒家经典，始称《诗经》。《诗经》为"五经"之首（《诗经》《尚书》《易经》《礼记》《春秋》），内容分为风、雅、颂三类。

《伐檀》选自《诗经·国风·魏风》，是古代伐木的奴隶们创作的诗歌。这首诗通篇采用"赋"的手法，直接描写伐木者劳动的艰辛，抒发他们内心深处的愤恨不平之情。在结构上采用重章叠句、反复咏唱的手法。各节之间句数相同，句式一致，相同位置的句子中绝大多数词语也相同，只更换了几个关键词语。这种各节之间在句数上、句式上、字数上及大部分词语的运用上都基本相同，只是更换几个关键词的手法叫作重章叠句、反复咏唱手法。这种手法通过反复更换关键词语，大大扩展了诗歌的内容和容量，从而使诗歌的主题更加鲜明，是《诗经》结构上最突出的特点之一。

坎坎[1]伐檀兮，寘（置）之河之干[2]兮，河水清且涟[3]猗[4]。不稼[5]不穑[6]，胡[7]取禾[8]三百[9]廛[10]兮？不狩[11]不猎[12]，胡瞻尔庭有县[13]貆[14]兮？彼君子[15]兮，不素餐[16]兮！

坎坎伐辐[17]兮，寘之河之侧兮，河水清且直[18]猗。不稼不穑，胡取禾三百亿[19]兮？不狩不猎，胡瞻[20]尔庭有县特[21]兮？彼君子兮，不素食兮！

坎坎伐轮兮，寘之河之漘[22]兮，河水清且沦[23]猗。不稼不穑，胡取禾三百囷[24]兮？不狩不猎，胡瞻尔庭有县鹑[25]兮？彼君子兮，不素飧[26]兮！

[1] 坎坎：象声词，伐木声。

[2] 干：水边。

[3] 涟：水波纹。

[4] 猗（yǐ）：义同"兮"，语气助词。

[5] 稼：播种。

[6] 穑：收获。

[7] 胡：为什么。

[8] 禾：谷物。

[9] 三百：极言其多，非实数。

[10] 廛（chán）：古制百亩。

[11] 狩：冬猎。

[12] 猎：夜猎。此诗中皆泛指打猎。

[13] 县：通"悬"。

[14] 狟（huán）：猪獾。一说幼小的貉。

[15] 君子：此系反话，指有地位有权势者。

[16] 素餐：白吃饭，不劳而获。马瑞辰《毛诗传笺通释》引《孟子》赵岐注："无功而食谓之素餐。"

[17] 辐：车轮上的辐条。

[18] 直：水流的直波。

[19] 亿：古指十万。

[20] 瞻：向前或向上看。

[21] 特：小兽。

[22] 漘（chún）：水边。

[23] 沦：小波纹。

[24] 囷（qūn）：束，捆。一说圆形的谷仓。

[25] 鹑：鹌鹑。

[26] 飧（sūn）：熟食，此泛指吃饭。

【思考练习】

说说你所知道的《诗经》特点，常用的表现手法是什么？

# 国　殇

屈　原

【文章导读】

屈原（约前339—前278年），战国时期楚国人。名平，字原。自名正则，又字灵均。我国文学史上第一位伟大的爱国诗人。辅佐楚怀王时，做过左徒、三闾大夫；主张彰明法度，举贤授能，东联齐国，西抗强秦，后遭谗言所害，被贬官放逐。期间见楚国政治腐败，无力挽救，怀着深沉的忧愤自沉汨罗江。作《离骚》《九歌》《九章》《天问》等传世，自述身世、志趣，指斥统治集团昏庸腐朽，揭露现实的黑暗与混乱，高度体现对国事的责任、忧患和为理想献身的情操。在创作中，他"书楚语、作楚声、记楚地、名楚物"的新体诗，打破了《诗经》四字一句的格式。汉代刘向把屈原、宋玉等人的作品编辑成集，名为《楚辞》。这是对中国古代诗歌发展的一次大解放。

《国殇》是屈原《九歌》中的一篇。全诗描写卫国壮士在战斗中勇武不屈、视死如归的英雄气概，讴歌他们为维护祖国尊严、解除人民灾难而献身的精神。慷慨悲壮的歌唱，不仅寄托了对阵亡士卒的哀思，而且表达了诗人与祖国同休戚、共命运的爱国主义热情（殇，死，夭折。国殇：为国战死的将士）。《国殇》是一首悲壮的爱国主义的赞歌，是千年祭文之绝唱。

操吴戈兮被犀甲[1]，车错毂[2]兮短兵接。

旌蔽日兮敌若云[3]，矢交坠兮士争先[4]。

凌[5]余阵兮躐[6]余行[7]，左骖殪兮右刃伤[8]。

霾两轮兮絷四马[9]，援玉枹兮击鸣鼓[10]。

天时坠兮威灵怒[11]，严杀尽兮弃原野[12]。

出不入兮往不反[13]，平原忽兮路超远[14]。

带长剑兮挟秦弓[15]，首身离兮心不惩[16]。

诚既勇兮又以武[17]，终[18]刚强兮不可凌。

身既死兮神以灵[19]，子魂魄兮为鬼雄[20]。

[1] "操吴戈"句：操：拿着。吴戈：战国吴地所制的戈（因制作精良锋利而著名）。被：通"披"。犀甲：犀牛皮制作的铠甲。

[2] 错毂（gǔ）：指两国双方激烈交战，兵士来往交错。毂，车轮中心插轴的地方。

[3] 旌蔽日兮敌若云：旌旗遮蔽了太阳，敌兵好像云一样聚集在一起。旌（jīng），用羽毛装饰的旗子。

[4] 矢交坠兮士争先：双方激战，流箭交错，纷纷坠落，战士却奋勇争先杀敌。矢，箭。

[5] 凌：侵犯。

[6] 躐（liè）：践踏。

[7] 行（háng）：行列。

[8] 左骖殪兮右刃伤：骖（cān）：古代战车用四匹马拉，中间的两匹马叫"服"，左右两边的叫"骖"。殪（yì）：倒地而死。右：指右骖。刃伤：为兵刃所伤。

[9] 霾两轮兮絷四马：意思是把（战车）两轮埋在土中，马头上的缰绳也不解开，要同敌人血战到底。霾（mái）：通"埋"。絷（zhí）：绊住。

[10] 援玉枹（fú）兮击鸣鼓：主帅鸣击战鼓以振作士气。援：拿着。枹：用玉装饰的鼓槌。

[11] 天时坠兮威灵怒：天时：天意。坠：通"怼"（duì），恨。威灵怒：神明震怒。

[12] 严杀尽兮弃原野：严杀：酣战痛杀。弃原野：指骸骨弃在战场上。

[13] 出不入兮往不反：战士抱着义无反顾的必死决心。

[14] 平原忽兮路超远：忽：指原野茫茫。超：通"迢"。

[15] 带长剑兮挟秦弓：挟（xié）：携、拿。秦弓：战国秦地所造的弓（因射程较远而著名）。

[16] 首身离兮心不惩：首身离：头和身体分离，指战死。惩：恐惧。

[17] 诚既勇兮又以武：诚：果然是，诚然。武：力量强大。

[18] 终：始终。

[19] 神以灵：指精神永存不死。

[20] 魂魄毅兮为鬼雄：一作"子魂魄兮为鬼雄"。鬼雄：鬼中雄杰。


【思考练习】

1. 陆游有诗云："离骚未尽灵均恨，志士千秋泪满裳。"可以说，哪里有士子不遇，哪里就有屈原的英魂。屈原以其忧愤深广的爱国情怀，尤其是为了理想而坚强不屈地对现实进行批判的精神，已突破了儒家明哲保身、温柔敦厚的处世原则，为中国文化增添了一股深沉而刚烈之气，培养了中国士人主动承担历史责任的勇气。结合情节描述。

2. 先秦诗坛上，《楚辞》与《诗经》是两座高峰。后人也因此将两者并称为"风骚"。风，指十五国风，代表《诗经》，充满着现实主义精神；骚，指《离骚》，代表《楚辞》，充满着浪漫主义气息。说一说中国古典诗歌现实主义和浪漫主义创作的两大流派。

# 郑伯克段于鄢[1]

## 《左传》

【文章导读】

《左传》，又名《春秋左氏传》或《左氏春秋》，是先秦历史文学中的一部著名作品。《左传》相传是春秋末年鲁人左丘明为解释《春秋》而作，但大体上可认为是我国第一部形式完备的编年体史书。它比较真实地反映了当时的社会现实，较详细地记载了自鲁隐公元年（前722年）至鲁悼公四年（前464年）250多年间各诸侯国的政治、军事、外交、经济、文化等方面的重大史实，尤其对诸侯列国之间的矛盾和争斗记载得具体详实。

《左传》作为一部优秀的文学著作，大多数篇章堪称先秦叙事性散文的代表作。《左传》记叙线索清晰，取材详略得当；善于用简括的语句描写纷繁复杂的事物，尤其擅长描写战争；还善于用精练的语言生动细致地刻画人物的言行和内心活动。《左传》对后来的历史著作和叙事散文的写作产生了较大影响。

本文记叙了春秋初期郑庄公与其弟共叔段为了争夺政权兵戎相见、骨肉相残的历史事件，反映了当时统治阶级内部斗争的残酷，暴露了封建伦理道德的虚伪。春秋时期，周王室逐渐衰微，各诸侯国之间开始了互相兼并的战争，各诸侯国内部统治者之间争夺权势的斗争也加剧起来。为了争夺王位，骨肉至亲成为殊死仇敌。本文就是这一社会现实的体现。

文章的第一自然段交代郑庄公母子、兄弟不和的起因。庄公的母亲姜氏，因恶"庄公寤生""爱共叔段"，于是帮共叔段谋取王位。第二、三自然段叙述矛盾冲突的发生和发展。写姜氏为共叔段"请制""请京"，共叔段不断扩张，露出野心，而庄公虚伪应对，实怀杀机。第四、五自然段是矛盾的高潮和结局。写庄公先发制人，一举将共叔段赶出郑国，绝除后患；并将母亲姜氏幽禁。后来天性复萌，在颍考叔的帮助下，"遂为母子如初"。

文章叙事线索清晰，抓住以郑庄公为一方，以姜氏、共叔段为另一方的矛盾冲突这一线索，围绕争夺权利这一焦点安排叙事，文字简洁。写法详略得当，庄公与祭仲、公子吕商讨对付共叔段和"掘地见母"是详写；姜氏为共叔段"请制""请京"和共叔段被打败是略写。人物个性鲜明，郑庄公老谋深算，阴险狡猾；共叔段恃宠恣肆，贪婪愚蠢；姜氏乖戾昏聩，任性偏心。

初[2]，郑武公娶于申[3]，曰武姜[4]。生庄公及共叔段。庄公寤生[5]，惊姜氏，故名曰"寤生"，遂恶之[6]。爱共叔段，欲立之，亟请于武公[7]，公弗许。

[1] "郑伯克段于鄢"本来是《春秋》里的一句话，意思是郑庄公在鄢地打败了共叔段。郑伯，郑庄公。春秋时周天子下有公、侯、伯、子、男五等爵。郑国是伯爵级的诸侯国，故称其国君为郑伯，"段"是他的弟弟共叔段。鄢（yān）：地名，在今河南鄢陵。

[2] 初：当初，从前。追述往事时常用此词。

[3] 郑武公：春秋时诸侯国郑国（在今河南新郑）国君，姓姬，名掘突，武为谥号。娶于申：从申国娶妻。申，春秋时国名，姜姓，在现河南省南阳市北。

[4] 曰武姜：叫武姜。武姜，郑武公之妻，"姜"是她娘家的姓，"武"是她丈夫武公的谥号。

[5] 寤（wù）生：逆生，倒生，即难产。

[6] 遂恶（wù）之：因此厌恶他。遂，连词，因而。恶，厌恶。

[7] 亟（qì）：多次、屡次。


及庄公即位，为之请制[1]。公曰："制，岩邑也[2]，虢叔死焉，佗邑唯命[3]。"请京[4]，使居之，谓之京城大叔[5]。祭仲曰[6]："都城过百雉[7]，国之害也。先王之制，大都，不过参国之一[8]；中，五之一；小，九之一。今京不度，非制也[9]，君将不堪[10]。"公曰："姜氏欲之，焉辟害[11]？"对曰："姜氏何厌之有[12]？不如早为之所[13]，无使滋蔓[14]。蔓，难图也[15]。蔓草犹不可除，况君之宠弟乎？"公曰："多行不义，必自毙[16]，子姑待之[17]。"

[1] 为之请制：（姜氏）请求把制邑作为共叔段的封地。制，地名，即虎牢，在现河南省汜水县境内。

[2] 岩邑：险要地城邑。

[3] "虢（guó）叔死焉"二句：东虢国的国君（虢叔）死在那里（制邑）。虢，指东虢，古国名，虢叔曾仗恃制邑地势险要，不修德政，后为郑武公所灭。郑庄公怕段占据险地不好对付，不肯讲制邑给他，表示要给他其他地方都可唯命是从。焉，相当于"于是""于此"。

[4] 请京：讨封京邑。京，地名，在现河南省荥阳市东。

[5] 大叔：太叔，是对段的尊称。大，同"太"。

[6] 祭（zhài）仲：字足，郑国的大夫。祭，姓。

[7] 雉（zhì）：古时度量单位，长三丈、高一丈为雉。当时制度规定，侯伯一级的国都只能方五里，径三百雉，它下面所属的城市，大的不能超过它的三分之一，中的不能超过它的五分之一，小的不能超过它的九分之一。

[8] 参国之一：国都的三分之一。参，同"三"。

[9] 今京不度，非制也：现在京邑不合制度，不是（先王的）制度。不度，不合制度。

[10] 不堪：受不了，控制不住的意思。

[11] 焉辟害：哪里能够避免这个祸害呢？焉，哪里。辟，通"避"。

[12] 何厌之有：有何厌。厌，满足。

[13] 早为之所：早点给他安排（一个）地方。所，处所。

[14] 滋蔓：植物之茎，细而延长，皆谓之蔓，言草至滋长，蔓延，则难以芟除，喻人之权势渐大，则图之渐难。

[15] 难图：难以对付。

［16］自毙：自趋灭亡。

［17］姑：姑且，暂且。

　　既而大叔命西鄙、北鄙贰于己[1]。公子吕曰[2]："国不堪贰[3]，君将若之何[4]？欲与大叔，臣请事之。若弗与，则请除之，无生民心[5]。"公曰："无庸[6]，将自及[7]。"大叔又收贰以为己邑，至于廪延[8]。子封曰："可矣。厚将得众[9]。"公曰："不义不暱[10]，厚将崩。"

［1］鄙：边境上得邑。贰于己：同时属于庄公和自己。

［2］公子吕：郑国大夫，字子封。

［3］国不堪贰：一个国家受不了两个人的统治。

［4］若之何：对他怎么办。

［5］无生民心：不要使郑国人民生二心。生民心，使民生心。

［6］庸：用。

［7］自及：将会自己遭殃的意思

［8］廪（lǐn）延：郑国邑名，在今河南延津北。

［9］厚将得众：土地扩大了，将要得到百姓的拥护。厚，指所占的土地扩大。众，指百姓。

［10］不义不暱（nì）：对君不义，对兄不亲。暱，同"昵"，亲近。

　　大叔完聚[1]，缮甲兵[2]，具卒乘[3]，将袭郑。夫人将启之[4]。公闻其期[5]，曰："可矣！"命子封帅车二百乘以伐京[6]。京叛大叔段[7]。段入于鄢。公伐诸鄢[8]。五月辛丑[9]，大叔出奔共[10]。

［1］完聚：修治城郭，聚集民众。完，修治。

［2］缮甲兵：修整铠甲武器。

［3］具卒乘（shèng）：准备步兵和战车。

［4］夫人将启之：郑武公的夫人（武姜）将要为他（共叔段）打开城门。

［5］其期：共叔段准备袭郑的日期。

［6］帅：率领。乘：一车四马为一乘。车一乘配甲士三人，步卒七十二人。

［7］京：指京邑的民众。

［8］伐诸鄢：到鄢地讨伐他。诸，"之于"合音

［9］五月辛丑：古人记日用天干和地支纪日，五月辛丑是鲁隐公元年五月二十三日。

［10］出奔共：逃奔到共国（在河南辉县）避难。

　　遂寘姜氏于城颍[1]，而誓之曰[2]："不及黄泉，无相见也。"既而悔之。颍考叔为颍谷封人[3]，闻之，有献于公。公赐之食，食舍肉[4]。公问之，对曰："小人有母，皆尝小人之食矣，未尝君之羹[5]，请以遗之[6]。"公曰："尔有母遗，繄我独无[7]！"颍考叔曰："敢问何谓也？"公语之故，且告之悔。对曰："君何患焉？若阙地及泉[8]，隧而相见[9]，其谁曰不然？"公从之。公入而赋[10]："大隧之中，其乐也融融[11]！"姜出而赋："大隧之外，其乐也泄泄[12]！"遂为母子如初。

［1］寘（zhì）：同（置），安置，这里有幽禁的意思。颍：郑国邑名，故城在今河南临颍西北。

[2] 誓之：向她发誓。

[3] 颍考叔：郑国大夫。颍谷：郑国邑名，在今河南登封西南。封人：管理边界的官。

[4] 食舍肉：吃的时候把肉放在旁边不吃。

[5] 羹：带汁的肉。

[6] 遗（wéi）：赠送。

[7] 繄（yī）：语气助词。没有实义。

[8] 阙：同"掘"，挖。

[9] 隧：地道。这里指挖隧道。

[10] 赋：指作诗。

[11] 融融：快乐自得的样子。

[12] 泄泄（yìyì）：快乐舒畅的样子。

君子曰[1]："颍考叔，纯孝也。爱其母，施及庄公[2]。诗曰：'孝子不匮，永锡尔类[3]。'其是之谓乎？"

[1] 君子：作者假托"君子"发表议论。《左传》作者常用这种方式发表评论。

[2] 施（yì）：延及，扩展。

[3] "孝子不匮"两句：出自《诗·大雅·既醉》。匮，穷尽。锡，同"赐"，给予。类，指同类的人。

【思考练习】

1. 简析郑庄公、共叔段、姜氏的思想性格，举例说明作者是怎样刻画这些人物形象的？

2. 本文剪裁详略得当的特点主要体现在哪里？

# 冯谖客孟尝君[1]

《战国策》

【文章导读】

《战国策》，又名《国策》《国事》《事语》《长书》等。经西汉著名学者刘向整理编订，定名为《战国策》。

《战国策》属国别体杂史著作，是战国时期史料的汇编，主要记载战国时期谋臣策士纵横捭阖的斗争及有关的某议或辞说，保存着当时许多重要史料，是研究战国史的重要文献。全书分西周、东周、秦、齐、楚、赵、魏、韩、燕、宋、卫、中山诸国历史十二策，共33篇。

《战国策》也是我国古代一部优秀的散文集。它论事透辟，写人传神，语言流畅，文笔恣肆，善于运用寓言故事和比喻将抽象的道理说得具体形象，生动有趣，具有较高的文学价值，对后来的史传文和政论文的发展都产生过积极影响。

　　本文记叙了策士冯谖为孟尝君营造"三窟"，巩固其政治地位的经过，展现了冯谖不甘屈居于人，以深谋远虑报效知己的卓越风采，赞扬他重视民心的远见卓识和政治斗争中的果断善谋和孟尝君的宽容大度，礼贤下士，从侧面反映了战国时期的社会风貌。

　　作者在刻画人物形象时，主要运用欲扬先抑，烘托衬托的手法层层深入地突出冯谖独特的个性。先描写冯谖"无好""无能"，因"贫乏"寄食于人，却再三弹铗而歌，要求优厚的生活待遇，仿佛是不知满足的无德小人，而后写他自告奋勇地为孟尝君收债"市义"，营造"三窟"，展示了冯谖的远见卓识和非凡才能，同时，还用孟尝君态度的转变及众多门客的反映从侧面烘托映衬冯谖的形象，充分显示出作者独具匠心的艺术构思。

　　齐人有冯谖者，贫乏不能自存[2]，使人属孟尝君[3]，愿寄食门下[4]。孟尝君曰："客何好？"曰："客无好也。"曰："客何能？"曰："客无能也。"孟尝君笑而受之曰："诺。"左右以君贱之也[5]，食以草具[6]。

[1] 冯谖（xuān）：齐国游说之士。客：做门客。孟尝君，齐国贵族，姓田名文，齐湣王时为相。其父田婴在齐宣王时受封于薛（今山东滕县东南），田文沿袭，孟尝君即为封号。战国时期各国盛行养士之风，其与赵国平原君，魏国信陵君，楚国春申君一起被称为"战国四公子"。

[2] 存：生存。

[3] 属：同"嘱"，嘱托，请求。

[4] 寄食门下：在孟尝君门下做食客（门客）。

[5] 贱：轻视。

[6] 草具：指粗劣的食物。

　　居有顷[1]，倚柱弹其剑，歌曰："长铗归来乎[2]！食无鱼。"左右以告。孟尝君曰："食之，比门下之鱼客[3]。"居有顷，复弹其铗，歌曰："长铗归来乎！出无车。"左右皆笑之，以告。孟尝君曰："为之驾[4]，比门下之车客。"于是乘其车，揭其剑[5]，过其友曰[6]："孟尝君客我[7]。"后有顷，复弹其剑铗，歌曰："长铗归来乎！无以为家[8]。"左右皆恶之，以为贪而不知足。孟尝君问："冯公有亲乎？"对曰："有老母。"孟尝君使人给其食用[9]，无使乏。于是冯谖不复歌。

[1] 居有顷：过了不久。

[2] 长铗（jiá）归来乎：长剑回去吧。归：回去。来：语气词。

[3] 比门下之鱼客：按中等门客的生活待遇。孟尝君分食客为上、中、下三等：下等客住传舍，食菜；中等客住幸舍，食鱼，故又称鱼客；上等客住代舍，出有车，故又称车客。

[4] 为之驾：为他配车。

[5] 揭：举。

[6] 过：拜访。

[7] 孟尝君客我：孟尝君待我为上等客。

[8] 无以为家：没有能力养家。

[9] 给：供给。

后孟尝君出记[1]，问门下诸客："谁习计会[2]，能为文收责于薛者乎[3]？"冯谖署曰："能。"孟尝君怪之，曰："此谁也？"左右曰："乃歌夫长铗归来者也。"孟尝君笑曰："客果有能也，吾负之[4]，未尝见也。"请而见之，谢曰："文倦于事，愦于忧[5]，而性懦愚[6]，沉于国家之事，开罪于先生。先生不羞[7]，乃有意欲为收责于薛乎？"冯谖曰："愿之。"于是约车治装[8]，载券契而行[9]。辞曰："责毕收，以何市而反[10]？"孟尝君曰："视吾家所寡有者。"

［1］记：账册。
［2］习计会（kuài）：习：熟悉。计会：会计账目。
［3］责：同"债"。
［4］负：对不起，辜负。意思是埋没人才。
［5］倦于事，愦（kuì）于忧：忙于事务，疲劳不堪，心思烦乱。
［6］懦：懦弱。
［7］不羞：不以此感到羞耻。
［8］约车治装：准备车马，整理行装。
［9］券契：债务契约。
［10］市：买。反：同"返"。

驱而之薛[1]，使吏召诸民当偿者悉来合券[2]。券遍合，起，矫命以责赐诸民[3]，因烧其券，民称万岁。

［1］之：到，往……去。
［2］当偿者：应偿还债务的人。合券：验合债券。古代契约分为两半，立约双方各执其一。
［3］矫命：假托（孟尝君）命令。

长驱到齐，晨而求见。孟尝君怪其疾也[1]，衣冠而见之，曰："责毕收乎？来何疾也？"曰："收毕矣。""以何市而反？"冯谖曰："君云'视吾家所寡有者'。臣窃计，君宫中积珍宝，狗马实外廊，美人充下陈[2]。君家所寡有者以义耳！窃以为君市义[3]。"孟尝君曰："市义奈何？"曰："今君有区区之薛，不拊爱子其民[4]，因而贾利之[5]。臣窃矫君命，以责赐诸民，因烧其券，民称万岁。乃臣所以为君市义也。"孟尝君不说[6]，曰："诺，先生休矣[7]！"

［1］疾：迅速。
［2］下陈：堂下，台阶之下。
［3］市义：买回百姓的恩义（人心）。
［4］拊爱：体恤爱护。拊，同"抚"。子其民：视其民为子。子：用作动词。
［5］贾（gǔ）利：用商人放债的方法来获取利润。贾：求取。
［6］说：通"悦"。
［7］休矣：意为"算了吧"。

后期年[1]，齐王谓孟尝君曰[2]："寡人不敢以先王之臣为臣。"孟尝君就国于薛[3]，未至百里，民扶老携幼，迎君道中。孟尝君顾谓冯谖曰："先生所为文市义者，乃今日见之。"冯谖曰:"狡兔有三窟,仅得免其死耳。今君有一窟,未得高枕而卧也。请为君复凿二窟。"孟尝君予车五十乘,金五百斤,西游于梁[4],谓梁王曰:"齐放其大臣孟尝君于诸侯[5],诸侯先迎之者,富而兵强。"于是梁王虚上位[6],以故相为上将军,遣使者,黄金千斤,车百乘,往聘孟尝君。冯谖先驱,诫孟尝君曰:"千金,重币也;百乘,显使也。齐其闻之矣。"梁使三反,孟尝君固辞不往也。齐王闻之,君臣恐惧,遣太傅赍黄金千斤[7],文车二驷[8],服剑一[9],封书谢孟尝君曰:"寡人不祥[10],被于宗庙之祟[11],沉于谄谀之臣,开罪于君,寡人不足为也[12]。愿君顾先王之宗庙,姑反国统万人乎[13]!"冯谖诫孟尝君曰:"愿请先王之祭器[14],立宗庙于薛[15]。"庙成,还报孟尝君曰:"三窟已就,君姑高枕为乐矣。"

孟尝君为相数十年,无纤介之祸者[16],冯谖之计也。

[1]  后期年:周年之后。期年,整整1年。

[2]  齐王:齐湣王。史载:当时齐湣王恐孟尝君政治势力扩大,有意排斥他,决定废除孟尝君的相位并把他赶到封地去居住。后文所说"不敢以先王之臣为臣"当是托词。

[3]  就国:回封地。

[4]  梁:魏国。因为当时魏已迁都大梁(今河南开封),故称之为梁。

[5]  放:放逐。

[6]  虚上位:把宰相的职位空出来。

[7]  太傅:官职。赍(jī):持物送人。

[8]  文车:装饰精美豪华的车。驷:四马拉的车。

[9]  服剑:佩剑。

[10]  不祥:意为糊涂。一说不吉祥,没福气。

[11]  被于宗庙之祟:受到祖宗神灵的警告。

[12]  不足为:不值得你看重并辅助。一说无所作为。

[13]  反:同"返"。

[14]  请先王之祭器:请分出一些祭祀先王的器物。

[15]  立宗庙于薛:在薛地再建一座齐国宗庙。这是巩固和强化薛作为封地的政治地位的重要举措,因为宗庙一立,封地就不能再取消。

[16]  纤介:细小。纤,细丝。介,"芥"细微的芥籽。

## 【思考练习】

1. 从选择、设计人生道路的角度,谈谈"狡兔三窟"的积极意义和消极意义。
2. 课文开篇描写冯谖"三弹其铗"的作用是什么?

# 《论语》十则

《论语》

## 【文章导读】

孔子(前551—前479年),名丘,字仲尼,春秋末期鲁国陬邑昌平乡(今山东曲阜）人，出身于没落的奴隶主贵族家庭，曾在鲁国做过官，后率弟子周游列国，宣传其学说，终不为世用，晚年归鲁，从事教育和古籍整理。是我国古代著名思想家、教育家，儒家学派创始人。孔子思想的核心是"仁"，而"仁"的施行应以"礼"为规范。其学说自汉代以来成为中国传统思想的主导，影响极为深远。

《论语》是儒家学派的经典著作，共20篇，由孔子的弟子及其再传弟子汇集而成，记录了孔子及其弟子言行，集中反映了孔子的政治主张、伦理思想、道德观念、教育原则、品德修养等。《论语》语句简洁，含义深刻，文辞典雅，是我国先秦时期一部优秀的语录体散文集。

孔子的这十则语录，阐述了三层意思：学习之道、交友之道、处世之道。

首先指出做人要"为人、交友、学习"，善于反省自己；接着阐述了学习之道："思不如学""如何学""学的境界"；然后指出要用"仁爱"之心、"智慧"之力、"勇者"之气交友。正直、诚实、广见博识是益友；献媚逢迎、巧言令色、言过其实是损友。最后阐述了处世之道：与人相处应遵循"和而不同""比而不周"、诚实守信的君子之道。这样人的思想境界就能达到以"疏食"为饭，以"曲肱"为枕亦乐，"不义而富且贵"亦如浮云。孔子的这些论述言约意丰，意蕴深刻，并以《论语》惯用的对比与排比句式，在相互比较中揭示要义，显得格外警策。

曾子曰[1]："吾日三省吾身[2]：为人谋而不忠乎[3]？与朋友交而不信乎[4]？传不习乎[5]？"（《论语·学而》）

[1] 曾子：名参（shēn），字子舆，孔子的弟子。
[2] 省（xǐng）：检查。
[3] 谋：策划，考虑。忠：指对人尽心竭力。
[4] 信：诚实。
[5] 传：传授，这里指老师传授的知识。习：温习，复习。

子曰："吾尝终日不食，终夜不寝，以思，无益，不如学也。"（《论语·卫灵公》）

子曰："君子食无求饱，居无求安，敏于事而慎于言[1]，就有道而正焉[2]，可谓好学也已。"（《论语·学而》）

子曰："知之者不如好之者，好之者不如乐之者。"

子曰："益者三友，损者三友。友直，友谅[3]，友多闻，益矣。友便辟[4]，友善柔[5]，友便佞[6]，损矣。"《论语·季氏》

[1] 敏于事：在办事情上敏捷。慎于言：在说话上谨慎。
[2] 就有道而正焉：在学业上有弄不清楚的地方，向有道德的人请教，以正定其是非。就，靠近，看齐。有道，指有道德的人。正，匡正，端正。
[3] 谅：信也，诚实。
[4] 便辟：指逢迎谄媚的意思。邢昺疏："便辟，巧辟人之所忌以求容媚者也。"
[5] 善柔：指阿谀奉承的意思。邢昺疏："善柔，谓面柔，和颜悦色以诱人者也。"
[6] 便佞：指巧言善变，言过其实的意思。佞：能说会道。

子曰："君子道者三，我无能焉：仁者不忧、智者不惑、勇者不惧。"子贡曰："夫子自道也。"（《论语·宪问》）

君子和而不同，小人同而不和。（《论语·子路》）

子曰："君子周而不比，小人比而不周[1]。"（《论语·为政》）

子曰："人而无信，不知其可也。大车无輗[2]，小车无軏[3]，其何以行之哉？"（《论语·为政》）

子曰："饭疏食[4]饮水，曲肱[5]而枕之，乐亦在其中矣。不义而富且贵，于我如浮云。"（《论语·述而》）

[1] 周：周到。此指因道义而求取普遍的团结。比：朋比。此指因利益驱使互相结党营私。

[2] 輗（ní）：古代大车车辕前面横木相接的木销子。

[3] 軏（yuè）：古代小车车辕前面横木相接的木销子。

[4] 饭疏食：饭，吃的意思，作动词。疏食，即粗粮。

[5] 曲肱（gōng）：弯着胳膊。肱，胳膊，由肩至肘的部位。

【思考练习】

1. 孔子"和而不同"的思想在现代社会中是否有借鉴意义？

2. 结合自己的感悟谈谈孔子提倡的"知之者不如好之者，好之者不如乐之者"。

# 《孟子》二章

《孟子》

【文章导读】

孟子（约前 372—前 289 年），名轲，字子舆，战国中期邹（今山东邹城南）人，著名思想家，是继孔子之后儒家学派的主要代表。孟子是孔子之孙子思的再传弟子，继承和发展孔子的学说，主张施"仁政"，行"王道"，倡导"民为贵，社稷次之，君为轻"的民本思想。具有一定的历史进步性。

《孟子》共 7 篇（各篇分上、下），一般认为是孟子及其弟子万章等编撰而成。《孟子》长于论辩，善用比喻和类比推理，逻辑严密；喜用排比，文章气势磅礴，感情奔放，在先秦诸子散文中极为突出，对后世散文有很大影响。

孟子在孔子"仁"的基础上发展为"仁政"思想，并广泛地向王者推行他的"仁政"学说。这里选录《孟子》的两则文章直接阐发了孟子的民本思想，规劝统治者要亲民、爱民、重民，进而明确指出："民为贵，社稷次之，君为轻。"（《孟子·尽心下》）这样天下才能长治久安。"以民为本"的思想是中国传统文化的宝贵思想资源。

《寡人之于国也》具体阐述孟子的王道理想和实行王道的具体措施，体现出孟子以民为民本的治国思想。全文围绕"民不加多"如何使"民加多"展开论述，可分为三个部分：第一部分提出"民不多加"的疑问，第二部分分析"民不加多"的原因，第三部分阐述使"民加多"的初步措施、根本措施及应有的正确态度。

文章逻辑严密，层层深入。先提出问题，再分析原因，后述措施，使文章成为一个结构严谨的整体。

孟子善用比喻，正如赵岐所言"孟子长于譬喻"（赵岐《孟子·章句·题辞》）运用生动形象的比喻去说明抽象的道理。例如：用逃跑者"以五十步笑百步"的比喻，来说明梁惠王的治国方法与邻国没有什么质的差别；用刀杀了人却说"非我也，岁也"作比喻，来揭露统治者把"涂有饿莩"归罪与年成不好的观点；用"水之就下，兽之走圹"比喻"民之归仁"是自然本性所决定的。此外，排比、叠句的运用助长了文章的雄辩气势。

## 寡人之于国也[1]

梁惠王[2]曰："寡人之于国也，尽心焉耳矣[3]。河内凶，则移其民于河东，移其粟于河内[4]。河东凶亦然。察邻国之政，无如寡人之用心者。邻国之民不加[5]少，寡人之民不加多，何也？"

[1] 本篇选自《孟子·梁惠王上》。

[2] 梁惠王（前400—前319年），即魏惠王，名罃。魏国原来的都城在安邑（今山西夏县西北），因受秦威胁，迁都大梁（今河南开封西北），所以又称梁惠王。

[3] 尽心焉耳矣：（总算）尽了心啦。焉、耳、矣都是句末助词，重叠使用，加重语气。

[4] "河内"三句：如果河内地区发生灾荒，就把河内的百姓迁移到河东，把河东的粮食运到河内。河内，魏国的黄河以北地区，今河南济源一带。凶，灾凶，此指饥荒。粟，小米，这里泛指粮食。

[5] 加：更。

孟子对曰："王好战[1]，请以战喻。填然鼓之[2]，兵刃既接[3]，弃甲曳兵而走[4]，或百步而后止，或五十步而后止。以五十步笑百步，则何如？"

曰："不可。直不百步耳[5]，是亦走也。"

曰："王如知此，则无望民之多于邻国也。"

[1] 好战：喜欢战争。

[2] 填然鼓之：咚咚地敲着战鼓。填，拟声词，形容鼓声。鼓，动词。之，没有意义的衬字。下文"树之"的"之"用法相同。

[3] 兵刃既接：两军的兵器已经接触。兵，兵器，刃，刀口，锋刃。接，接触，交锋。

[4] 弃甲曳兵而走：甲，铠甲。曳（yè）兵：拖着兵器。走：跑，这里指逃跑。

[5] 直不百步耳：只是没有（跑）百步罢了。直，只是，不过。

"不违农时，谷不可胜食也[1]。数罟不入洿池[2]，鱼鳖不可胜食也。斧斤以时入山林[3]，材木不可胜用也。谷与鱼鳖不可胜食，材木不可胜用，是使民养生[4]丧死[5]无憾也。养生丧死无憾，王道[6]之始也。"

　　［1］谷不可胜（shēng）食：粮食吃不完。胜：尽。

　　［2］数（cù）罟（gǔ）不入洿（wū）池：细网不进池塘（防止破坏鱼的生长和繁殖）。数，
　　　　　密。罟，网。洿，洼地积水，此处指池塘。

　　［3］斧斤以时入山林：砍伐树木要按一定的季节。斤：斧头的一种。以时：按照一定的季节。
　　　　　《礼记·王制》：“草木零落，然后如山林。”

　　［4］养生：供养活着的人。

　　［5］丧死：为死者办丧事。

　　［6］王道：以仁义治天下，这是儒家的政治主张。


　　“五亩之宅，树之以桑，五十者可以衣帛矣[1]。鸡豚狗彘之畜[2]，无失其时，七十
者可以食肉矣；百亩之田[3]，勿夺其时，数口之家可以无饥矣；谨庠序之教[4]，申之以
孝悌之义[5]，颁白者不负戴于道路矣[6]。七十者衣帛食肉，黎民不饥不寒[7]，然而不
王者[8]，未之有也。”

　　［1］“五亩之宅”三句：相传古代一个成年的农民可得五亩宅基地，住房和园田各占两亩半。
　　　　　五亩合现在的一亩二分多。树，种植，动词。衣，穿，动词。帛，丝织品。

　　［2］豚（tún）：小猪。彘（zhì）猪。畜：牲畜。

　　［3］百亩之田：相传古代一个成年的农民可分得一百亩耕地。

　　［4］谨庠（xiáng）序之教：认真办好学校教育。谨，谨慎，这里指认真从事。庠、序，古代乡
　　　　　学的名称，商（殷）代叫“序”，周代叫“庠”。

　　［5］申之以孝悌之义：申：重复，这里指反复教导的意思。孝：尊敬父母。悌（tì）：敬爱兄长。
　　　　　义：道理。

　　［6］颁白者：头发花白的人。颁，同“斑”。负：背着东西。戴：顶着东西。

　　［7］黎民：指老百姓。

　　［8］然：这样。王（wàng）：指称王天下，指以仁政来统治天下。


　　“狗彘食人食而不知检[1]，涂有饿莩而不知发[2]。人死，则曰：‘非我也，岁
也’[3]。是何异于刺人而杀之，曰：‘非我也，兵也’。王无罪岁[4]，斯天下之民
至焉[5]。”

　　［1］狗彘食人食而不知检：（诸侯贵族家）猪狗吃人所吃的东西，不加制止。检：约束。

　　［2］涂有饿莩（piǎo）：路上有饿死的人。涂：同“途”。莩：饿死的人。发：指打开粮仓，赈济
　　　　　百姓。

　　［3］岁：年成。

　　［4］王无罪岁：王不要归罪与年成。罪：归罪，责备。

　　［5］斯天下之民至焉：那么，天下的百姓就会投奔到您这来了。


## 桀、纣之失天下也

　　孟子曰：“桀、纣之失天下也，失其民也，失其民者，失其心也。得天下有道：得
其民，斯得天下矣。得其民有道：得其心，斯得民矣。得其心有道：所欲与之聚之[1]，
所恶勿施[2]，尔也[3]。民之归仁也，犹水之就下，兽之走圹也[4]。故为渊驱鱼者[5]，

獭也，为丛驱爵者<sup>[6]</sup>，鹯也<sup>[7]</sup>；为汤、武驱民者，桀与纣也……"（《孟子·离娄上》）

[1] 与之聚之：给予人民并且为他们积聚财富。

[2] 所恶勿施：百姓所厌恶的事就不要强加于他们身上。

[3] 尔也：如此而已。

[4] 犹水之就下，兽之走圹也：就如水向低处流，野兽奔向旷野。圹：通"旷"，原野。

[5] 为渊驱鱼：把鱼儿赶向深池中。

[6] 为丛驱爵：把雀赶向丛林中。爵：同"雀"。

[7] 鹯（zhān）：鹯鹰。

【思考练习】

1. 孟子善用比喻将抽象的道理论述得形象生动，举例说明本文运用比喻所起的作用。

2. 谈谈你对中国传统的"以民为本"思想与现代"以人为本"思想的异同的看法。

# 非攻（上）<sup>[1]</sup>

### 《墨子》

【文章导读】

墨子（约前468—前376年），名翟，鲁国人，相传做过宋国的大夫。春秋战国时期著名的思想家，墨家学派的创始人。主张简朴节俭，反对礼乐繁饰；主张勤劳刻苦，反对声色逸乐。他的"尚贤""尚同""非攻"等思想与儒家大致相同；他的"兼爱""节用""非乐"等思想则与儒家相对立。

《墨子》一书是墨子及其弟子和后学者著述的集结，《汉书·艺文志》记载有71篇，现仅存53篇。《兼爱》《非攻》《尚贤》等是其代表作，也是墨子本人主要思想的体现。文章逻辑严密，条理清晰，语言质朴。

非攻，即反对进攻的战争。谴责攻伐掠夺的不义之战，是墨子思想的一个重要内容。非攻与一般的非战是有区别的，墨子对于防御性的战争不仅不反对，而且竭力支持。

本文是一篇体现墨家反对掠夺性战争的文章。它通过层层比喻和推论，归纳概括出中心论点："天下之君子也，辩义与不义之乱也。"

全文从窃"桃李"到"犬豕鸡豚"，以至"牛马"；从杀无辜到劫"衣裘""戈剑"；从杀"一人"到杀"百人"；从不辨"黑白"到不知"甘苦"，君子皆知"非"且辨其"不义"，然而"攻国"，大规模地杀人和掠夺，君子却不知"非"且誉之为"义"。逐层推进，说明君子不懂得"义"与"不义"的原则区别，从而论证了中心论点："天下之君子也，辩义与不义之乱也。"

文章分别以偷窃、杀人和不辨黑白甘苦作比喻，用幽默诙谐的事例进行类比，由浅入深，以小见大，层层深入地辨别"义"与"不义"，指出攻国之非与不义，抨击了攻掠他国是不义战争。

本文采用了以具体事例做比，由浅入深、由小到大、层层铺设、逐步推论的说理方法。文章主旨的表现并不是开门见山，而是作了层层铺垫。例如，首段先说情节极轻微的窃人桃李，次说情节不太严重的鸡鸣狗盗，又说情节较为严重的取人牛马，再说情节相当严重的杀人越货，情节是越来越严重，不义的程度也越来越深。但是上述4种行为即使再严重，也不会比"伏尸百万"的侵入之国严重。但罪大恶极的侵入之国却"誉之，谓之义"。性质相同只是轻重不同的行为，导致的却是两种截然不同的结果，从而看出君子"辩义与不义之乱"。

今有一人，入人园圃[2]，窃其桃李，众闻则非之[3]，上为政者得则罚之[4]。此何也？以亏人自利也[5]。至攘人犬豕鸡豚者[6]，其不义又甚入人园圃窃桃李[7]。是何故也？以亏人愈多。苟亏人愈多，其不仁兹甚[8]，罪益厚[9]。至入人栏厩，取人马牛者，其不义又甚攘人犬豕鸡豚。此何故也？以其亏人愈多。苟亏人愈多，其不仁兹甚，罪益厚。至杀不辜人也[10]，扡其衣裘[11]，取戈剑者，其不义又甚入人栏厩，取人马牛。此何故也？以其亏人愈多。苟亏人愈多，其不仁兹甚矣，罪益厚。当此[12]，天下之君子皆知而非之，谓之不义。今至大为不义攻国，则弗知非，从而誉之[13]，谓之义，此可谓知义与不义之别乎？

- [1] 本文选自《墨子·非攻》上篇，《非攻》有上、中、下三篇。《非攻》是墨子针对当时诸侯间的兼并战争而提出的反战理论。春秋末年，各国间的兼并更加剧烈，掠夺性的战争十分频繁。墨家代表人民安居乐业的要求，反对战争。
- [2] 园圃（pǔ）：这里指果园，偏义复词。园：果园。圃：菜园。
- [3] 非之：说他不对。
- [4] 上为政者：上面执政的人。得：捕获。
- [5] 亏：损害。
- [6] 攘人犬豕（shǐ）鸡豚（tún）者：偷窃他人狗猪鸡的人。攘：偷盗。豕：猪。豚：小猪。
- [7] 不义：不正当。
- [8] 兹：同"滋"，更加。
- [9] 益厚：更严重。益：更。厚：重。
- [10] 不辜：无辜，无罪。
- [11] 扡：同"拖"，夺取。
- [12] 当此：遇到这种情形。
- [13] 从而誉之：就（这件事情）来称赞他。

杀一人，谓之不义，必有一死罪矣。若以此说往[1]，杀十人，十重不义[2]，必有十死罪矣；杀百人，百重不义，必有百死罪矣。当此，天下之君子皆知而非之，谓之不义。今至大为不义，攻国，则弗知非，从而誉之，谓之义。情不知其不义也[3]，故书其言以遗后世[4]；若知其不义也，夫奚说书其不义以遗后世哉[5]？

[1] 若以此说往：如果用这个说法类推。

[2] 重（chóng）：倍。

[3] 情：诚，的确。

[4] 书：记载。其言：指君子的错误言论。

[5] 奚说：有什么理由。说，论说，引申为"理由"。

今有人于此，少见黑曰黑，多见黑曰白，则必以此人为不知白黑之辩矣[1]。少尝苦曰苦，多尝苦曰甘[2]，则必以此人为不知甘苦之辩矣。今小为非，则知而非之；大为非，攻国，则不知非，从而誉之，谓之义：此可谓知义与不义之辩乎？是以知天下之君子也[3]，辩义与不义之乱也[4]。

[1] 辩：同"辨"，分别。

[2] 甘：甜。

[3] 是以：以是，因此。

[4] 辩义与不义之乱也：在分辨"义"与"不义"上，思想是颠倒是非的。

【思考练习】

1. 本文的中心论点是什么？文章的每一段是如何紧扣中心论点进行论证的？

2. 本文主要采用了层递、对比、反复、比喻等修辞手法，有何作用？

# 逍遥游（节选）[1]

《庄子》

【文章导读】

庄子（约前369—前286年），名周，战国中期宋国蒙（今河南商丘东北）人，曾做过蒙地的漆园小吏，古代著名思想家，是老子之后道家学派的主要代表人物，后世并称"老庄"。继承并发展了老子的思想，主张顺应自然，提倡"无为而无不为"；揭露和抨击黑暗现实，鄙视富贵利禄，拒绝与统治者合作，一生过着穷苦的生活。因此，庄子的思想既有积极的一面，也有消极成分。

《庄子》，亦称《南华经》或《南华真经》，据《汉书·艺文志》记载，传世作品有50多篇，今存32篇（内篇七、外篇十五、杂篇十一）。一般认为，内篇为庄子自著，外篇和杂篇是其门人和后学者所写。其文章构思精巧，想象丰富，气势壮阔，文笔恣肆，辞藻瑰丽。并采用寓言故事，"寓真于诞，寓实于玄"（刘熙载《艺概》），富有浪漫色彩，对后世文学产生了深远影响。

本文为《庄子》的首篇（节选），无论思想上还是艺术上都是《庄子》的代表作品。它旨在说明庄子追求其所谓"绝对自由"的人生观。文中指出，无论是大至高飞九万里的鹏，还是小至蜩与学鸠、斥鷃；无论是"辩荣辱之境"的宋荣子，还是"御风而行"的列子，都是因"有所待"而无绝对自由的。只有无所待而游于无穷，达到忘形骸、无物我的"无己""无功""无名"境界才是"绝对自由"，才是逍遥游。这是当时没落阶级不满现实时的一种自我超脱的空想，实际上这种境界是不存在的。

本文借用寓言说理，想象丰富，意境开阔，充分体现出庄子散文的特点。鲁迅评《庄子》说："著书十万余言，大抵寓言，人物土地，皆空无事实，而其文汪洋辟阖，仪态万方，晚周诸子之作，莫能先也。"本文大量运用寓言故事，将"无所待"的思想寄托于生动的形象之中。例如，鲲之变化、海运鹏徙、蜩鸠讥笑等故事，使文章充满了奇特的想象，富有传奇色彩。文章开头描写鲲的神奇变化，鹏的遨游太空，想象十分奇特。写鹏的南徙，一"击"，一"抟"，"三千里""九万里""扶摇"直上，意境何等壮阔。丰富的想象使文章汪洋恣肆，充满浪漫主义色彩。看似荒诞无稽，却是真实感情的流露。此外还大量运用比喻、夸张、拟人等多种修辞手法，增强文章的表达效果。如写积水负舟是以水比风，以大舟比鹏鸟；写鹏鸟南飞"水击三千里，抟扶摇而上者九万里"是夸张；描写学鸠，赋予人的情性，是拟人。

北冥有鱼[2]，其名为鲲[3]。鲲之大，不知其几千里也；化而为鸟，其名为鹏[4]。鹏之背，不知其几千里也；怒而飞[5]，其翼若垂天之云[6]。是鸟也，海运则将徙于南冥[7]，南冥者，天池也[8]。《齐谐》者[9]，志怪者也[10]。《谐》之言曰："鹏之徙于南冥也，水击三千里[11]，抟扶摇而上者九万里[12]，去以六月息者也[13]。"野马也，尘埃也，生物之以息相吹也[14]。天之苍苍，其正色邪？其远而无所至极邪[15]？其视下也[16]，亦若是则已矣[17]。且夫水之积也不厚，则其负大舟也无力。覆杯水于坳堂之上[18]，则芥为之舟[19]；置杯焉则胶[20]，水浅而舟大也。风之积也不厚，则其负大翼也无力。故九万里，则风斯在下矣[21]，而后乃今培风[22]；背负青天，而莫之夭阏者[23]，而后乃今将图南[24]。蜩与学鸠笑之曰[25]："我决起而飞，枪榆枋而止[26]，时则不至[27]，而控于地而已矣[28]，奚以之九万里而南为[29]？"适莽苍者[30]，三餐而反[31]，腹犹果然[32]；适百里者，宿春粮[33]；适千里者，三月聚粮。之二虫又何知[34]。

[1] 逍遥：优游自得的样子。

[2] 北冥（míng）：北海。冥：通"溟"，大海。

[3] 鲲（kūn）：传说中的大鱼。

[4] 鹏：传说中的大鸟。

[5] 怒：振翅。飞：奋发，这里指鼓动翅膀。

[6] 垂天之云：天边的云。垂：同"陲"，边际。

[7] 海运：海动。古有"六月海动"之说。海动必有大风，有大风鹏鸟始可借风力而南徙。

[8] 天池：天然形成的海。

[9] 《齐谐》：书名，内容多记怪异事物。

[10] 志：同"志"，记载。

[11] 水击：在水面上振翼拍水。击：拍打。

[12] 抟（tuán）扶摇而上者九万里：乘着旋风环旋飞上几万里高空。抟：环旋向上。扶摇：旋风。

[13] 六月息：即"六月海动"时的大风。息：气息，这里指风。

[14] 野马……相吹也：山野中的雾气、空中的尘埃都是生物用气息相吹拂的结果。野马：游动的雾气，指春天野外林泽中的雾气奔腾如野马，所以叫野马。

[15] 天之苍苍……至极邪：天色深蓝，是它的真正颜色呢？还是因为天高远而看不到尽头呢？其：用在选择句中，表示选择，是……还是……

[16] 其视下也：鹏在天空往下看。

[17] 亦若是则已矣：也不过像人在地面上看天一样罢了。是：这样。

[18] 坳堂：堂上低洼之处。

[19] 则芥为之舟：就只能拿芥草作舟。芥：小草。

[20] 胶：黏，着地。

[21] 风斯在下矣：风就在下面（负载鹏翼）了。

[22] 培风：乘风。培：凭。

[23] 莫之夭阏（è恶）者：意为无阻碍。夭阏：阻塞。

[24] 图南：计划向南飞。

[25] 蜩（tiáo）：蝉。学鸠：斑鸠，小鸟名。

[26] 我决（xuè）……而止：我一下子起飞，碰到树木就停下来。决：快速的样子。枪：触，碰。榆枋：榆树和檀树。

[27] 时则不至：有时或者飞不到树的高度。则：或。

[28] 控：投，落下。

[29] 奚以……南为：哪用飞到九万里高出再往南去呢？奚以……为：表示反问，相当于"哪里用得着……呢"？之，到。

[30] 莽苍：郊外林野之色，此指近郊。

[31] 三餐：一日的意思。反：同"返"。

[32] 果然：很饱的样子。

[33] 宿舂（chōng）粮：一宿捣米准备粮食。舂，捣掉谷壳。

[34] 之：此。二虫：蜩与学鸠。虫，泛称动物。

　　小知不及大知[1]，小年不及大年[2]。奚以知其然也？朝菌不知晦朔[3]，蟪蛄不知春秋[4]，此小年也。楚之南有冥灵者[5]，以五百岁为春，五百岁为秋；上古有大椿者；以八千岁为春，八千岁为秋，此大年也。而彭祖乃今以久特闻[6]，众之匹之[7]，不亦悲乎！汤之问棘也是已[8]。穷发之北[9]，有冥海者，天池也。有鱼焉，其广数千里，未有知其修者，其名为鲲。有鸟焉，其名为鹏。背若泰山，翼若垂天之云；抟扶摇羊角而上者九万里[10]，绝云气[11]，负青天，然后图南且适南冥也。斥鷃笑之曰[12]："彼且奚适也！我腾跃而上，不过数仞而下[13]，翱翔蓬蒿之间，此亦飞之至也[14]。而彼且奚适也。"此小大之辩也[15]。

[1] 知：同"智"。

[2] 年：寿命。小年、大年，即短寿、长寿。

[3] 朝菌不知晦朔：朝菌不知一月的时间变化。朝菌：一名大芝，朝生，见日就死。晦：阴历每月最后一日。朔：阴历每月的第一日。

[4] 蟪蛄（huìgū）：即寒蝉，春生夏死，夏生秋死。

[5] 冥灵：树名。

[6] 彭祖：传说中的长寿的人，名铿，曾为尧臣，封于彭城，寿八百岁。以久特闻：独以长寿
　　著名。

[7] 匹：比。

[8] 汤：商朝开国之君。棘：棘子，商汤时大夫。

[9] 穷发：不毛之地。指上古传说中的北极荒远地带。

[10] 羊角：旋风，其风旋转而上似羊角。

[11] 绝：穿越，穿透。

[12] 斥鷃（yàn）：鷃雀。鷃也写作“鴳”。

[13] 仞：长度单位。古时八尺曰仞。一说，七尺曰仞。

[14] 飞之至也：飞翔的最高限制。

[15] 辩：同“辨”，区别。


　　故夫知效一官[1]，行比一乡[2]，德合一君[3]，而征一国者[4]，其自视也，亦若此矣。而宋荣子犹然笑之[5]。且举世誉之而不加劝[6]，举世而非之而不加沮[7]，定乎内外之分[8]，辩乎荣辱之境[9]，斯已矣。彼其于世，未数数然也[10]。虽然，犹有未树也[11]。夫列子御风而行[12]，泠然善也[13]。旬有五日而后返[14]；彼于致福者[15]，未数数然也。此虽免乎行，犹有所待者也。若夫乘天地之正[16]，而御六气之辩[17]，以游无穷者[18]，彼且恶乎待哉[19]！故曰：至人无己[20]，神人无功[21]，圣人无名[22]。

[1] 知效一官：才智能胜任一官之职。效：效能，引申作“胜任”解。

[2] 行比一乡：善行能联合一乡的人。比：合。

[3] 德合一君：品德可使一君主满意。

[4] 而征一国者：能力使一国的人信任。而：古代与“能”字音近义同，作能力、才能解。征：
　　信，这里是“取信”的意思。

[5] 宋荣子犹然笑之：宋荣子嗤笑着四种人。宋荣子：即宋国贤人。犹然：笑的样子。

[6] 劝：勉，劝勉。

[7] 沮：沮丧。

[8] 内：指自身的内在修养。外：指待人接物。

[9] 境：境界。

[10] 彼其于世，未数（shuò）数然：在世间，没有追求什么。数数然：拼命追求的样子。

[11] 犹有未树也：还有没树立的。意为修养还不够。

[12] 列子：名御寇，战国初期郑国人，相传其曾遇仙人，习法术，故能乘风而行。

[13] 泠（líng）然：轻快的样子。

[14] 旬有五日：十五天。有：通“又”。

[15] 致福：使福到来，招福。

[16] 若夫乘天地之正：至于顺应天地万物之性。若夫：至于。乘：顺应。正：指自然界的正常
　　现象。

[17] 六气：即阴、阳、风、雨、晦、明。辩：通“变”。

[18] 无穷：指时间的无始无终、空间的无边无际。

[19] 恶（wū）乎待哉：凭借什么呢？恶：何。

[20] 至人：庄子认为修养最高的人。下文"神人""圣人"义相近。

[21] 无功：无所为，古无功利。

[22] 无名：不立名。

## 【思考练习】

1. 作者认为真正的"逍遥游"是一种怎样的境界？你对这样的境界有什么看法？

2. 课文列举了哪些事例来说明"小知不及大知，小年不及大年"，以及"小大之辩"的？

# 天　论[1]

《荀子》

## 【文章导读】

荀子（约前313—前238年），名况，当时人们尊称他荀卿，汉代因避宣帝讳，称为孙卿，赵国人。战国时著名的思想家、教育家、文学家，战国后期儒家学派的主要代表。政治上他主张礼治法治并用；思想上反对天命和迷信，提出了"制天命而用之"的人定胜天思想，具有唯物主义因素；人性上提出"性恶论"；学习上强调后天学习的重要性，反对"生而知之"，具有进步意义，培养了韩非、李斯两位著名的弟子。

《荀子》一书主要为荀子所著，少数出于门人之手，共12卷，32篇。《劝学》《天伦》是其代表作。文章说理透辟，结构严谨，气势浑厚，多用排比和比喻。

本文节选自《荀子·天论》。《天论》集中反映了荀子的唯物主义思想。本文的主旨是自然界的运动变化有其客观规律，与人事没有关系；社会的安宁和动乱也与自然界变化没有关系。荀子的思想否定当时流行的迷信天命、治乱在天、天命可畏等唯心看法，在当时具有很强的进步意义。

本文从"天"的本质、"天"与人的关系、人对"天"的态度三个方面进行了论述。首先"天"是客观存在的自然之物，不受人的意志制约。其次"天"与人事无关，社会的治与乱是人造成的，与"天"没有关系。第三"天"是可以认识和利用的，人应该主动认识和利用自然。

本文富于文采和气势，对比兼排比的修辞手法运用，加强了文章的节奏和感染力，使文章显得气势磅礴；多次运用正反例证进行对比，设问、反问、疑问、短句的使用，使文章语言精练而说理透彻。

天行有常[2]，不为尧存，不为桀亡[3]。应之以治则吉[4]，应之以乱则凶。强本而节用，则天不能贫；养备而动时，则天不能病；循道而不贰[5]，则天不能祸。故水旱不能使之饥，寒暑不能使之疾，祆怪不能使之凶[6]。本荒而用侈，则天不能使之富；养略而动罕[7]，则天不能使之全；倍[8]道而妄行，则天不能使之吉。故水旱未至而饥，寒暑未薄<sup>[9]</sup>而疾，祅怪未至而凶。受时与治世同，而殃祸与治世异，不可以怨天，其道然也<sup>[10]</sup>。故明于天人之分<sup>[11]</sup>，则可谓至人矣。

[1] 《天伦》：选自《荀子》，是荀子唯物主义哲学杰出的代表作。

[2] 天：自然。行：运行。常：经常，正常，实指自然界经常发生作用的客观规律性。

[3] 不为尧存，不为桀亡：尧：传说中的古代圣王。桀：夏桀，夏朝最后一个君主，残暴荒淫。

[4] 之：它，指代"天行"（天道）。治：指"强本而节用""养备而动时""循道而不忒"等导致安定的措施。

[5] "强本而节用……循道而不忒（tè）：本：指农业生产。养备而动时：养生之道完备而动作适合时宜。循道而不忒：《集解》作"修道而不贰"。道，兼指自然规律与社会规律。忒，差错。

[6] 祅怪："祅"通"妖"。

[7] 养略而动罕：养略：养生之道简略，指衣食不足。动罕：缺少动作。

[8] 倍：通"背"。

[9] 薄：迫近。

[10] 道：方法，措施，指"本荒而用侈""养略而动罕""倍道而妄行"。

[11] 天人之分：天（自然）与人（社会）的区分，即自然与社会各有其独立性，社会上发生的事情往往取决于人而与天无关。

治乱，天邪？曰：日月、星辰<sup>[1]</sup>、瑞历<sup>[2]</sup>，是禹、桀之所同也；禹以治，桀以乱；治乱非天也。时邪？曰：繁启<sup>[3]</sup>、蕃<sup>[4]</sup>长于春夏，蓄积、收藏于秋冬，是又禹、桀之所同也；禹以治，桀以乱；治乱非时也。地邪？曰：得地则生，失地则死，是又禹、桀之所同也；禹以治，桀以乱；治乱非地也。《诗》曰<sup>[5]</sup>："天作高山，大王荒之<sup>[6]</sup>；彼作矣，文王康之。"此之谓也。

[1] 星辰：星的总称。一说星指金、木、水、火、土五大行星，辰指恒星二十八宿。

[2] 瑞：吉祥。历：记录年月日及时令节气的历书，历书是吉祥之书，所以称"瑞历"。

[3] 繁：多。启：萌芽。

[4] 蕃：茂盛。

[5] 《诗》：指《诗经》的《周颂·天作》篇。

[6] 高山：指岐山（今陕西省岐山县东北）。大王：即太王古公，周文王姬昌的祖父。荒：开辟。

星队<sup>[1]</sup>、木鸣，国人皆恐，曰：是何也？曰：无何也。是天地之变、阴阳之化、物之罕至者也。怪之，可也；而畏之，非也。夫日月之有蚀，风雨之不时，怪星之党见<sup>[2]</sup>，是无世而不常有之<sup>[3]</sup>。上明而政平，则是虽并世起<sup>[4]</sup>，无伤也；上暗而政险<sup>[5]</sup>，则是虽无一至者，无益也。夫星之队、木之鸣，是天地之变、阴阳之化、物之罕至者也。怪之，可也；而畏之，非也。

[1] 队（zhuì）："坠"的古字。

[2] 怪星：指扫帚星之类。党：通"傥"，或，这里是偶然的意思。见（xiàn）：同"现"。

[3] 常：通"尝"，曾经。

[4] 并世起：同时发生。

[5] 险：险恶，指暴虐。

雩[1]而雨，何也？曰：无何也，犹不雩而雨也。日月食而救之[2]天旱而雩，卜筮[3]然后决大事，非以为得求也，以文[4]之也。故君子以为文，而百姓以为神。以为文则吉，以为神则凶也。

[1] 雩（yú）：天旱祭神求雨。
[2] 日月食而救之：古人以为日食、月食是"天狗"把日、月吞食了，所以敲盆击鼓来吓跑"天狗"，以抢救日、月。
[3] 卜筮（shì）：古代用龟甲占吉凶叫卜，用蓍草占吉凶叫筮。
[4] 文：文饰，指利用宗教迷信作为政事上的一种文饰，以欺骗人民。

在天者莫明于日月，在地者莫明于水火，在物者莫明于珠玉，在人者莫明于礼义。故日月不高，则光晖[1]不赫；水火不积，则晖润不博；珠玉不睹[2]乎外，则王公不以为宝；礼义不加于国家，则功名不白[3]。故人之命在天，国之命在礼。君人者，隆礼、尊贤而王[4]，重法、爱民而霸，好利、多诈而危，权谋、倾覆、幽险而尽亡矣。

[1] 晖：同"辉"。
[2] 睹：当作"睹"，是光彩显露的意思。
[3] 白：显露。
[4] 王：称王。

大天而思之，孰与物畜而制之？从天而颂之，孰与制天命而用之？望时而待之，孰与应时而使之[1]？因物而多之，孰与骋能而化之[2]？思物而物之[3]，孰与理物而勿失之也？愿于物之所以生，孰与有物之所以成[4]？故错人而思天[5]，则失万物之情[6]。

[1] "望时"两句：意谓盼望秋收时节而等待它，就不如顺应春生夏长的时令而不失时宜地做好耕种管理工作。
[2] "因物"两句：依靠万物的自然增殖而增多，不如施展人的才能而使它们根据人的需要来变化。
[3] 第二个"物"用作意动词，"把……当作外物"的意思。
[4] 有物之所以成：帮助万物成长。有：借为"右"，助的意思。
[5] 错：通"措"，搁置。
[6] 失：违背，背离。也可解为错夫、不知。万物之情：万物的实情。万物的实情是不会无缘无故地恩赐给人什么东西的，所以放弃人为的努力而指望自然的恩赐，也就违背了"万物之情"。

【思考练习】

荀子对"天"的认识是什么？他认为该怎样对待"天"？联系现实谈谈你的看法。

# 五 蠹[1]

《韩非子》

## 【文章导读】

韩非，即韩非子（约前280—前233年），战国末期韩国（今河南省新郑）人，著名思想家，法家思想的集大成者，后世称"韩子"或"韩非子"。出身韩国贵族，与李斯同师荀子，继承和发展了荀子的法术思想。见韩国日益削弱，屡次向韩王进谏，主张变法图强，提出"以法为主"，法、术、势结合的理论，但终不被采纳；便发愤著书，其书传至秦国，甚得秦王赏识，在秦遭李斯、姚贾诬害，死于狱中。韩非子的法家学说为君主集权制的封建政权提供了理论依据，他的著作收集于《韩非子》一书中。

《韩非子》共22卷，55篇。韩非子的散文逻辑谨严，论辩透彻，条理清晰，善于运用寓言故事说理；描写细致，大量运用排比、比喻等多种修辞手法；文风犀利恣肆，峻刻峭拔。司马迁在《史记·老子韩非列传》写道："韩子引绳墨，切事情，明是非，其极惨礉少恩。"

本文节选自《韩非子·五蠹》。《五蠹》全文根据古今社会变迁的实际情况，论证了法治的合理性，指斥当时社会上的学者（指战国末期的儒家）、言谈者（纵横家）、带剑者（游侠）、患御者（依附贵族私门的人）、工商之民5种人为社会的蛀虫，主张养耕战之士（农民、军队），除五蠹之民。课文（节选部分）从正反两方面加以阐述，论证了治理国家必须随着情况的变化而有变易，即"事因于世而备适于事"，绝不能盲目地"法先王"的道理，同时提出实际的权势比空头的仁义更有效的看法。这些看法体现了韩非以法治为中心，法、术、势相结合的思想，以及反对"是古非今"的历史观。

文章善于运用例证法、喻证法、对比论证法、归纳法等多种方法阐明事理，逻辑严密，分析透彻。

上古之世，人民少而禽兽众，人民不胜禽兽虫蛇；有圣人作[2]，构木为巢以避群害，而民说之[3]，使王天下，号之曰有巢氏。民食果蓏蚌蛤[4]，腥臊恶臭而伤害腹胃，民多疾病；有圣人作，钻燧取火以化腥臊[5]，而民说之，使王天下，号之曰燧人氏。中古之世，天下大水而鲧、禹决渎[6]。近古之世，桀、纣暴乱，而汤、武征伐。今有构木钻燧于夏后氏之世者[7]，必为鲧、禹笑矣；有决渎于殷、周之世者，必为汤、武笑矣。然则今有美尧、舜、鲧、禹、汤、武之道于当今之世者，必为新圣[8]笑矣。是以圣人不期修古[9]，不法常可[10]，论世之事，因为之备[11]。宋人有耕者，田中有株[12]，兔走触株，折颈而死，因释其耒而守株，冀复得兔，兔不可复得，而身为宋国笑。今欲以先王之政，治当世之民，皆守株之类也。

[1] 五蠹（dù）：指当时社会上的5种人，即学者（指战国末期的儒家）、言谈者（指纵横家）、

带剑者（指游侠）、患御者（指依附贵族私门的人）和工商之民。韩非曰："此五者，邦之
蠹也。"蠹，蛀虫。

［2］作：兴起，出现。

［3］说（yuè）：通"悦"，愉悦。

［4］果蓏（luǒ）蜯（bàng）蛤（gé）：木本植物所结的果实叫果，草本植物所结的果实叫蓏。
蜯：同蚌。蛤：蛤蜊。

［5］钻燧（suì）取火：钻燧木以取得火种。燧：用以钻火之木材。

［6］鲧（gǔn）禹决渎（dú）：鲧和禹挖河（泄水）。鲧：禹（夏朝开国之君）之父。决：开挖。
渎：水道，沟渠。古以江（长江）、河（黄河）、淮（淮河）、济（济水，在山东入海）为
四渎。传说鲧治水以埋（yīn，塞）为主，9 年无功，被舜杀死；禹改用疏导之法，13 年水
患始息。

［7］夏后氏：夏朝开国之君禹。后：君主。

［8］新圣：新兴帝王。

［9］期修古：期：希求。修：习，治。修古：学习古法。

［10］法常可：效法旧的法则。常可：指旧的法则，惯例。

［11］因为之备：从而为之做准备，采取措施。因：依，按照。备：采取措施。

［12］株：断树根。


古者丈夫不耕[1]，草木之实足食也，妇人不织，禽兽之皮足衣也[2]，不事力而养
足[3]，人民少而财有余，故民不争。是以厚赏不行，重罚不用，而民自治[4]。今人有五
子，不为多，子又有五子，大父未死[5]，而有二十五孙。是以人民众而货财寡，事力劳
而供养薄[6]，故民争；虽倍赏累罚，而不免于乱。

［1］丈夫：指男丁。

［2］衣（yì）：动词，穿。

［3］不事力而养足：不从事劳动，而衣食充足。养，供养。

［4］自治：自然就不乱。

［5］大父：祖父。

［6］供养：享用之物。


尧之王天下也，茅茨不剪[1]，采椽不斫[2]，粝粢之食[3]，藜藿之羹[4]，冬日麑
裘[5]，夏日葛衣[6]，虽监门之服养，不亏于此矣[7]。禹之王天下也，身执耒臿[8]，以
为民先，股无完胈[9]，胫不生毛[10]，虽臣虏之劳[11]，不苦于此矣。以是言之，夫古之
让天子者，是去监门之养而离臣虏之劳也，故传天下而不足多也[12]；今之县令，一日
身死，子孙累世絜驾[13]，故人重之。是以人之于让也，轻辞古之天子[14]，难去今之县
令者，薄厚之实异也[15]。

［1］茅茨（cí）不剪：用茅草覆盖屋顶，而且没有修剪整齐。

［2］采椽不斫（zhuó）：柞（zuò）木做屋椽，而且不加雕饰。斫：加工。

［3］粝（lì）粢（zī）之食：粗粮饭。粝，粗米。粢，小米。

［4］藜藿之羹：野菜汤。藜、藿，皆草名。羹，带汤的蔬菜食品。

［5］麛（ní）：小鹿。

［6］葛：麻布。

［7］虽监门之服养，不亏于此矣：监门：看门之人。服养：指衣服等服用供养。亏：少。此句的意思是：尧的生活水平很低，即使看门的人也不会比他更差些。

［8］耒臿（chā）：耒，农具。臿，筑墙的工具。

［9］股无完胈（bá）：大股上没有肌肉。胈：股上的肌肉。

［10］胫：小腿。

［11］臣虏：奴隶。

［12］不足多：不值得推崇。多：推崇。

［13］絜（xié）驾：套车，此处指乘车。絜：约束。此句意思是：他的子孙好几代都有车子乘。

［14］轻辞：轻易辞谢，以辞为轻易。

［15］实：实际情况。


　　夫山居而谷汲者[1]，腰腊而相遗以水[2]；泽居苦水者[3]，买庸而决窦[4]。故饥岁之春[5]，幼弟不饷[6]，穰岁之秋[7]，疏客必食[8]，非疏骨肉，爱过客也，多少之心异也。是以古之易财[9]，非仁也，财多也；今之争夺，非鄙也[10]，财寡也；轻辞天子，非高也，势薄也[11]，重争土橐[12]，非下也，权重也。故圣人议多少、论薄厚为之政，故薄罚不为慈，诛严不为戾[13]，称俗而行也[14]。故事因于世而备适于事[15]。

［1］山居而谷汲：住在山中（高处）而至谷中（低处）汲水。谷：山涧。

［2］腰（lóu）腊（là）而相遗（wèi）以水：腰：楚俗在二月祭饮食之神的节日。腊：腊月祭百神的节日。遗：馈赠。以上两句形容住在高处的人吸水困难，故以水为贵重之物，每逢节日，以水相馈赠。

［3］泽居苦水：住在洼地，苦于水涝。

［4］买庸而决窦：雇人掘水道排水。庸：即佣。窦：水沟。以上两句形容住在低洼地方的人常为水患所苦，所以雇人疏通水道以排泄积水。

［5］春：其时青黄不接，为缺粮季节。

［6］幼弟不饷：虽幼弟之亲，亦不予之食。

［7］穰（ráng）岁：丰年。

［8］疏客：关系不深之客。

［9］易：轻视。

［10］鄙：低下，粗俗。

［11］势薄：（天子）权势轻微。

［12］土橐（tuó）：高职位。另一说，土，应作"士"，同"仕"，做官。橐，通"托"，托身于诸侯。

［13］戾（lì）：暴戾，残暴。

［14］称（chèn）俗：适合世情。称，适合。

［15］事因于世而备适于事：情况因时世不同而有异，措施应适合于当前时世的情况。备，设备、设施。


　　古者文王处丰、镐之间[1]，地方百里，行仁义而怀西戎[2]，遂王天下。徐偃王处汉东[3]，地方五百里，行仁义，割地而朝者三十有六国[4]，荆文王恐其害己也[5]，举兵伐徐，遂灭之。故文王行仁义而王天下，偃王行仁义而丧其国，是仁义用于古而不用于今也[6]。故曰世异则事异。

[1] 丰镐（hào）：两地名，皆在今陕西省西安市附近。

[2] 怀西戎：安抚西方各民族，使之归顺。怀，感化，安慰。

[3] 徐偃王处汉东：徐偃王，西周穆王时徐国国君，据今安徽省泗县一带。汉东，汉水之东。

[4] 割地而朝：割地予徐而朝见徐偃王。

[5] 荆文王：楚文王。荆，楚之别称。楚文王春秋时人，与齐桓公同时，上距徐偃王已三百余年，此言楚文王可能有误。

[6] 用于古：适用于古代，古代可行。

当舜之时，有苗不服[1]，禹将伐之，舜曰：“不可。上德不厚而行武[2]，非道也。”乃修教三年[3]，执干戚舞[4]，有苗乃服。共工之战[5]，铁铦短者及乎敌，铠甲不坚者伤乎体[6]，是干戚用于古不用于今也。故曰事异则备变。

[1] 有苗：舜时南方一部族名，亦称三苗。有：助词，无义。

[2] 上德不厚而行武：君主德行微薄，而使用武力。上：指君主。

[3] 修教：修德教化，推行教化。

[4] 执干戚舞：手持干戚而舞。干：盾；戚：斧；皆兵器。这句说舜执干戚为舞而不用于战争，就是一德化来感化三苗。

[5] 共工：古代部族名，世居江淮间。战争之史实不详。

[6] “铁铦（xiān）”两句：铁铦，类似今标枪的武器。这两句的意思是在战争中相互力求杀伤对方，不用仁德，武器短即为敌制，甲不坚即要被伤。

上古竞于道德，中世逐于智谋，当今争于气力。

齐将攻鲁，鲁使子贡说之[1]。齐人曰：“子言非不辩也[2]，吾所欲者土地也，非斯言所谓也[3]。”遂举兵伐鲁，去门十里以为界[4]。故偃王仁义而徐亡，子贡辩智而鲁削[5]，以是言之，夫仁义辩智非所以持国也[6]。去偃王之仁，息子贡之智，循徐鲁之力[7]，使敌万乘[8]，则齐荆之欲不得行于二国矣。

[1] 子贡：姓端木，名赐，字子贡，孔子弟子，以善外交辞令著名。

[2] 辩：言辞巧妙。

[3] 非斯言所谓：与你所说并非一回事。

[4] 去门十里以为界：以距鲁都城门十里处为国界。言所侵甚多。

[5] 削：土地减少（被侵占）。

[6] 非所以持国：不是可以用来管理国家的。

[7] 循：依照。

[8] 使敌万乘：用来抵挡大国（的侵略）。使，用。万乘，一万辆兵车，指大国。乘，四匹马驾一辆兵车。

【思考练习】

1. 守株待兔的寓言故事在文章中起了什么作用？

2.“论事之世，因为之备”的观点是怎样得出的？

# 论贵粟疏

晁错

## 【文章导读】

晁错（前200—前154年），颍川（今河南禹县）人，西汉文帝、景帝时期的政治家。汉景帝时升至御史大夫。他针对西汉王朝面临的各种社会危机，提出了加强中央集权、削弱诸侯势力、巩固边防和发展农业等一系列建议，得到景帝采纳。后吴王刘濞为首的七国诸侯以"诛晁错，清君侧"为名，举兵反叛。景帝畏于七国联兵，遂将其处死。他的政治思想是主张"守边备塞，劝农力本"。其文章说理严谨，说服力强，与贾谊的政论文并称"西汉鸿文"。

本篇选自《汉书·食货志》。疏是向皇帝陈述意见的一种文体。《论贵粟疏》是一篇议论文。西汉初期社会经济上存在着严重问题，大地主、大商人兼并土地，聚敛财物，大批农民流离失所，生活困苦，社会矛盾日趋激化。文帝时，为防匈奴入侵，边塞又陈兵无数，耗粮巨万。针对这些问题，晁错上疏，全面论述了"贵粟"的重要性，以解决农民与商贾贫富悬殊，守边士卒无粮供给的矛盾。文章引古说今，多用对比手法，以古圣王之时与今之时相比，以五谷与珠玉金银相比，以富商大贾与劳动人民相比，对照鲜明，说理透辟，逻辑严密，文辞流畅，充满强烈的情感。

文章写作特点鲜明，主要采取层层对比分析的方法进行论证。文章通篇正反对举，观点鲜明。行文中运用了议论的连锁推理，如"贫生于不足，不足生于不农。不农则不地著，不地著则离乡轻家……"由此及彼，环环相扣，增强了文章的论辩力。全文立论精辟，论述严密，中心意旨是阐明"重农贵粟"的思想主张。第一部分先阐明重农抑商以"开其资财之道"的宗旨，为"贵粟"主张确立坚实可靠的理论依据。第二部分指陈时弊，正确的政策是实施基本国策的根本保证。全文围绕"重农贵粟"的思想主张，阐明宗旨，指陈时弊，层层推进，逐层深入，立论精辟，论述严密，具有较强的说服力。

圣王在上，而民不冻饥者，非能耕而食之[1]，织而衣之也[2]，为开其资财之道也[3]。故尧、禹有九年之水，汤有七年之旱，而国亡捐瘠者[4]，以蓄积多而备先具也。今海内为一，土地人民之众不避汤、禹[5]，加以亡天灾数年之水旱，而蓄积未及者，何也？地有遗利，民有余力，生谷之土未尽垦，山泽之利未尽出也，游食之民未尽归农也。

民贫则奸邪生。贫生于不足，不足生于不农，不农则不地著[6]，不地著则离乡轻家，民如鸟兽。虽有高城深池，严法重刑，犹不能禁也。夫寒之于衣，不待轻暖；饥之于食，不待甘旨；饥寒至身，不顾廉耻。人情一日不再食则饥，终岁不制衣则寒。夫腹饥不得食，肤寒不得衣，虽慈母不能保其子，君安能以有其民哉？明主知其然也，故务民于农桑，薄赋敛，广蓄积，以实仓廪[7]，备水旱，故民可得而有也。

民者，在上所以牧之[8]，趋利如水走下，四方亡择也。夫珠玉金银，饥不可食，寒不可衣，然而众贵之者，以上用之故也。其为物轻微易藏，在于把握，可以周海内而亡饥寒之患。此令臣轻背其主，而民易去其乡，盗贼有所劝，亡逃者得轻资也。粟米布帛生于地，长于时，聚于力，非可一日成也。数石之重[9]，中人弗胜[10]，不为奸邪所利；一日弗得而饥寒至。是故明君贵五谷而贱金玉。

今农夫五口之家，其服役者不下二人，其能耕者不过百亩，百亩之收不过百石。春耕夏耘，秋获冬藏，伐薪樵，治官府，给徭役。春不得避风尘，夏不得避暑热，秋不得避阴雨，冬不得避寒冻。四时之间，亡日休息。又私自送往迎来，吊死问疾，养孤长幼在其中[11]。勤苦如此，尚复被水旱之灾，急政暴虐[12]，赋敛不时，朝令而暮改[13]。当具有者半贾而卖，亡者取倍称之息[14]。于是有卖田宅、鬻子孙以偿债者矣。而商贾大者积贮倍息[15]，小者坐列贩卖，操其奇赢[16]，日游都市，乘上之急，所卖必倍。故其男不耕耘，女不蚕织，衣必文采，食必粱肉，亡农夫之苦，有阡陌之得[17]。因其富厚，交通王侯，力过吏势，以利相倾。千里游遨，冠盖相望，乘坚策肥[18]，履丝曳缟[19]。此商人所以兼并农人，农人所以流亡者也。今法律贱商人，商人已富贵矣；尊农夫，农夫已贫贱矣。故俗之所贵，主之所贱也；吏之所卑，法之所尊也。上下相反，好恶乖迕[20]，而欲国富法立，不可得也。

方今之务，莫若使民务农而已矣。欲民务农，在于贵粟；贵粟之道，在于使民以粟为赏罚。今募天下入粟县官[21]，得以拜爵[22]，得以除罪。如此，富人有爵，农民有钱，粟有所渫[23]。夫能入粟以受爵，皆有余者也。取于有余以供上用，则贫民之赋可损[24]，所谓"损有余、补不足"，令出而民利者也。顺于民心，所补者三：一曰主用足，二曰民赋少，三曰劝农功。今令民有车骑马一匹者[25]，复卒三人。车骑者，天下武备也，故为复卒。神农之教曰："有石城十仞，汤池百步，带甲百万，而亡粟，弗能守也。"以是观之，粟者，王者大用[26]，政之本务。令民入粟受爵，至五大夫以上[27]，乃复一人耳，此其与骑马之功相去远矣。爵者，上之所擅[28]，出于口而亡穷；粟者，民之所种，生于地而不乏。夫得高爵与免罪，人之所甚欲也。使天下人入粟于边，以受爵免罪，不过三岁，塞下之粟必多矣。

[1] 食（sì）之：给他们吃。食：作动词用。

[2] 衣（yì）之：给他们穿。衣：作动词用。

[3] 道：途径。

[4] 捐瘠（jí）：被遗弃和瘦弱的人。捐：抛弃。瘠：瘦。

[5] 不避：不让，不次于。

[6] 地著（zhuó）：定居一地。《汉书·食货志》："理民之道，地著为本。"颜师古注："地著，谓安土也。"

[7] 廪（lǐn）：米仓。

[8] 牧：养，引申为统治、管理。

[9] 石：重量单位。汉制三十斤为钧，四钧为石。

［10］弗胜：不能胜任，指拿不动。

［11］长（zhǎng）：养育。

［12］政：同"征"。虐：清代王念孙认为当作"赋"。

［13］改：王念孙认为原本作"得"。

［14］倍称之息：加倍的利息。称：相等，相当。

［15］贾（gǔ）：商人。

［16］奇赢：以特殊的手段获得更大的利润。

［17］阡陌（qiānmò）之得：指田地的收获。阡陌：田间小路，此代田地。

［18］乘坚策肥：乘坚车，策肥马。策：用鞭子赶马。

［19］履丝曳（yè）缟（gǎo）：脚穿丝鞋，身披绸衣。曳：拖着。缟：一种精致洁白的丝织品。

［20］乖迕（wǔ）：相违背。

［21］县官：汉代对官府的通称。

［22］拜爵：封爵位。

［23］渫（xiè）：散出。

［24］损：减。

［25］车骑马：指战马。

［26］大用：最需要的东西。

［27］五大夫：汉代的一种爵位，在侯以下二十级中属第九级。凡纳粟四千石，即可封赐。

［28］擅：专有。

【思考与练习】

1. 本文的主要观点是什么？论据何在？
2. 本文在哪些地方运用了对比手法？

# 扁鹊传

司马迁

【文章导读】

司马迁（约前145—前87年），字子长，西汉阳夏（今陕西韩城）人，杰出的历史学家和文学家。他少而好学，壮而遍游全国，后继承其父司马谈任太史令。因替投降匈奴的李陵辩解获罪，受腐刑入狱。出狱后任中书令。于是忍辱含垢，发愤著述。

本文节选自中华书局1959年校点本《史记·扁鹊仓公列传》。《史记》是我国第一部纪传体通史，记载了上自黄帝、下至汉武帝长达3000多年的历史，共130篇，分十二本纪、十表、八书、三十世家、七十二列传。《史记》善于用简练生动的语言塑造人物形象，刻画人物性格。鲁迅评价它是"史家之绝唱，无韵之《离骚》"。

本文首先采用传奇的笔法，介绍了扁鹊学医的经过；然后通过三个典型医案，生动地说明扁鹊医术的高超。文章形象地塑造了一位在历史上享有盛誉、深受人民爱戴的古代名医形象，反映出两千多年前我国的医学成就。最后提出"六不治"的治病原则，并将"信巫不信医"列为"六不治"之一，体现出朴素的唯物主义思想。阅读本文需要注意的是，文中也夹杂着一些迷信色彩。

　　扁鹊者[1]，勃海郡郑人也[2]，姓秦氏，名越人。少时为人舍长[3]。舍客长桑君过，扁鹊独奇之，常谨遇之[4]。长桑君亦知扁鹊非常人也。出入十余年，乃呼扁鹊私坐[5]，闲与语曰[6]："我有禁方[7]，年老，欲传与公，公毋泄。"扁鹊曰："敬诺[8]。"乃出其怀中药予扁鹊："饮是以上池之水三十日[9]，当知物矣[10]。"乃悉取其禁方书尽与扁鹊。忽然不见，殆非人也。扁鹊以其言饮药，三十日，视见垣一方人[11]。以此视病，尽见五脏癥结[12]，特以诊脉为名耳。为医或在齐，或在赵。在赵者名扁鹊。

　　[1] 扁鹊：指战国时期的秦越人。
　　[2] 勃海郡：汉代郡名，今山东省西北和河北省东南一带。郑：本属赵国，在今河北任丘市北。
　　　　另，最新考证其出生地为古齐国卢邑，即今山东济南长清区。
　　[3] 为人舍长：做人家客馆里的主管人。舍：客舍，客馆。
　　[4] 遇：款待，接待。
　　[5] 私坐：指避开众人坐谈。私：悄悄地，暗中。
　　[6] 闲：同"间"，私下，私自。
　　[7] 禁方：秘方。
　　[8] 敬诺：恭敬地答应。诺：答应的声音。
　　[9] 上池之水：未沾及地面的水，如草木上的露水。
　　[10] 知物：洞察事物。知：通"识"，懂得；引申为洞察。
　　[11] 垣一方：墙垣的另一边。垣：矮墙。
　　[12] 癥结：腹中结块，此指体内疾病所在。

　　当晋昭公时[1]，诸大夫强而公族弱[2]，赵简子为大夫[3]，专国事[4]。简子疾，五日不知人，大夫皆惧，于是召扁鹊。扁鹊入，视病，出，董安于问扁鹊[5]，扁鹊曰："血脉治也[6]，而何怪！昔秦穆公尝如此，七日而寤。今主君之病与之同，不出三日必闲[7]。"居二日半，简子寤。

　　[1] 晋昭公：春秋时晋国国君，姓姬名夷，在位6年（前531—前526年）。
　　[2] 公族：又称"公姓"。这里指晋国国君的家族。
　　[3] 赵简子：即赵鞅，又名孟，谥号简子。赵氏数代为晋国正卿，本姓嬴，因封于赵地，故以赵
　　　　为姓。
　　[4] 专：专擅；独掌。
　　[5] 董安于：亦作"董安阏"，赵简子的家臣。
　　[6] 治：正常，与"乱"相对。
　　[7] 闲：同"间"。病愈。

　　其后扁鹊过虢[1]。虢太子死，扁鹊至虢宫门下，问中庶子喜方者曰[2]："太子何病，国中治穰过于众事[3]？"中庶子曰："太子病血气不时[4]，交错而不得泄。暴发于

外，则为中害[5]。精神不能止邪气，邪气蓄积而不得泄，是以阳缓而阴急[6]，故暴蹶而死[7]。"扁鹊曰："其死何如时？"曰："鸡鸣至今[8]。"曰："收乎[9]？"曰："未也，其死未能半日也[10]。""言臣齐勃海秦越人也，家在于郑，未尝得望精光[11]，侍谒于前也。闻太子不幸而死，臣能生之。"中庶子曰："先生得无诞之乎[12]？何以言太子可生也！臣闻上古之时，医有俞跗[13]，治病不以汤液醴酒[14]，镵石挢引[15]，案扤毒熨[16]，一拨见病之应[17]，因五脏之输[18]，乃割皮解肌，诀脉结筋[19]，搦髓脑[20]，揲荒爪幕[21]，湔浣肠胃[22]，漱涤五脏，练精易形[23]。先生之方能若是[24]，则太子可生也；不能若是，而欲生之，曾不可以告咳婴之儿[25]！"终日[26]，扁鹊仰天叹曰："夫子之为方也[27]，若以管窥天，以郄视文[28]。越人之为方也，不待切脉、望色、听声、写形[29]，言病之所在。闻病之阳，论得其阴[30]；闻病之阴，论得其阳。病应见于大表[31]，不出千里[32]，决者至众[33]，不可曲止也[34]。子以吾言为不诚，试入诊太子，当闻其耳鸣而鼻张，循其两股，以至于阴[35]，当尚温也。"中庶子闻扁鹊言，目眩然而不瞚[36]，舌挢然而不下[37]，乃以扁鹊言入报虢君。

[1] 虢：古国名，在今山西平陆一带。

[2] 中庶子喜方者：爱好方术的中庶子。中庶子：官名。负责诸侯卿大夫的庶子（妾所生子女）的教育管理。汉以后为太子属官。

[3] 国中治穰（ráng）过于众事：国中，京城。治，举办。穰，当为"禳"，祛邪除恶的祭祀。于，介词，表示动作行为直接涉及的对象。

[4] 不时：不按时。

[5] 中害：内脏受害。

[6] 阳缓而阴急：阳气衰微，阴邪炽盛。缓、急，指虚、实而言。

[7] 蹶：通"厥"，昏厥。

[8] 鸡鸣：古代时辰名。指凌晨1～3时。

[9] 收：收殓，装殓。

[10] 未能：未及，不到。

[11] 精光：指仪容。

[12] 诞：荒诞。引申为欺诈。

[13] 俞跗：传说为黄帝时名医，又作俞拊，或俞柎。

[14] 汤液：汤剂。醴酒：酒剂。醴，一种甜酒。酒，滤酒。

[15] 镵（chán）石：石针。挢引：类似气功、体育疗法。挢，举起，指举手脚。

[16] 案扤（wù）：指按摩，推拿疗法。案：通"按"。扤：摇动。毒熨（yùn）：用药物加热熨帖。毒：指药物。熨：一种热敷疗法。

[17] 一拨见病之应：一诊视就知道疾病所在。拨：意为诊察。应：反应，指疾病所在。

[18] 因：依据。输：通"腧"，腧穴。

[19] 诀脉：疏通脉络。诀：通"决"，疏导。结筋：连结筋腱。

[20] 搦（nuò）：按治。

[21] 揲（shè）荒：持取膏肓。揲，取。荒，通"肓"，指膏肓。爪幕：疏通隔膜。爪，通"抓"，用手疏理。幕，通"膜"，指膈膜。

[22] 湔（jiān）浣：洗涤。下文"漱涤"义同。

［23］练精易形：修益精气。改变形容。形：指容貌气色。

［24］方：（治疗）技术。

［25］咳（hái）婴：刚会笑的婴儿。咳：古又作"孩"，婴儿笑。

［26］终日：良久，许久。

［27］为方：治疗方法。

［28］以郄视文：从缝隙中看图形花纹。郄：同"郤"，缝隙。文：同"纹"，线条构成的图纹。

［29］写形：审察病人的体态。写：摹写，此指审察。

［30］闻病之阳，论得其阴：指诊察到病的症状，就能推知其内在的病机。闻：指了解。阳：指外表。阴：指内里。

［31］病应见（xiàn）于大表：疾病症状表现在外表。应：指疾病的症状。大表：外表。

［32］千里：方圆千里。

［33］决者：指决断的（疾病）。

［34］不可曲止：不会有偏差。曲：片面。止：语气词。

［35］阴：阴部。

［36］目眩然而不瞚：眼睛昏花的样子。瞚：同"瞬"，眨眼。

［37］挢然：翘起的样子。

　　虢君闻之大惊，出见扁鹊于中阙[1]，曰："窃闻高义之日久矣[2]，然未尝得拜谒于前也。先生过小国，幸而举之[3]，偏国寡臣幸甚，有先生则活，无先生则弃捐填沟壑[4]，长终而不得反。"言未卒，因嘘唏服臆[5]，魂精泄横[6]，流涕长潸[7]，忽忽承睫[8]，悲不能自止，容貌变更。扁鹊曰："若太子病，所谓尸蹶者也[9]。太子未死也。"扁鹊乃使弟子子阳厉针砥石[10]，以取外三阳五会[11]。有闲[12]，太子苏，乃使子豹为五分之熨[13]，以八减之齐和煮之[14]，以更熨两胁下。太子起坐。更适阴阳，但服汤二旬而复故。故天下尽以扁鹊为能生死人。扁鹊曰："越人非能生死人也，此自当生者，越人能使之起耳。"

［1］中阙：宫廷的中门。阙：宫廷前两侧对称的门楼。

［2］高义：崇高德行。

［3］幸而举之：很幸运援救我。举：抬举，引申为援救。

［4］弃捐填沟壑："死"的婉言。将尸体丢到野外叫"弃"。捐：抛弃。

［5］服（bì）臆：又作愊臆、膈臆、愊抑等，因悲伤而气满壅结。

［6］魂精泄横：精神散乱。魂精，精神。泄，散。横，错乱。

［7］涕：眼泪。长潸（shān）：长时间流泪。

［8］忽忽：指泪水滴得很快的样子。承睫：（泪珠）沾在眼睫毛上。

［9］尸蹶：古病名。突然昏倒，其状如尸的险证。

［10］厉针砥（dǐ）石：研磨针石。厉：同"砺"。厉、砥，都是磨的意思。

［11］外：指体表。三阳五会：百会穴别名。位于头顶部正中线上，距离前发际5寸，或两耳尖连线与头部正中线之交点处。

［12］闲：同"间"。一会儿。

［13］五分之熨：使温暖之气深入体内五分的熨药。熨：用如名词，熨药。

［14］八减之齐：古方名。齐：同"剂"，指药剂。

扁鹊过齐，齐桓侯客之[1]。入朝见，曰："君有疾在腠理[2]，不治将深。"桓侯曰："寡人无疾"。扁鹊出。桓侯谓左右曰："医之好利也，欲以不疾者为功[3]。"后五日，扁鹊复见，曰："君有疾在血脉，不治恐深。"桓侯曰："寡人无疾。"扁鹊出，桓侯不悦。后五日，扁鹊复见，曰："君有疾在肠胃间，不治将深。"桓侯不应。扁鹊出，桓侯不悦。后五日，扁鹊复见，望见桓侯而退走[4]。桓侯使人问其故。扁鹊曰："疾之居腠理也，汤熨之所及也；在血脉，针石之所及也；其在肠胃，酒醪之所及也；其在骨髓，虽司命无奈之何[5]！今在骨髓，臣是以无请也[6]。"后五日，桓侯体病，使人召扁鹊，扁鹊已逃去。桓侯遂死。

[1] 齐桓侯：据裴骃《集解》认为是战国时的齐桓公田午。公元前 375～前 367 年在位，但上距赵简子已一百余年。《韩非子·喻老》作"蔡桓侯"。客：贵客。用如意动。

[2] 腠理：这里指皮肤肌肉之间。

[3] 欲以不疾者为功：想拿无病的人显示自己的功绩。

[4] 退走：向后退而跑掉。

[5] 司命：古代传说中掌管人生命的神。

[6] 无请：不请求（给齐桓侯治病）。请：请求，敬辞。

使圣人预知微[1]，能使良医得蚤从事，则疾可已，身可活也。人之所病，病疾多；而医之所病，病道少。故病有六不治，骄恣不论于理，一不治也；轻身重财，二不治也；衣食不能适，三不治也；阴阳并[2]，藏气不定[3]，四不治也；形羸不能服药，五不治也；信巫不信医，六不治也。有此一者，则重难治也[4]。

扁鹊名闻天下。过邯郸，闻贵妇人[5]，即为带下医[6]；过雒阳[7]，闻周人爱老人[8]，即为耳目痹医；来入咸阳[9]，闻秦人爱小儿，即为小儿医：随俗为变。秦太医令李醯自知伎不如扁鹊也[10]，使人刺杀之。至今天下言脉者，由扁鹊也[11]。

[1] 使：假如。微：指隐匿的疾病。

[2] 阴阳并：指血气错乱。

[3] 藏气不定：五脏功能失去常度。

[4] 重（zhòng）：甚，程度深。

[5] 贵：重视，尊重。

[6] 带下医：妇科医生。妇女所患经血带产诸病，多属带脉以下，故名。

[7] 雒（luò）阳：即洛阳，东周王都所在地。

[8] 周人：指当时洛阳一带的人。

[9] 来：作者当时在都城咸阳，所以用一"来"字。

[10] 太医令：秦代主管医药的官员叫太医令丞。伎：同"技"。

[11] 由：从。这里指依从，遵从。

## 【思考练习】

1. 阅读本文，了解我国古代的医学成就。

2. 掌握"六不治"的内容。

# 第二单元　魏晋南北朝文学

## 典论·论文

曹　丕

【文章导读】

曹丕（187—226年），字子桓，曹操长子，曹魏的开国皇帝魏文帝，沛国谯（今安徽省亳州市）人，三国时期著名的政治家、文学家、文学理论批评家。主要论著有《与吴质书》《典论·论文》。

《典论》按照"子"书的形式写成，是曹丕关于政治、社会、道德、文化的论文总集。《论文》是其20篇文章之一。《典论·论文》是中国文学批评史上第一篇文学专论。建安以前，文学受经学束缚，没有独立地位，但曹丕把诗赋等文学看作"经国之大业、不朽之盛事"，表明其对文学的重视，同时也说明汉魏文学标志着文学自觉时代的到来。

文以气为主[1]，气之清浊有体[2]，不可力强而致[3]。譬诸音乐，曲度虽均[4]，节奏同检[5]，至于引气不齐[6]，巧拙有素[7]，虽在父兄，不能以移子弟。

[1] 文以气为主：指文章表现出的作者的个性和才能。气：指作家个性、才能构成的精神气质。

[2] 清浊：即指作家气质、个性的刚柔。有体：有一定的形体、表现。

[3] 力强：勉强。致：达到，实现。

[4] 均：相同，等同。

[5] 节奏：音乐中交替出现的有规律的强弱、长短的现象。检：法式，法度，此处指表现方式。

[6] 至于：表示对事物进行补充说明或处理。引气：古代养生法，以意领气，谓通过意念将内气布运到身体一定部位，使人体血脉和通，精足神完。此处指运气行声。不齐：不整齐。

[7] 巧拙有素：精巧和笨拙就有所不同，是天赋素养造成的。巧：精巧。拙：笨拙。素：本来的。

盖文章，经国之大业[1]，不朽之盛事[2]。年寿有时而尽，荣乐止乎其身[3]，二者必至之常期，未若文章之无穷。是以古之作者，寄身于翰墨[4]，见意于篇籍[5]，不假良史之辞[6]，不托飞驰之势[7]，而声名自传于后。故西伯幽而演易[8]，周旦显而制礼[9]，不以隐约而弗务[10]，不以康乐而加思[11]。夫然[12]，则古人贱尺璧而重寸阴[13]，惧乎时之过已。而人多不强力[14]；贫贱则慑于饥寒[15]，富贵则流于逸乐[16]，遂营目前之务[17]，而遗千载之功。日月逝于上[18]，体貌衰于下[19]，忽然与万物迁化[20]，斯志士之大痛也！

[1] 经国：治国。大业：帝王之业。

[2] 不朽：不磨灭，永存。《左传·襄公二十四年》："太上有立德，其次有立功，其次有立言，虽久不废，此之谓不朽。"此处指文章有"立言"之功。盛事：大事，不朽的事业。

[3] 荣乐：荣华、逸乐。止乎其身：取决于自身有生命时能否感受到荣乐。乎，于。意思是说，年寿和荣乐都有必然到来的期限。

[4] 寄身：托身。翰墨：笔墨，即"笔墨"，原指文辞、文章，此处指写文章。

[5] 见意：表达思想。篇籍：指已写完的文章。

[6] 假：通"借"。良史：指能秉笔直书、记事信而有征者，他们是优秀的史官。也指确凿可信的史书。

[7] 托：依托，凭借。飞驰：指飞黄腾达，驰骋于仕途的达官贵人。势：位势。

[8] 西伯：指周文王姬昌，在商朝时为西伯（西方诸侯之长）。幽：幽禁，拘禁。指周文王被纣拘囚。演：演绎，推演。

[9] 周旦：周公旦，即周武王之弟，在摄政国事期间制定礼乐。显：显贵。

[10] 隐约：指困穷。务：指上文中周文王被拒而演《周易》。

[11] 加思：改变原来写作的想法。加：移。

[12] 夫然：正因为如此。夫：发语词。然：……的样子。

[13] 尺璧：直径一尺的璧，极其珍贵的璧玉。寸阴：片刻光阴。

[14] 强力：奋发努力。

[15] 慑（shè）：害怕。

[16] 流：放纵。

[17] 遂：就。营：料理。

[18] 日月：比喻时间。

[19] 体貌：身体和容貌。

[20] 迁化：迁移变化，死去。

【思考练习】

1. 《典论·论文》特别强调作家个性对文学创作的重要意义，提出了"文以气为主"的观点，这个观点的内涵及其在文论史上的意义是什么？

2. 如何理解"文章，经国之大业，不朽之盛事"？

# 白马篇

## 曹　植

【文章导读】

　　曹植（192—232年），字子建，沛国谯（今安徽省亳州市）人，曹操第三子，曾为陈王，谥号"思"，故称陈思王。三国时期曹魏文学家，建安文学的代表人物，与曹操、曹丕合称"三曹"。其诗被赞为"雅好慷慨（《文心雕龙》）""骨气奇高……卓尔不群（钟嵘《诗品》上）"，代表作有《洛神赋》《白马篇》《七哀诗》等，今存《曹子建集》。

　　《白马篇》是乐府歌辞，属《杂曲歌·齐瑟行》，又作《游侠篇》。此《白马篇》是其前期的代表作。全诗雄放阳刚，把自我融入诗中，描写边塞游侠儿捐躯赴难、奋不顾身的英勇行为，塑造了一个武艺高强又充满爱国情感的游侠形象，表达了诗人建功立业的理想。"言人当立功、立事，尽力为国，不可念私。（李善《六臣注文选》）""子建《名都》《白马》《美女》诸篇，辞极瞻丽，然句颇尚工，语多致饰，视东、西京乐府天然古质，殊自不同。（胡应麟《诗薮》内篇卷二）"

白马饰金羁，连翩西北驰[1]。借问谁家子，幽并游侠儿[2]。
少小去乡邑，扬声沙漠垂[3]。宿昔秉良弓[4]，楛矢何参差[5]。
控弦破左的[6]，右发摧月支[7]。仰手接飞猱[8]，俯身散马蹄[9]。
狡捷过猴猿[10]，勇剽若豹螭[11]。边城多警急[12]，虏骑数迁移[13]。
羽檄从北来[14]，厉马登高堤[15]。长驱蹈匈奴[16]，左顾凌鲜卑[17]。
弃身锋刃端[18]，性命安可怀[19]？父母且不顾，何言子与妻？
名编壮士籍[20]，不得中顾私[21]。捐躯赴国难[22]，视死忽如归[23]。

[1] 此句写出白马奔驰的俊逸形象。金羁（jī）：金饰的马笼头。羁，马络头。连翩：连续不断，原指鸟飞的样子。

[2] 幽并：幽州和并州，即今河北、山西和陕西诸省一带。游侠儿：重义轻生的少年男子。

[3] "少小"两句：写青壮年时离开家乡，为保卫国家而扬名于边疆。去乡邑：离开家乡。乡邑，家乡，故里。扬：传扬。垂：同"陲"，边疆。

[4] 宿昔：昔时，往日，此处指早晚。秉：执、持。

[5] 楛（hù）矢：楛木做箭杆的箭。何：多么。参差（cēncī）：长短不齐的样子。

[6] 控弦：开弓。控，引，拉开。左的：左方射击目标。的，箭靶。

[7] 摧：毁坏。月支、马蹄：均为箭靶名称。

[8] 接：射击迎面飞来的东西。飞猱：飞奔的猿猴。猱，猿类，善攀缘。

[9] 散：射碎。马蹄：箭靶名。

[10] 狡捷：矫健，敏捷。

[11] 勇剽（piāo）：勇敢剽悍。剽，行动迅猛。螭（chī）：传说中如龙的黄色猛兽。

[12] 边城：边境。

[13] 虏骑（jì）：匈奴、鲜卑的骑兵。虏，胡虏，古时对北方少数民族的蔑称。数（shuò）迁移：指经常进兵入侵。数，屡次。

[14] 羽檄：军事文书，插鸟羽以示紧急。

[15] 厉马：扬鞭奋马，策马。

[16] 长驱：军队迅速地向远方挺进。蹈：奔赴。

[17] 顾：看。凌：践踏。鲜卑：中国东北方的少数民族，东汉末为北方强族。

[18] 弃身：舍身。

[19] 安：怎么，哪里。怀：爱惜。捐躯赴国难，视死忽如归。

[20] 籍：名册。

[21] 中顾私：心里想着个人的私事。中：内心。顾：顾念。

[22] 捐躯：献身。赴：奔赴。

[23] 忽：轻，毫不在意，视死如归。

## 【思考练习】

比较《白马篇》幽并游侠儿和戎昱《出军》中并州游侠儿的异同，谈谈中国文化中的游侠儿形象。

# 归园田居

陶渊明

## 【文章导读】

陶渊明（365—427年），一名潜，字元亮，世号靖节先生，浔阳柴桑（今江西九江西南）人，东晋伟大的田园诗人。他的祖父和父亲曾经做过太守一类的官，后衰落。他在青壮年时代有建功立业的斗志，很想做一番事业，先后任过江州祭酒、镇军参军、彭泽（今江西彭泽东）令等小官。但他生活在统治阶级内部互相倾轧、争权夺利十分激烈的时代，仕途中对这种官场黑暗颇有认识，不愿同流合污，终于在41岁那年弃官归隐，以后一直过着"躬耕自资"的隐居生活。

他归隐以后，亲自参加过一些农业劳动，其作品表现出淳朴的农村生活情趣和优美恬静的农村自然景色。隐居是对黑暗现实憎恶和不满的一种表现，因此，他的作品中有时也流露出"金刚怒目"式的激越感情和坚决与污浊政治决裂的高尚情操。部分作品也有乐天知命、消极避世的思想。

《归园田居》为陶渊明所作，一共五首诗歌描写了诗人重归田园时的新鲜感受和由衷喜悦。在诗人的笔下，田园是与浊流纵横的官场相对立的理想洞天，寻常的农家景象无不是现出迷人的诗情画意。诗人在用白描的手法描绘田园风光的同时，也巧妙地在其间融入自己的生活理想、人格情操。

所选其中三首都生动地描写了诗人归隐后的生活和感受，抒发了作者辞官归隐后的愉快心情和乡居乐趣，表现出对田园生活的热爱和劳动者的喜悦。同时又隐含了对官场黑暗腐败生活的厌恶之感，表达了作者不愿与世俗同流合污的思想。陶渊明笔下的归园田居其实是自己理想的故居。

诗中采用白描写法，运用比喻，情景交融，意境深远。语言质朴无华，却浅中寓深，淡中有味。这些都体现了作者恬然自得的心境，以及清新淡远的审美情趣和平易自然的诗歌风格。

## 其一[1]

少无适俗韵[2]，性本爱丘山。误落尘网中[3]，一去三十年[4]。羁鸟恋旧林[5]，池鱼思故渊[6]。开荒南野际[7]，守拙归园田[8]。方宅十余亩[9]，草屋八九间。榆柳荫后檐[10]，桃李罗堂前[11]。暖暖远人村[12]，依依墟里烟[13]。狗吠深巷中，鸡鸣桑树颠[14]。户庭无尘杂[15]，虚室有余闲[16]。久在樊笼里，复得返自然[17]。

[1] 这是第一首，写诗人辞官归田的原因和归田后乡居的愉快心情。

[2] 少：少年时代。适俗韵：指逢迎世俗、周旋应酬、钻营取巧的那种情态。适，逢迎，周旋。俗，世俗。韵，为人品格，精神气质。

[3] 尘网：官府生活污浊而又拘束，犹如网罗。这里指仕途，官场。

[4] 三十年：吴仁杰认为当作"十三年"。因从陶渊明初仕为江州祭酒到辞彭泽令归田，恰好是13个年头。

[5] 羁鸟：笼中之鸟，羁，束缚。

[6] 池鱼：池塘之鱼。鸟恋旧林、鱼思故渊，借喻自己怀恋旧居。

[7] 南野：一本作南亩，村南边。际：间。

[8] 守拙：守正不阿，安分守己。固守自己愚拙本性之意。

[9] 方：读作"旁"。这句是说住宅周围有土地十余亩。

[10] 荫：荫蔽，遮蔽。

[11] 罗：罗列，排列。

[12] 暖暖：暗淡的样子，模糊不清的样子。

[13] 依依：形容炊烟轻柔而缓慢地向上飘升，隐约可见的样子。墟里：村落。

[14] "狗吠"两句：化用汉乐府《鸡鸣》篇的"鸡鸣高树颠，犬吠深宫中"之意。

[15] 户庭：门庭。尘杂：尘俗杂事。

[16] 虚室：闲静的屋子。余闲：闲暇。

[17] "久在"二句：自己像笼中的鸟一样，重返大自然，获得自由。樊笼：蓄鸟工具，关鸟的笼子，这里比喻使人受拘束的尘世，即仕途，官场。樊，栅栏。返自然：指归耕园田。

## 其二[1]

野外罕人事[2]，穷巷寡轮鞅[3]。白日掩荆扉[4]，虚室绝尘想[5]。时复墟曲中[6]，披草共来往[7]。相见无杂言，但道桑麻长。桑麻日以长，我土日已广[8]。常恐霜霰至，零落同草莽[9]。

[1] 这是第二首，写诗人乡居的清静生活和感受。

[2] 罕：少。人事：指与人交结往来。

[3] 穷巷：偏僻的小巷。寡轮鞅：车马稀少。鞅，驾车时套在马颈上的皮带。这句是说居处僻陋，车马稀少。

[4] 荆扉：荆条门，柴门。

[5] 尘想：世俗的念头。

[6] 墟曲：山村偏僻之地。

[7] 披草：拨开草。

[8] 我土：指自己种植的田地。

[9] 莽：丛生的野草。

## 其三[1]

种豆南山下[2]，草盛豆苗稀[3]。晨兴理荒秽[4]，带月荷锄归[5]。道狭草木长[6]，夕露沾我衣。衣沾不足惜[7]，但使愿无违[8]。

[1] 这是第三首，写诗人归田后的劳动生活，表达了自己的意愿。

[2] 南山：指庐山。

[3] 稀：稀少。

[4] 晨兴理荒秽：早晨起来到田里清除野草。晨兴：早起床。荒秽：形容词作名词，指豆苗里的杂草。秽，肮脏，指田中杂草。

[5] 荷锄：扛着锄头。荷，扛着。

[6] 狭：狭窄。草木长：草木丛生。长，生长。

[7] 沾：（露水）打湿。足：值得。

[8] 但使愿无违：只要不违背自己的意愿就行了。但：只。愿：指向往田园生活，"不为五斗米折腰"，不愿与世俗同流合污的意愿。无违：没有违背。

【思考练习】

1. 诗人笔下的田园生活具有怎样的特点？

2. 诗人在《归园田居》（其一）中，怎样表现他弃官归田的新鲜感受？

3. 全诗以白描手法写景叙事，抒怀言志，试举例说明。

# 干将莫邪

### 干 宝

【文章导读】

本文选自《搜神记》。作者干宝，字令升，河南新蔡人。少时博览群书，对阴阳术数、易卜占筮特别感兴趣。西晋末年，因其才干出众被朝廷征召为佐著作郎，后又因平定叛军有功，受封为关内侯。东晋元帝时，经中书监王导推荐，开始负责著述国史。后因家贫，求为山阴令，迁始安太守。王导请为司徒右长史，又迁散骑常侍。一生著述颇丰，有《搜神记》《晋纪》《春秋左氏义外传》等著作，注《周易》《周官》等数十篇，可惜这些书大都散佚。

《搜神记》是一部辑录神仙鬼怪故事的书，是魏晋志怪小说的代表性著作。《隋书·经籍志》著录30卷，今本通行20卷，由后人缀辑增益而成。内容上主要搜罗记载神仙鬼怪故事，也包括一些琐闻杂记和民间传说。文章大多篇幅短小，情节简单，想象丰富。《搜神记》对后世的戏曲、小说等文艺作品，如唐传奇、蒲松龄的《聊斋志异》、神话故事"天仙配"等影响深远。

据干宝《搜神记·前序》所言，著述此书的一个重要意义是"发明神道之不诬"，即证明神仙鬼怪的故事真实存在。实际上，本书所述故事具有打动人心的力量——董永侍父至孝，父死自卖为奴，其孝感动上天，天帝派来织女助其还债而去；韩凭夫妇被当权者强行拆散，然而不惧权势，双双自杀，虽未能葬于同冢，却从墓间生出两棵树，根交于下，枝错于上……无论仁孝道义还是男女爱情，都真诚热烈，充满浪漫主义色彩。

本篇《干将莫邪》讲述了一个不平凡的复仇故事。篇幅虽短小，但篇中人物无不具备独特的脾气性格，尤其是干将莫邪的儿子"赤"与路见不平的"山中客"，其坦诚与壮烈往往令人唏嘘。鲁迅先生在其小说集《故事新编》中，根据本篇改写为《铸剑》（又称《眉间尺》）。

楚干将、莫邪为楚王作剑[1]，三年乃成。王怒，欲杀之。剑有雌雄。其妻重身当产[2]。夫语妻曰："吾为王作剑，三年乃成。王怒，往必杀我。汝若生子是男，大，告之曰：'出户望南山[3]，松生石上，剑在其背。'"于是即将雌剑往见楚王[4]。王大怒，使相之[5]：剑有二，一雄一雌，雌来雄不来。王怒，即杀之。

莫邪子名赤。比后壮[6]，乃问其母曰："吾父所在？"母曰："汝父为楚王作剑，三年乃成，王怒杀之。去时嘱我语汝，子出户望南山，松生石上，剑在其背。"于是子出户南望，不见有山，但睹堂前松柱下石砥之上。即以斧破其背，得剑。日夜思欲报楚王。

王梦见一儿，眉间广尺，言欲报仇。王即购之千金。儿闻之，亡去，入山行歌[7]。客有逢者，谓："子年少，何哭之甚悲耶？"曰："吾干将、莫邪子也，楚王杀吾父，吾欲报之！"客曰："闻王购子头千金，将子头与剑来，为子报之。"儿曰："幸甚！"即自刎，两手捧头及剑奉之，立僵。客曰："不负子也。"于是尸乃仆。

客持头往见楚王，王大喜。客曰："此乃勇士头也，当于汤镬煮之[8]。"王如其言，煮头三日三夕，不烂，头踔出汤中[9]，瞋目大怒。客曰："此儿头不烂，愿王自往临视之，是必烂也。"王即临之。客以剑拟王[10]，王头随堕汤中。客亦自拟己头，头复堕汤中。三首俱烂，不可识别。乃分其汤肉葬之，故通名"三王墓"，今在汝南北宜春市界[11]。

[1] 干（gān）将、莫邪（yé）：人名。

[2] 重（chóng）身：《素问·奇病论》王冰注谓身中有身，指怀孕。

[3] 户：本义为半扇门，甲骨文作半门形。

　　[4] 将：持。

　　[5] 相（xiàng）：察看。

　　[6] 比：及，等到。

　　[7] 行歌：边走边抽咽地哭。

　　[8] 汤镬（huò）：水滚开的锅。

　　[9] 踔（chuō）：跳。

　　[10] 拟：比画，作砍的样子。客用剑向楚王比画一下，王头就落入开水中。"拟"后省略助词"于"。

　　[11] 汝南北宜春市界：汝南，汉郡名，治所在上蔡，今河南省上蔡西南。北宜春市，西汉时名宜春，东汉时更名北宜春，今河南省汝南县西南。

## 【思考练习】

　　阅读鲁迅的《铸剑》，分析《故事新编》中的小说《铸剑》对原小说《搜神记》中的《干将莫邪》所做的扩展与改编，并讨论"眉间尺"和"黑衣人"在形象上的变迁。

# 《世说新语》四则

### 刘义庆

## 【文章导读】

　　刘义庆（403—444年），彭城（今江苏徐州市）人，刘宋宗室，武帝刘裕之侄，袭临川王。任官各地清正有绩，后因疾病还京师，卒年41岁。曾集士人作《世说新语》《幽明录》等书。

　　《世说新语》是中国魏晋南北朝时期（420—581年）产生的一部主要记述魏晋人物言谈轶事的笔记体短篇小说，是玄学"笔记小说"的代表作，由南朝刘宋宗室临川王刘义庆（403—444年）组织一批文人编写，梁代刘峻作注。这部书被鲁迅先生称为："一部名士底教科书"。

　　全书原8卷，刘峻注本分为10卷，今传本皆作3卷，分为德行、言语、政事、文学、方正、雅量等36门，每门有若干则故事，全书共1200多则，每则文字长短不一，有的数行，有的三言两语，由此可见笔记小说"随手而记"的诉求及特性。

　　《世说新语》记述自汉末到刘宋时名士贵族的逸闻轶事，主要为有关人物评论、清谈玄言和机智应对的故事。从《世说新语》和相关材料可以看到，魏晋时期谈玄成为风尚，而玄学正是以道家老庄思想为根底的。道家思想对魏晋士人的思维方式和生活状况乃至整个社会风气都产生了重要影响。

　　书中所载均属历史上实有的人物，但他们的言论或故事则有一部分出于传闻，不尽符合史实。此书中相当多的篇幅系杂采众书而成。如《规箴》《贤媛》等篇所载个别西汉人物的故事采自《史记》和《汉书》，其他部分也多采自于前人记载。一些晋宋人物间的故事，如《言语篇》记谢灵运和孔淳之的对话等因这些人物与刘义庆同时而稍早，可能采自当时的传闻。

## 《德行》第一[1]

陈仲举言为士则[2]，行为世范[3]。登车揽辔[4]，有澄清天下之志。为豫章太守[5]，至，便问徐孺子所在[6]，欲先看之[7]。主簿白[8]："群情欲府君先入廨[9]。"陈曰："武王式商容之间[10]，席不暇暖。吾之礼贤，有何不可！"

[1] 本节为《世说新语》第一门《德行》第一篇，也是全书的第一篇。本篇涉及面广，从不同的角度反映出当时的道德观念，内容丰富。

[2] 陈仲举：名蕃，字仲举，平舆（今河南汝南）人。东汉桓帝末年，任太傅。当时宦官专权，他与大将军窦武还有刘淑谋诛宦官，未成，反被害，时称"三君"。士：读书人。则：榜样，准则。

[3] 世：世人。范：模范，示范。

[4] 登车揽辔（pèi）：坐上车子，拿起缰绳。这里指走马上任。揽：拿住。辔：牲口的嚼子和缰绳。

[5] 豫章：豫章郡，郡的首府在南昌（今江西省南昌县）。太守：郡的行政长官。

[6] 徐孺子：名稚，字孺子，东汉豫章南昌人，是当时的名士、隐士。

[7] 看：拜访，看望。

[8] 主簿（bù）：官名，主管文书簿籍，是属官之首。白：陈述，禀报。

[9] 府君：对太守的称呼。太守办公的地方称府，所以称太守为府君。廨（xiè）：官署，衙门。

[10] 武王式商容之间：这句话是指周武王灭商后经过商容里巷之门，俯首凭轼而立，表示对贤人的尊敬。商容：殷商的丞相，因不满纣王的暴政，辞官回乡。式：通"轼"，古代车厢前用作扶手的横木。这里用作动词，指扶轼低头致意。间：里巷之门。

## 《雅量》第九

裴遐在周馥所[1]，馥设主人[2]。遐与人围棋[3]。馥司马行酒[4]。遐正戏，不时为饮[5]，司马恚[6]，因曳遐坠地[7]。遐还坐[8]，举止如常，颜色不变[9]，复戏如故[10]。王夷甫问遐[11]："当时何得颜色不异？"答曰："直是暗当故耳[12]。"

[1] 裴遐：字叔道，河东闻喜（今山西）人。善言玄理，性谦和。官至司空掾、散骑侍郎。周馥：字祖宣，曾任平东将军，以功封永宁伯。

[2] 设主人：以东道主身份宴请宾客。

[3] 围棋：下棋。"围"用作动词。

[4] 馥司马：周馥手下的司马，军府佐吏，掌兵事，位在长史之下。行酒：依次劝酒。

[5] 不时：不及时。

[6] 恚（huì）：愤怒，生气。

[7] 曳（yè）：拉，拽。

[8] 还（huán）坐：回到座位上。

[9] 颜色：面色，脸色。颜，面，脸部。

[10] 复戏如故：仍像之前那样继续下棋。复：继续。故：原来。

上编 文选 第二单元 魏晋南北朝文学 47

[11] 王夷甫：王衍，字夷甫，官至太尉。

[12] 暗当：默默忍受。

## 《雅量》第十九[1]

郗太傅在京口[2]，遣门生与王丞相书[3]，求女婿。丞相语郗信[4]："君往东厢，任意选之。"门生归白郗曰[5]："王家诸郎亦皆可嘉，闻来觅婿，咸自矜持[6]，唯有一郎在东床上坦腹卧[7]，如不闻。"郗公云："正此好[8]！"访之，乃是逸少[9]，因嫁女与焉。

[1] 此节为《雅量》第十九篇，讲述郗太傅选婿的故事，后世将女婿称为"东床"的典故便出自此。

[2] 郗（xī）太傅：郗鉴，字道徽，仕晋数朝，封县公，官司空、太尉。曾兼徐州刺史，镇守京口。京口：今江苏镇江。

[3] 门生：投靠世族的门客。王丞相：王导，字茂弘，东晋名臣。与……书：给……写信。

[4] 语：告诉。信：信使。

[5] 归：回去。白：告诉，说。

[6] 咸：都，皆。

[7] 东床：此指东厢房之床。坦腹：即"袒腹"，坦通"袒"，敞开上衣，露出腹部。

[8] 正：只，只是。

[9] 逸少：王羲之，字逸少，东晋著名书法家，丞相王导的侄儿，累迁江州刺史、右军将军、会稽内史。

## 《黜免》第四[1]

桓公坐有参军椅烝薤不时解[2]，共食者又不助，而椅终不放[3]。举坐皆笑[4]。桓公曰："同盘尚不相助，况复危难乎[5]？"敕令免官[6]。

[1] 本节选自《世说》第二十八门《黜免》第四。黜免，即官吏的罢官免职。魏晋之际，各政治集团互相倾轧，斗争残酷，士人们深感"世路艰难"。东晋时期，朝廷软弱，皇权旁落，宦海沉浮，命运常难以捉摸和把握。全门九则，从不同角度揭示了各类官吏的不同命运及精神状态。

[2] 桓公：桓温，字元子，晋谯国龙亢（今安徽怀远）人，明帝女婿，官至大司马。曾谋废晋自立王朝，事未成即死。谥"宣武"。参军：参谋军务之官。椅（jǐ）：当作"梜"。又通"敆"。《康熙字典》："椅，《集韵》，居宜切，音基，以箸取物也。""敆，《广韵》《集韵》并居宜切，音羁，以箸取物。或作'椅'"。"烝"同"蒸"。薤（xiè）：也称藠（jiào）头，多年生草本植物，地下有鳞茎可食用。米薤同蒸，调以油豉（chǐ），蒸熟后必凝结，故夹取较难。不时解：一时分解不开。

[3] 终：始终。

[4] 举：全部。坐：同"座"，指在座、同桌的人。

[5] 况复：何况。复，语缀，无义。

[6] 敕（chì）令：命令。敕，特指皇帝的命令或诏书。

【思考练习】

谈谈你对选文所反映的魏晋士族价值观念、思维方式和行事准则的认识。

# 文　赋

陆　机

## 【文章导读】

陆机（261—303 年），字士衡，吴郡吴县（今江苏苏州）人，西晋文学家，曾任平原内史，世称"陆平原"，其"少有奇才，文章冠世"（《晋书·陆机传》）。与其弟陆云合称"二陆"。

《文赋》是晋代陆机的文艺理论作品，首次将创作过程、写作方法、修辞技巧等问题提上文学批评的高度，指出"意不称物，文不逮意"的现象，论及创作立意，分析10 种文种特征，论艺术灵感及文章的作用等，对文学理论的发展做出了突出贡献。

余每观才士之所作[1]，窃有以得其用心[2]。夫放言遣辞[3]，良多变矣[4]，妍蚩好恶[5]，可得而言[6]。每自属文[7]，尤见其情，恒患意不称物[8]，文不逮意[9]，盖非知之难[10]，能之难也[11]。故作文赋，以述先士之盛藻[12]，因论作文之利害所由[13]，佗日殆可谓曲尽其妙[14]。至于操斧伐柯[15]，虽取则不远，若夫随手之变，良难以辞逮[16]，盖所能言者，具于此云[17]。

[1] 才士：有才德之士，有才华的人。此处指才华横溢的撰写文章之人。作：作文。

[2] 窃：私意。用心：构思。

[3] 夫（fú）：发语词，用于句首，有提示作用。放言：放纵其言，不受拘束，自由畅快地发表见解。遣辞：用词造句。放言遣辞意为无拘无束地写文章。

[4] 良：确实，实在。

[5] 妍蚩好恶：美丽，丑陋，好与坏。此处指写作的得失。妍：美丽。蚩：通"媸"，丑陋，丑恶。

[6] 可得而言：可以很好地用思想感受、用语言叙说。得：能够。

[7] 属文：写文章。属，连缀。

[8] 恒：经常的。患：患，苦也，苦于。意：指人们对社会生活的认识程度。称（chèn）物：适合外物。称，相称，相符。物，此处指代社会生活本身。

[9] 逮意：表达思想。逮：到，及。此处为恰当表达。

[10] 知：指通晓作文之理。

[11] 能：指个人实际写作。

[12] 先士：前代的文士。盛藻：美文。

[13] 因论：就此而论述。因：依，顺着。利害：（辞意与作文）关系。由：缘由。

[14] 佗日：他日，往日。殆：大概，几乎。可谓：可以说是，可以称为。曲尽其妙：表现的技巧非常高明，曲折而委婉细致地将其中的奥妙之处充分表达出来，形容表达能力很强。曲，委婉细致。尽，全部表达。妙，微妙地方。

[15] 操斧伐柯：执斧砍伐斧柄。比喻可就近取法，此处指借鉴前人创作经验。随手之变，指具

体作文的灵活变化。

[16] 良难以辞逮：难以用语言表达详尽。良：很。

[17] 具：古同"俱"，都，完全。

伫中区以玄览[1]，颐情志于典坟[2]。遵四时以叹逝，瞻万物而思纷[3]。悲落叶于劲秋，喜柔条于芳春，心懔懔以怀霜，志眇眇而临云[4]。咏世德之骏烈[5]，诵先人之清芬[6]。游文章之林府，嘉丽藻之彬彬[7]。慨投篇而援笔，聊宣之乎斯文[8]。

[1] 伫中区以玄览：观察万物，引起文思。伫：久立。中区：犹区中，谓宇宙之中。玄览：深刻地观察。

[2] 颐情志于典坟：钻研古籍，增强文学修养。颐：养，犹言陶冶。情志：即指喜、怒、忧、思、悲、恐、惊7种人的情绪。此处指思想修养。典坟：即"三坟五典"。相传三皇之书称"三坟"，五帝之书称"五典"。

[3] "遵四时"二句：感于四时变迁，万物盛衰，情因物感之意。遵：循。瞻：往上或往前看。思纷：思虑纷纭。

[4] "心懔懔"二句：心志高洁则文品亦高洁。懔懔：畏惧貌。眇眇：高远貌。怀霜、临云：喻心志之高洁。

[5] 世德：累世的功德，先世的德行。骏：大。烈：功业。

[6] 先人：本为"先民"，避唐讳，改为"先人"。清芬：指人的德。

[7] "游文章"二句：谓多如林木，富如府库。在众多诗文中，感于前人之功德，受昔人文辞启发。林府：事物众多之处。嘉：夸奖，赞许。丽藻：指华丽的诗文。彬彬：文质相半之貌。

[8] "慨投篇"二句：有了感受，于是投笔进行写作，将感受在文章中的加以敷陈。慨：情绪激昂。援：执，持。聊：姑且。宣：畅快用笔写出。乎：于。

其始也，皆收视反听[1]，耽思傍讯[2]，精骛八极，心游万仞[3]。其致也，情曈昽而弥鲜，物昭晰而互进[4]。倾群言之沥液，漱六艺之芳润[5]。浮天渊以安流，濯下泉而潜浸[6]。于是沈辞怫悦，若游鱼衔钩，而出重渊之深[7]；浮藻联翩，若翰鸟缨缴，而坠曾云之峻[8]。收百世之阙文，采千载之遗韵[9]。谢朝华于已披，启夕秀于未振[10]。观古今于须臾，抚四海于一瞬[11]。

[1] 收视反听：不视不听。形容不为外物所扰，专心致志，心不旁骛。

[2] 耽思：专心致志的思索。傍讯：傍思，博思。

[3] 精骛八极，心游万仞：形容艺术构思和创作时，集中心神，运思，可以纵横驰骋不受时空的限制，方意能称物。精：神。骛：本意飞奔的马，引申为驰。八极：喻极远之处。万仞：仞是古代的长度单位，喻极高之处。

[4] "情曈昽"二句：心中的情感是伴随着对客观物象想象的深入而产生和逐渐明晰的。文思至极致时，外在的鲜明意象纷至沓来，使模糊朦胧的情思反倒更加鲜明。曈昽（tónglóng）：太阳初出由暗而明的光景，此处指由暗而明貌。弥：更加。昭：明显，显著。晰（zhé）：同"哲"，光明。

[5] "倾群言"二句：诸子百家在运思行文时皆可统归驱遣。群言：除经史外，包括诸子百家。沥液：涓滴，喻精华。漱：吮吸，吸。此处指含英咀华。芳润：芳香润泽。亦用以喻文辞之精华，这里指"六艺"即六经文辞中内在与外在之美。

[6]"浮天渊"二句：在创作构思中驰骋想象，神思忽而漂浮天池之上，忽而潜入地泉之中。天渊：银河。安流：安然顺流。濯：洗。下泉：地下涌出的泉水。潜：隐藏的，秘密的，引申为渐渐地。浸：渗透。

[7]"于是沈辞怫悦"三句：吐辞艰涩，如衔钩之鱼从渊钓出。沈辞：深沉之辞。怫悦：怫郁，形容吐辞艰涩。衔：用嘴叼，此处意为咬。

[8]"浮藻联翩"三句：文思泉涌，语出轻快，似中箭之鸟坠于高空。翰：天鸡，赤羽。翰鸟同义，为可飞动物。缨缴：中箭。缨，通"婴"。缴，箭上的丝绳；借指箭。曾云：重叠的云层。曾，通"层"。

[9]"收百世"二句：博取百代未述之意，广采千载不用之辞。百：极言其多。阙文：佚文。遗韵：前人留下的诗赋。

[10]"谢朝华"二句：前人已用辞意，如早晨绽开的花朵谢而去之；前人未用辞意，像傍晚含苞的蓓蕾启而开之。夕秀：日暮时的花，晚开的花。喻后起的诗文或人才。

[11]"观古今"二句：整个构思过程，想象贯穿始终。片刻之间通观古今，眨眼之时天下巡行。须臾：片刻，极短时间。抚：安抚，抚慰，同"拊"，引申为神思短时间内巡视。

【思考练习】

1.《文赋》是如何论述构思这一创作过程的？

2. 怎样才能在创作中做到"慨投篇而援笔，聊宣之乎斯文""观古今于须臾，抚四海于一瞬"？

# 文心雕龙·神思

刘 勰

【文章导读】

刘勰（约465—520 年），字彦和，南朝齐梁时期文学理论家、文学批评家。饱览经籍，精研佛理，晚年出家，法号慧地。

《文心雕龙》是魏晋南北朝学术思想、文学创作和文学理论批评繁荣的产物，构建了系统、全面的文学理论体系。清代章学诚在《文史通义·诗话》中赞其"文心体大而思精"。其以"原道""宗经""征圣""辨伪"和"辨骚"为"文之枢纽"的总论，显示出书中以儒家思想影为指导，同时也受玄学和佛学影响。《神思》篇是创作论总纲，重点阐述艺术构思与想象，强调"形在江海之上，心存魏阙之下""志气统其关键"。

古人云："形在江海之上，心存魏阙之下。"神思之谓也[1]。文之思也，其神远矣。故寂然凝虑，思接千载；悄焉动容，视通万里[2]；吟咏之间，吐纳珠玉之声[3]；眉睫之前，卷舒风云之色[4]；其思理之致乎[5]！故思理为妙，神与物游[6]。神居胸臆[7]，而志气统其关键[8]；物沿耳目，而辞令管其枢机[9]。枢机方通[10]，则物无隐貌[11]；关键将塞，则神有遁心[12]。

- [1] 形在……之谓也：想象的奥妙就在于身在此而心在彼，在想象中可以超越时空，凝神妙想，由此及彼。形：形体，实体。江海：江湖，泛指各地。魏阙：古代宫门外高大的建筑，其下常悬法令牌，用作朝廷的代称。魏，古代宫门上的楼台。阙，皇宫门前两边供瞭望的楼。
- [2] 文之思……视通万里：专心致志的思考，思绪连接古今，心为所动，情为所感，自是动人心弦，感觉仿佛可以看到千里之外的不同风光。寂然凝虑：写作时凝神思考、想象。寂然，肃静之样。凝虑，深虑。思接千载：指联想到千年之前。形容思维活跃、灵动。悄：静寂无声。动：变化。动容：用容颜的变动代替眼神、思绪的变动。容，容颜。
- [3] "吟咏之间"二句：指沉吟构思，文章尚未完成，但仿佛已听到作品语句铿锵声韵。吟咏：吟诵玩味，此处指写作构思。吐纳：指发声。意为吟哦推敲之中，就像听到了珠玉般悦耳的声音。
- [4] "眉睫之前"二句：注目凝思，眼前就出现了风云般变幻的景色。眉睫：眉毛和眼睫毛。形容眼前。睫，眼毛。卷舒：卷起与展开。指思绪进退、隐显。
- [5] 思理：思维能力。致：达到，运行。
- [6] 神与物游：精神和外物的形象一起活动，思想随物体（事情）的变化而变化，即思维想象受外物的影响。神：神思，指想象活动。物：物象，指作家头脑中主观化了的形象。
- [7] 胸臆：指内心。臆，胸。
- [8] 志气：主观的情志、气质。情志和气质支配着构思活动。统：率领，管理。
- [9] "物沿耳目"二句：作者思想中的形象和语言交织在一起。辞令：动听的言语。枢机：关键，即主要部分。
- [10] 枢机：此处指"辞令"。
- [11] 物无隐貌：所有的事物和事情都可以用语言来准确描摹。
- [12] 遁：隐避，逃遁。

是以陶钧文思，贵在虚静，疏瀹五藏，澡雪精神[1]。积学以储宝，酌理以富才，研阅以穷照，驯致以怿辞[2]，然后使元解之宰，寻声律而定墨[3]；独照之匠，窥意象而运斤[4]：此盖驭文之首术，谋篇之大端。

- [1] "是以陶钧文思"四句：要求作者思想净化，毫无杂念。陶钧：文思的掌握和酝酿。陶，制瓦器。钧，造瓦器的转轮。虚静：人的精神进入一种无欲无得、失无功利的极端平静的状态。疏瀹（yuè）：洗涤。瀹，疏通。藏：同"脏"，内脏。澡雪：洗涤，引申为高洁。雪，洗涤。
- [2] "积学以储宝"四句：积累知识以储备自身的资产；明辨事理以丰富自己的才识；体验生活以提高观察的能力；顺应情感以演绎美妙的文辞。积学以储宝：积累知识，就是在储存宝物。宝，知识。酌：斟酌，考虑、思辨之意。研阅：研究观察。阅，阅历，经验。穷：探索到底。照：察看，引申为理解。驯：顺从，驯顺。致：情致。怿（yì）：一作"绎"，整理，运用。
- [3] "然后使元解之宰"二句：这样才能使懂得深奥道理的心灵，探索写作技巧来定绳墨。元解：懂得深奥的道理。宰：主宰，指作者的心、脑。
- [4] "独照之匠"二句：正如一个有独到见解的工匠，根据想象中的样子来运用工具一样。独照：独到的眼光，独特的认识。意象：经过运思而构成的形象。运斤：挥动斧子。

　　夫神思方运[1]，万涂竞萌[2]，规矩虚位[3]，刻镂无形[4]。登山则情满于山，观海则意溢于海[5]，我才之多少，将与风云而并驱矣。方其搦翰，气倍辞前[6]，暨乎篇成，半折心始[7]。何则？意翻空而易奇[8]，言征实而难巧也[9]。是以意授于思[10]，言授于意，密则无际[11]，疏则千里[12]。或理在方寸而求之域表[13]，或义在咫尺而思隔山河[14]。是以秉心养术，无务苦虑；含章司契，不必劳情也[15]。

[1] 万：极言其多。

[2] 涂：通"途"。

[3] 规矩：原义为按一定规矩加工，此处指对事物的揣摩。虚位：指存在于作家头脑中虚而不实之物。

[4] 刻镂无形：用语句精细描摹那些还存在于想象中的形象。

[5] "登山则情满于山"二句：指构思中想到"登山"与"观海"的情景。溢：满出。

[6] 方其搦翰，气倍辞前：指想象比文辞丰富得多。搦（nuò）：拿或握在手中。翰：毛笔。辞前：作品未写成之前。辞，指作品。

[7] 暨乎篇成，半折心始：写出来的文章不能表达原来的想法。暨：及，到。半折：打了一半折扣。心始：心中开始想象的。

[8] 翻空：不受限制之意，展开想象的翅膀在空中驰骋，是指动笔写作以前构思的情形。

[9] 征实：求实，即把作者的想象具体写出。难巧：难于工巧。

[10] 授：给，与。引申为传达，表达。

[11] 际：这里指空隙。

[12] 疏：疏漏，结合不好，指言不能准确表达意。

[13] 方寸：心。域表：疆界之外，指很远的地方。

[14] 咫（zhǐ）尺：比喻距离很近。咫，古代长度名，周制八寸，今制六寸。

[15] "是以秉心养术"四句：文学修养深厚，掌握着文章法度，自然下笔如行云流水，无需殚精竭虑。《我知道了·养气》云："率志委和，则理融而情畅；钻砺过分，则神疲而气衰。"秉心养术：神思的精神蓄养。秉，操持，掌握。务：专力。含章：包含美质。此处指文学要表现的世界。章，文采。契：约券，引申为规则。不必劳情：劳费精神，苦思。

　　人之禀才[1]，迟速异分[2]，文之制体[3]，大小殊功[4]。相如含笔而腐毫[5]，扬雄辍翰而惊梦[6]，桓谭疾感于苦思[7]，王充气竭于思虑[8]，张衡研京以十年[9]，左思练都以一纪[10]。虽有巨文，亦思之缓也[11]。淮南崇朝而赋《骚》[12]，枚皋应诏而成赋[13]，子建援牍如口诵[14]，仲宣举笔似宿构，阮禹据案而制书[15]，祢衡当食而草奏，虽有短篇，亦思之速也[16]。

[1] 禀才：天赋的才华。

[2] 异分：不同。

[3] 制体：体制。

[4] 殊：不同的。功：作用。

[5] 相如含笔而腐毫：意为相如文思不敏捷。相如：司马相如，西汉著名的辞赋家。含笔：笔浸在墨汁中。腐毫：毛笔都腐烂了。毫，毛，指毛笔。

[6] 辍翰：停笔，搁笔。惊梦：因噩梦而在梦中惊醒。

[7] 桓谭：东汉哲学家。《新论·祛蔽篇》中言年少仰慕扬雄，因苦思太甚而病。

[8] 王充气竭于思虑：指王充写作《论衡》时闭门潜思，绝庆吊之礼，其家门后、窗前、灶间、柱下到处摆着笔砚简牍。竭：用尽。

[9] 张衡：东汉文学家，作《二京赋》（《西京赋》《东京赋》），共用十年。

[10] 左思：西晋文学家。其以十余年构思写作《三都赋》。练：锤炼。一纪：十二年。

[11] 缓：迟缓。

[12] 淮南：淮南王刘安。崇朝：终朝，指一个早晨。崇，终。

[13] 枚皋：西汉辞赋家枚乘之子，为武帝文学侍从。其文思敏捷，为文快速，但几无流传。

[14] 子建：曹植的字。援：握。牍：简牍，纸张。此句意为曹植文思敏捷畅快。

[15] 据案：伏在马鞍上。案：应作"鞍"。制书：写文章。

[16] 祢衡当食……速也：祢衡：173～198年，字正平，平原郡（今山东德州临邑德平镇）人。个性恃才傲物，与孔融交好。当食：指吃饭时。草奏：写出文章。《后汉书·祢衡传》载，荆州牧刘表一次在与诸文人共同草拟奏书，这时祢衡外出而归见奏书写得不好，很快另写好一篇。

【思考练习】

1. 刘勰的《神思》提到的艺术构思有哪几种类型，对我们的写作有何指导意义？
2. 你如何理解"思理为妙，神与物游"的创作观。

# 诗 品

钟 嵘

【文章导读】

钟嵘（约468—518年），字仲伟，颍川长社（今河南长葛）人，曾任齐梁参军等。

《诗品》是第一部品论诗歌的著作，被推为"百代诗话之祖"，与同时代刘勰的《文心雕龙》，堪称文学批评史上的双璧，可见其在文学批评史上影响之大。其主要论及五言诗，把诗分为三品，共品评了两汉至梁代的诗人122人，上品11人，中品39人，下品72人。反对沈约等人四声八病的主张；反对用典；重视诗之"三义"——赋、比、兴；在词采为第一位的前提下，一人一品，溯源流，品风格，言利弊，定品第；提出"滋味说""性情说""直寻说"。

气之动物[1]，物之感人，故摇荡性情[2]，形诸舞咏[3]。照烛三才[4]，晖丽万有[5]，灵祇待之以致飨[6]，幽微藉之以昭告[7]。动天地，感鬼神，莫近于诗[8]。

[1] 气：气候，节气。
[2] 摇荡：振动，感动。
[3] 形：表现。诸：之乎，之于。
[4] 烛：照耀。
[5] 晖丽：辉煌瑰丽。晖：同"辉"。辉照，辉映。丽：瑰丽。万有：万物。

[6] 灵祇：神灵。祇：地神。待：等待。致飨：享用祭献之物。飨，祀献。

[7] 幽微：幽奥深隐之物，也指鬼神。藉：凭借。昭告：明白地揭示出来。

[8] "动天地" 三句：语出《毛诗序》："故正得失，动天地，感鬼神，莫近于诗。" 言诗歌作用。莫近：莫过。

# 魏陈思王植

其源出于《国风》[1]。骨气奇高[2]，词采华茂[3]，情兼雅怨[4]，体被文质[5]，粲溢今古[6]，卓尔不群[7]。嗟乎！陈思之于文章也，譬人伦之有周、孔[8]，鳞羽之有龙凤[9]，音乐之有琴笙，女工之有黼黻[10]。俾尔怀铅吮墨者[11]，抱篇章而景慕[12]，映余晖以自烛[13]。

[1] 国风：《诗经》的精华部分有《周南》《召南》和《邶风》《郑风》《秦风》等十五国风，共160 篇，是中国现实主义诗歌的源头。风：指内容。

[2] 骨气：即风骨，指作品内容阳刚、雄奇。骨：挺拔，生动，此处指文辞。气：气韵。

[3] 华茂：华丽，繁复，富艳，即诗文注重铺陈描写，充满藻饰、对偶等字句的雕琢。

[4] 情兼雅怨：情感内容雅正、愁怨，指《小雅》之雅正，《离骚》之幽怨。

[5] 体被文质：指作品内容充实，艺术独特，文质兼备，恰到好处。被：备。

[6] 粲溢：光芒四射达到极致，彪炳。

[7] 卓尔不群：卓越超群。

[8] 人伦：人类。周、孔：指圣人周公旦、孔子。

[9] 鳞羽：水族和禽鸟类。

[10] 女工：女红，女子擅长的纺织、刺绣等。黼黻（fǔfú）：古代礼服上刺绣上的黑白、黑青相交的花纹。

[11] 俾：使。尔：你们。怀铅吮墨：怀抱铅粉、口含笔尖，指随时进入写作状态的人。铅，涂改墨迹的白色粉末。

[12] 篇章：指曹植五言诗。景慕：仰慕。

[13] 自烛：照亮自己，喻为自己写作楷模，并从中得到思想和艺术技巧的激励。

# 宋临川太守谢灵运[1]

其源出于陈思[2]，杂有景阳之体[3]。故尚巧似[4]，而逸荡过之[5]，颇以繁芜为累[6]。嵘谓若人兴多才高[7]，寓目辄书，内无乏思[8]，外无遗物[9]，其繁富宜哉！然名章迥句[10]，处处间起；丽典新声[11]，络绎奔会[12]。譬犹青松之拔灌木[13]，白玉之映尘沙，未足贬其高洁也[14]。

[1] 谢灵运：南北朝诗人，山水诗派创始人。诗歌意境新奇，清新恬静，辞采绚丽，一改魏晋玄言诗风，代表作有《山居赋》。

[2] 陈思：曹植，又称陈思王，其诗风骨气奇高。

[3] 景阳：张协，西晋文学家，字景阳。体：风格。

[4] 巧似：刻画细致，形象鲜明，讲究藻饰。尚：崇尚。

［5］逸荡过之：超脱、放纵超过张协。

［6］繁芜：词语繁复、堆砌，辞采富赡，指讲求诗句的对偶、用字等。此句指谢灵运诗歌内容丰富和形式上的"经纬绵密""体尽俳偶"。累：缺陷、弊病也。

［7］兴多才高：灵感时来，诗才高妙。兴：诗兴。

［8］乏思：缺少诗兴，才思枯乏。

［9］外无遗物：外部景物皆能激发诗思，会信手拈来，全部收入诗中。

［10］迥句：佳句，绝妙之句。

［11］丽典新声：新词丽句。

［12］络绎奔会：竞相涌来。这两句是说文思如泉涌。

［13］青松之拔灌木：青松挺拔、屹立于低矮丛生的灌木丛中。

［14］"白玉"二句：白玉自有光芒，即使沙尘之中也不会蒙垢。

# 宋征士陶潜[1]

其源出于应璩[2]，又协左思风力[3]。文体省净[4]，殆无长语[5]。笃意真古[6]，辞兴婉惬[7]。每观其文，想其人德[8]。世叹其质直[9]。至如"懽言醉春酒"，"日暮天无云"，风华清靡[10]，岂直为田家语邪[11]？古今隐逸诗人之宗也。

［1］征士：被朝廷征召的人。陶潜：东晋陶渊明，字元亮，又名潜，自号五柳先生。

［2］应璩：三国时曹魏文学家。

［3］左思：西晋著名文学家，其《三都赋》创造了"洛阳纸贵"的奇迹。风力：文辞的风格与笔力。

［4］体：风格。省净：简洁，纯净。

［5］殆：几乎。长语：多余的话。

［6］笃意：诚意，真挚。真古：真率，古拙。

［7］婉惬：美好，恰当。

［8］德：德行。

［9］质直：质朴，直露，率直。

［10］华：文采。清靡：清新华丽。

［11］直：只。田家语：农家常用语，指一种质朴风格。

【思考练习】

1. 试评述钟嵘在《诗品序》中提出的"诗有三义"说的内涵。

2. 钟嵘《诗品》为什么最推崇曹植？

# 第三单元 唐宋元明清文学

## 春江花月夜

张若虚

【文章导读】

本诗选自《全唐诗》。作者张若虚，生卒年不详，唐扬州（今江苏扬州）人。曾任兖州兵曹。以文辞俊秀驰名京师，与贺知章、包融、张旭并称"吴中四士"。张若虚生平事迹流传极少，今存诗仅两首。其凭借《春江花月夜》一诗闻名后世，被清人王闿运评为"孤篇横绝，竟为大家"。

《春江花月夜》本是乐府旧题，据传是陈后主创制。这一题目在张若虚手中大放异彩，获得了不朽的艺术生命，以致被闻一多先生评价为"诗中的诗，顶峰上的顶峰"。

该诗围绕春、江、花、月、夜五种景物进行描写，而以"月"为全诗的中心。开篇八句写明月从宽阔的江面上缓缓升起，无垠的大地被这皎洁的月光照得无比明亮。"江天"八句写明月已经高高地悬在空中，诗人仰望一轮孤月，不禁被牵引出宇宙无穷和人生短暂的慨叹。"白云"十二句借景抒情，分别描写游子与思妇的两相思念，但始终没有离开"月"这一核心景物，将普天下共有的相思之情深深地寄托其中。"昨夜"八句写月落水流，花残春去，将冷寂落寞的情感推向极致。

《春江花月夜》一诗将天空、月光、花林、扁舟、高楼、鸿雁等意象都纳入诗人既浪漫梦幻又含蓄深沉的情感表达之中，构成了一幅虚实相间而又充满哲理的画卷，千百年来让无数读者揣摩玩味，迷醉其中。

春江潮水连海平[1]，海上明月共潮生。
滟滟随波千万里[2]，何处春江无月明。
江流宛转绕芳甸[3]，月照花林皆似霰[4]。
空里流霜不觉飞[5]，汀上白沙看不见[6]。
江天一色无纤尘，皎皎空中孤月轮。
江畔何人初见月？江月何年初照人？
人生代代无穷已，江月年年只相似[7]。

不知江月待何人，但见长江送流水。

白云一片去悠悠，青枫浦上不胜愁[8]。

谁家今夜扁舟子？何处相思明月楼？

可怜楼上月徘徊，应照离人妆镜台[9]。

玉户帘中卷不去[10]，捣衣砧上拂还来[11]。

此时相望不相闻，愿逐月华流照君。

鸿雁长飞光不度[12]，鱼龙潜跃水成文[13]。

昨夜闲潭梦落花[14]，可怜春半不还家。

江水流春去欲尽，江潭落月复西斜。

斜月沉沉藏海雾，碣石潇湘无限路[15]。

不知乘月几人归，落月摇情满江树[16]。

[1] 海：此处不是指东海，而是指长江下游宽阔的江面。唐人诗中此义常见，如"海上生明月"（张九龄《望月怀远》）、"平海夕漫漫"（孟浩然《早寒江上有怀》）、"海日生残夜"（王湾《次北固山下》）等。

[2] 滟（yàn）滟：水面动荡闪光的样子。里：一作"顷"。

[3] 宛转：回旋。芳甸：鲜花盛开的郊野。

[4] 霰（xiàn）：雪珠。此处形容月光照射下的花朵。

[5] 流霜：古人认为霜是由空中落下的，故有"飞霜"之说。此处以霜比喻月光。

[6] 汀：水边的平地或小洲。

[7] 只：一作"望"。

[8] 青枫浦：地名，在今湖南浏阳。古人常以此泛指送别分手的地方。

[9] 妆：一作"玉"。

[10] 玉户：华美的房屋，指闺房。

[11] 捣衣砧（zhēn）：古人捶打衣物的垫石。

[12] 光不度：指鸿雁飞不出月光。度：超越。此句的"鸿雁"与下句的"鱼龙"都是代指书信传递。

[13] 文：同"纹"，波纹。

[14] 闲潭：寂静的水潭。

[15] 碣石潇湘：碣石：山名，在今河北昌黎。潇湘：即潇水、湘水，在今湖南零陵汇合。此处泛指南北相距十分遥远。

[16] 摇情：牵动相思之情。

【思考练习】

1. 有人说此诗的基调是"哀而不伤"，你怎么看？

2. 诗中"玉户帘中卷不去，捣衣砧上拂还来"一句描写月光，却又不着"月"字，同时将思妇惆怅烦闷的心理暗含其中，可谓妙绝。搜罗古诗中其他描写"月"的名句，体会古代诗歌委婉含蓄的艺术手法。

# 将进酒

李 白

## 【文章导读】

本诗选自《全唐诗》。李白（701—762 年），字太白，号青莲居士，中国古代最伟大的诗人之一，后世称之为"诗仙"。李白祖籍陇西成纪（今甘肃秦安），出生于中亚碎叶城（今吉尔吉斯斯坦境内），5 岁随家迁居入蜀。天宝元年（742 年）奉诏入京，供奉翰林。天宝三年（744 年）"赐金放还"。"安史之乱"中，入永王李璘幕府。永王兵败后，李白获罪流放，途中遇赦。宝应元年（762 年）卒于当涂（今安徽马鞍山）。有《李太白文集》传世。

《将进酒》是乐府旧题，大约作于天宝年间"赐金放还"后。该诗以气势磅礴的反问开篇，感慨岁月倏忽，如东水一去不回。紧接着表达了诗人面对短暂人生要及时行乐的态度。但是"天生我材必有用，千金散尽还复来"告诉我们，李白的饮酒作乐不是消极颓废，而是自信洒脱，是恃才傲物。那么既然才高八斗、胸怀抱负，为何又要"不复醒""恣欢谑"？诗人在结尾点出，他其实是借酒浇愁。这"愁"是报国之志无处施展，是朝廷权贵对他的轻视和抛弃，是理想与现实的剧烈碰撞。李白在酒中寄寓的既有天才自诩的万丈豪情，又有失志遭遣的悲愤愁苦。正是这两种感情的纠缠杂糅，才造就了一个斗酒百篇的诗仙李白。

君不见黄河之水天上来，奔流到海不复回。
君不见高堂明镜悲白发，朝如青丝暮成雪。
人生得意须尽欢，莫使金樽空对月[1]。
天生我材必有用，千金散尽还复来。
烹羊宰牛且为乐，会须一饮三百杯[2]。
岑夫子[3]，丹丘生[4]，
将进酒[5]，君莫停[6]。
与君歌一曲，请君为我侧耳听[7]。
钟鼓馔玉不足贵[8]，但愿长醉不复醒[9]。
古来圣贤皆寂寞，惟有饮者留其名。
陈王昔时宴平乐[10]，斗酒十千恣欢谑[11]。
主人何为言少钱？径须沽取对君酌[12]。
五花马[13]，千金裘[14]，
呼儿将出换美酒[15]，与尔同销万古愁。
[1] 樽：古代酒器。
[2] 会须：应该。

［3］岑夫子：即岑勋，南阳人。

［4］丹丘生：即元丹丘，道士，隐居颍阳。与岑勋皆为李白好友。

［5］将（qiāng）：请。一本无此字。

［6］君：一作"杯"。

［7］恻：一作"倾"。

［8］钟鼓馔（zhuàn）玉：高雅的音乐和精美的食物。泛指豪门贵族的奢华生活。一作"钟鼎玉帛"。

［9］复：一作"愿"，一作"用"。

［10］"陈王"句：陈王，即曹植，曾受封陈王。其《名都篇》："归来宴平乐，美酒斗十千。"平乐，观名，故址在今河南洛阳。

［11］恣欢谑（xuè）：尽情地寻欢作乐。

［12］径须：只管。沽：买。

［13］五花马：毛色为五花纹的马。一说唐代上层社会流行将马鬃剪成花瓣形，五花马即马鬃剪成五瓣形的马。

［14］千金裘：价值千金的皮衣。

［15］将出：拿出。

【思考练习】

1. 结合全诗，体会"古来圣贤皆寂寞，惟有饮者留其名"这两句诗蕴含着诗人怎样的情感？

2. 查阅相关资料，了解李白从"供奉翰林"到"赐金放还"的经过。

# 天末怀李白

## 杜　甫

【文章导读】

此诗作于乾元二年（759 年）。当时李白流放夜郎，途中遇赦。杜甫作此诗时尚不知李白遇赦。虽然杜甫与李白相处时日不多，但两位天才诗人彼此欣赏，情意深厚。杜甫此诗不仅表达了对李白的思念，而且为他所遭受的不公正待遇深感不平。诗中也暗含了杜甫对自己坎坷命运的感慨。

凉风起天末[1]，君子意如何[2]？
鸿雁几时到[3]？江湖秋水多[4]。
文章憎命达[5]，魑魅喜人过[6]。
应共冤魂语，投诗赠汨罗[7]。

［1］天末：天边。当时诗人客居秦州，靠近唐代西北边防，故比作天边。

［2］君子：指李白。

[3] 鸿雁：古有鸿雁传书之说，此处代指书信。

[4] "江湖"句：此句比喻路途艰险。

[5] "文章"句：文章憎恨命运通达的人。此句意为命运多舛的人才能写出好文章。

[6] "魑魅"句：魑魅（chīmèi）：传说中吃人的山泽之怪，此处比喻奸邪小人。过：经过，此处引申为过错之义。此句字面意思是说李白流放之地有魑魅出没，喜人经过而捕食之，暗喻小人专伺君子有过失而加以陷害，实际是对李白因小过失而受重刑表示同情和愤慨。

[7] "应共"二句：感慨李白与屈原同为蒙冤被放，命运相似。冤魂：指屈原。

【思考练习】

1. 本诗中的"文章憎命达"为千古名句，你怎么理解？
2. 有人说杜甫是现实主义诗人，李白是浪漫主义诗人，你有何看法？

# 新丰折臂翁

白居易

【文章导读】

本诗选自《全唐诗》。作者白居易（772—846年），字乐天，号香山居士、醉吟先生。白居易祖籍太原，迁华州下邽（今陕西渭南），生于新郑（今河南新郑）。贞元十六年（800年）进士及第。历官翰林学士、左拾遗等职。元和十年（815年）被贬为江州司马。后屡经内外迁调，多有政绩。会昌二年（842年）以刑部尚书致仕。会昌六年（846年）卒。白居易是中唐新乐府运动的倡导者，主张"文章合为时而著，歌诗合为事而作"，在现实主义诗歌领域成就很大。有《白氏长庆集》存世。

此诗是白居易组诗《新乐府》中一首很有代表性的作品。天宝年间，唐朝与位于今云南地区的南诏国发生战争，前后几次用兵皆遭重挫，损兵20余万。《新丰折臂翁》即是以此为背景。诗中记述了一位老人，当年为逃过兵役，不惜以大石锤折右臂。尽管肢体残废，老人却仍欣喜庆幸，因为前去作战的人几乎无一生还，这其中的悲喜滋味让人唏嘘不已。全诗语言通俗，真实感人。诗人旗帜鲜明地反对朝廷好大喜功、穷兵黩武，控诉了战争给人民和社会带来的巨大创伤。

新丰老翁八十八[1]，头鬓眉须皆似雪。
玄孙扶向店前行[2]，左臂凭肩右臂折。
问翁臂折来几年，兼问致折何因缘。
翁云贯属新丰县，生逢圣代无征战。
惯听梨园歌管声，不识旗枪与弓箭。
无何天宝大征兵[3]，户有三丁点一丁。
点得驱将何处去[4]？五月万里云南行。

闻道云南有泸水，椒花落时瘴烟起[5]。

大军徒涉水如汤[6]，未过十人二三死。

村南村北哭声哀，儿别爷娘夫别妻[7]。

皆云前后征蛮者，千万人行无一回。

是时翁年二十四，兵部牒中有名字[8]。

夜深不敢使人知，偷将大石捶折臂[9]。

张弓簸旗俱不堪[10]，从兹始免征云南。

骨碎筋伤非不苦，且图拣退归乡土。

此臂折来六十年[11]，一肢虽废一身全。

至今风雨阴寒夜，直到天明痛不眠。

痛不眠，终不悔，且喜老身今独在。

不然当时泸水头，身死魂孤骨不收[12]。

应作云南望乡鬼，万人冢上哭呦呦[13]。

老人言，君听取。

君不闻开元宰相宋开府[14]，不赏边功防黩武[15]。

又不闻天宝宰相杨国忠，欲求恩幸立边功。

边功未立生人怨，请问新丰折臂翁[16]。

[1] 新丰：县名，故址在今陕西临潼。

[2] 玄孙：孙子的孙子。

[3] 无何：不多时，不久。

[4] 将：动词词尾。

[5] 瘴烟：瘴气。古人认为，南方山林中存在湿热蒸郁能使人致病的有毒气体，称之为瘴气。

[6] 汤：热水。

[7] 爷娘：父母。

[8] 牒：名簿。

[9] 偷将：一作"自把"。

[10] 簸（bǒ）：摇动。

[11] "此臂"句：一作"臂折来来六十年"，"来来"即以来，唐时口语。

[12] 孤：一作"飞"，一作"归"。

[13] 原诗此句后有作者自注："云南有万人冢，即鲜于仲通、李宓曾覆军之所也。"

[14] 宋开府：即宋璟，唐代贤相，开元年间授开府仪同三司，故称之为宋开府。

[15] 原诗此句后有作者自注："开元初，突厥数寇边。时天武军牙将郝灵佺出使，因引特勒回鹘部落，斩突厥默啜，献首于阙下，自谓有不世之功。时宋璟为相，以天子年少好武，恐徼功者生心，痛抑其赏。逾年，始授郎将，灵佺遂怏怏哭呕血而死也。"

[16] 原诗此句后有作者自注："天宝末，杨国忠为相，重构阁罗凤之役，募人讨之。前后发二十余万众，去无返者。又捉人连枷赴役，天下怨哭，人无聊生，故禄山得乘人心而盗天下。元和初，折臂翁犹存，因备歌之。"

【思考练习】

1. 本诗以诗人的视角开篇，在诗人发问之后再由老翁讲述自己的经历。这样的叙述方式有什么好处？

2. 白居易主张诗歌要关注民生疾苦，发挥政治讽谏的作用。对于这种诗歌理论你有何见解？

# 相见欢

李　煜

【文章导读】

　　李煜（937—978 年），初名从嘉，字重光，号钟隐，南唐中主第六子。宋建隆二年（961 年）在金陵即位，在位 15 年，是南唐最后一位国君，世称李后主。其前期词作风格绮丽柔靡，难脱"花间"之风。宋开宝八年（975 年）金陵城陷，国亡被俘。在两年多的软禁生涯中，以一首首绝唱泣尽以血，使亡国之君成为千古词坛的"南面王"（清代沈雄《古今词话》语）。其后期词作凄凉悲壮，意境深远，王国维《人间词话》云："词至李后主而眼界始大，感慨遂深，遂变伶工之词而为士大夫之词。"胡适也评价说："他的词，不但集五代的大成，还替后代词人开拓了一个新的意境。"宋太平兴国三年（978 年）卒，年 42 岁。李煜词的辑本最早见于南宋，载于陈振孙《直斋书录解题》，与其父李璟词合编为《南唐二主词》。

　　李煜的《相见欢》作于北宋囚俘时期。"相见欢"原为唐教坊曲，又名"乌夜啼"，三十六字，上片平韵，下片两仄韵两平韵。调名下有的题作"离怀"，有的题作"秋闺"。此词抒写了作者凄婉的秋夜愁思、沉痛的亡国之恨。南宋黄昇《花庵词选》注曰："此词最凄婉，所谓亡国之音哀以思也。"

　　此词的写景与抒情浑然一体，景语即情语，情语即景语。词的上阕写景，依次点明时间、地点、气氛，以及这景中的人物情态，形象凝练。"锁"字有多重含义，既生动地展现了寂寞小院中凄清的秋色，又表明了诗人自身被动的现实处境。下阕抒情，为历代写愁名句。诗人将离愁比作怎么剪也剪不断的流水、越理反而越糟的乱麻，文学史家刘永济在《词论》中评价此句"非至情不能道出"。对诗人而言，荣华富贵已成过眼云烟，故国家园亦是不堪回首。他经历了世态炎凉、人间冷暖，经受了国破家亡的苦痛折磨，难以言尽的愁思萦绕于心头。他尝尽了愁的滋味。正如刘永济所言，"此二首表面似春秋闺怨之词，因不敢明抒己情，而托之闺人之离思也"（《唐五代两宋词简析》）。

　　无言独上西楼，月如钩。寂寞梧桐深院锁清秋[1]。
　　剪不断，理还乱，是离愁。别是一般滋味在心头[2]。
　　[1] 锁清秋：深为秋色所笼罩。清秋：一作深秋。

[2] 别是一般：另有一种意味。别是：一作别有。

【思考练习】

1. 结合李煜其他词作名篇，分析李煜词作的艺术特色。
2. 用 500 字以内的篇幅，将李煜这一首《相见欢》改写成散文诗。

# 八声甘州[1]

## 柳　永

【文章导读】

　　柳永（987？—1053 年？），北宋词人。原名三变，字景庄，后改名永，字耆卿，因排行七，又称柳七。福建崇安人。宋仁宗朝进士，官至屯田员外郎，故世称"柳屯田"。由于仕途坎坷，生活潦倒，由追求功名转而厌倦官场，在"倚红偎翠""浅斟低唱"中寻找寄托。柳永是第一位对宋词进行全面革新的词人，也是两宋词坛上创用词调最多的词人。柳永大力创作慢词，将敷陈其事的赋法移植于词，同时充分运用俚词俗语，以适俗的意象、淋漓尽致的铺叙、平淡无华的白描等独特的艺术个性，对宋词的发展产生了深远影响。有词集《乐章集》。

　　《八声甘州·对潇潇暮雨洒江天》选自薛瑞生《乐章集校注》，据中华书局 1994 年版。这首词大约作于游宦江浙时，上片写萧瑟寥廓的深秋景象，下片抒羁旅愁恨相思之情。章法结构细密，写景抒情融为一体，以铺叙见长。尤妙处在词尾，遥想佳人相思正苦，又反问佳人可知我也在倚栏凝愁。推己及人，反照自身，曲折动人，写尽相思之缠绵！

　　对潇潇暮雨洒江天[2]，一番洗清秋。
　　渐霜风凄紧[3]，关河冷落[4]，残照当楼。
　　是处红衰翠减[5]，苒苒物华休[6]。
　　惟有长江水，无语东流。
　　不忍登高临远，望故乡渺邈[7]，归思难收。
　　叹年来踪迹，何事苦淹留[8]？
　　想佳人妆楼颙望[9]，
　　误几回、天际识归舟？
　　争知我、倚阑干处[10]，正恁凝愁[11]？
　　[1] 八声甘州：词牌名，是从唐教坊大曲《甘州》截取一段而成的慢词。
　　[2] 潇潇：风雨急骤的样子。
　　[3] 霜风：秋风，寒风。
　　[4] 关河：关山河川，即山河。

[5] 是处：处处。

[6] 苒苒（rǎnrǎn）：渐渐。物华：美好的景物。

[7] 渺邈：遥远。

[8] 何事：为什么。淹留：久留。

[9] 颙（yóng）望：凝望。

[10] 争知：怎知。

[11] 恁（nèn）：这样。

【思考练习】

1. 此词描绘了一幅怎样的图景，抒发了什么情感？试结合具体内容分析。

2. 词中"渐霜风凄紧，关河冷落，残照当楼"三句，笔墨平淡，却极富表现力，苏轼称赞"此语于诗句不减唐人高处"（宋赵令畤《侯鲭录》卷七），请试做简要赏析。

# 江城子·密州出猎[1]

## 苏 轼

【文章导读】

苏轼（1037—1101 年），北宋文学家、书画家。字子瞻，号东坡居士。政治生涯坎坷跌宕，因处于新旧党争的夹缝中坚持己见而屡遭贬谪。在思想上沟通儒、释、道三家，可谓通才。其词开豪放一派，与辛弃疾并称"苏辛"。词集有《东坡乐府》。

《江城子·密州出猎》选自《东坡乐府笺》，据中华书局 2007 年版。此词作于 1075年（神宗熙宁八年），作者在密州（今山东诸城）任知州。这是宋人较早抒发爱国情怀的一首豪放词，在题材和意境方面都具有开拓意义。词的上阕叙事，下阕抒情，气势雄豪，淋漓酣畅，一洗绮罗香泽之态，读之令人耳目一新。《江城子·密州出猎》在偎红倚翠、浅斟低唱之风盛行的北宋词坛可谓别具一格，自成一体，对南宋爱国词有直接影响。作者对此阕也颇感自豪，在《与鲜于子骏书》中，他曾说此词"令东州壮士抵掌顿足而歌之，吹笛击鼓以为节，颇壮观也""自是一家"。

老夫聊发少年狂[2]，

左牵黄，右擎苍[3]，

锦帽貂裘[4]，千骑卷平冈[5]。

为报倾城随太守[6]，亲射虎，看孙郎[7]。

酒酣胸胆尚开张[8]。

鬓微霜。又何妨。

持节云中，何日遣冯唐[9]。

会挽雕弓如满月[10]，西北望，射天狼[11]。

[1] 江城子：词牌名。密州：今山东省诸城市。

[2] 老夫：作者自称。聊：姑且，暂且。狂：狂妄。

[3] 左牵黄，右擎苍：左手牵着黄狗，右臂托起苍鹰，形容围猎时用以追捕猎物的架势。

[4] 锦帽貂裘：名词作动词，头戴华美鲜艳的帽子，身穿用貂的毛皮制作的衣服。这是汉羽林军穿的服装。

[5] 千骑（jì）卷平冈：千骑：形容从骑之多。平冈：指山脊平坦处。

[6] 为报：为了报答。太守：古代州府的行政长官。

[7] 孙郎：三国时期东吴的孙权。

[8] 酒酣胸胆尚开张：指畅饮极欢之后更加激发了豪情壮志。尚：更的意思。

[9] 持节云中，何日遣冯唐：朝廷何日派遣冯唐去云中郡赦免魏尚的罪呢？典出《史记·冯唐列传》。汉文帝时，魏尚为云中（汉时的郡名，在今内蒙古自治区托克托县一带，包括山西西北部分地区）太守。他爱惜士卒，优待军吏，匈奴远避。匈奴曾一度来犯，魏尚亲率车骑出击，所杀甚众。后因报功文书上所载杀敌的数字与实际不合（虚报了6个）被削职。经冯唐代为辩白后，认为判得过重，文帝就派冯唐"持节"（带着传达圣旨的符节）去赦免魏尚的罪，让魏尚仍然担任云中郡太守。苏轼此时因政治上处境不好，调密州太守，故以魏尚自许，希望能得到朝廷的信任。持节：奉有朝廷重大使命。节，兵符，带着传达命令的符节。

[10] 会挽雕弓如满月：会：应当。挽：拉。雕弓：弓背上有雕花的弓。满月：圆月。

[11] 天狼：星名，一称犬星，旧说指侵掠，这里引指西夏。《楚辞·九歌·东君》："长矢兮射天狼。"《晋书·天文志》云："狼一星在东井南，为野将，主侵掠。"词中以之隐喻侵犯北宋边境的辽国与西夏。

## 【思考练习】

全词塑造了一个什么样的人物形象？你如何理解作者的"狂"？

# 醉花阴[1]

李清照

## 【文章导读】

李清照（1084—约1155年），号易安居士，山东济南人，南北宋之际女词人，婉约词派代表人物。她出身书香门第，自小在良好的家庭环境中打下文学基础。婚后与丈夫赵明诚共同致力于书画金石的收集整理，早期生活优裕安定。金兵入据中原时，李清照因国破家亡，流寓南方，境遇孤苦。其词前期多写悠闲生活，后期多叹身世之悲，情调感伤。形式上善用白描手法，语言清丽，提出词"别是一家"之说。诗文集有《李易安集》，词集有《漱玉词》，均已散佚。后人辑其词40余首和诗文若干篇。

《醉花阴·薄雾浓云愁永昼》选自《漱玉词》（上海古籍出版社2003年版）。此词通过描述作者重阳节把酒赏菊的情景，烘托了一种凄凉寂寥的氛围，表达了作者思念丈夫的孤独寂寞之情。上片咏节令，写别愁；下片写赏菊情景。作者在自然景物的描写中，融进浓重的感情色彩，情景交融。尤其是结尾三句，用黄花比喻人之憔悴，以瘦暗示相思之苦，含蓄深沉，言有尽而意无穷，历代广为传诵。

薄雾浓云愁永昼，瑞脑销金兽[2]。
佳节又重阳，玉枕纱厨[3]，半夜凉初透。
东篱把酒黄昏后[4]，有暗香盈袖。
莫道不消魂[5]，帘卷西风，人比黄花瘦。

[1]《醉花阴》，词牌名。曾用名《漱玉词》，现两者通用。
[2] 瑞脑：即龙脑，一种香料。金兽：兽形铜香炉。
[3] 玉枕纱厨：瓷枕纱帐。
[4] 东篱：菊圃的代称。
[5] 消魂：形容极度痛苦。

【思考练习】

鉴赏"莫道不消魂，帘卷西风，人比黄花瘦"的艺术特色。

# 水龙吟·登建康赏心亭[1]

## 辛弃疾

【文章导读】

辛弃疾（1140—1207年），南宋词人。字幼安，号稼轩，历城（今山东济南）人。出生时历城已为金兵所占。21岁参加抗金义军，不久后归南宋。历任湖北、江西、浙东安抚使等职。一生力主抗金。曾上《美芹十论》与《九议》，条陈战守之策，显示其卓越的军事才能和爱国热忱。但其抗金建议均未被采纳，并遭到打击，曾长期落职闲居。辛弃疾用其词作展开了一位力主抗金复国的封建英雄的慷慨悲歌，题材广阔，善化用前人典故入词，风格沉雄豪迈又不乏细腻柔媚之处，打通词风"婉约"与"豪放"的壁垒。在苏轼的基础上大大开拓了词的思想意境，后人遂以"苏辛"并称。词集有《稼轩长短句》，今人辑有《辛稼轩诗文钞存》。

此词大约写于淳熙元年（1174年），辛弃疾30岁在建康任通判之时。上片借景抒情，"把吴钩看了，栏杆拍遍，无人会，登临意"写出作者知音难觅、怀才不遇的苦闷心情。词的下片以典抒怀，作者既不做只为口腹而回乡的张季鹰，又不做只会"求田问舍"的许汜，而要做刘备那样的英雄。只可惜时光流逝，恢复中原无望。结尾六句，与上片"无人会，登临意"遥相呼应，章法谨严。本词写尽英雄失意之感，如垓下悲歌，动人心魄。全词借景抒情，意境悲壮深沉，豪气浓情，沉郁淋漓。

楚天千里清秋，水随天去秋无际。遥岑远目[2]，献愁供恨，玉簪螺髻[3]。落日楼头，断鸿声里[4]，江南游子。把吴钩看了[5]，阑干拍遍，无人会，登临意。

休说鲈鱼堪脍，尽西风，季鹰归未[6]？求田问舍[7]，怕应羞见，刘郎才气[8]。可惜流年，忧愁风雨[9]，树犹如此[10]！倩何人唤取[11]，红巾翠袖[12]，揾英雄泪[13]？

［1］建康：今江苏南京。赏心亭：《景定建康志》："赏心亭在（城西）下水门城上，下临秦淮，尽观赏之胜。"

［2］遥岑：远山。

［3］玉簪螺髻：玉做的簪子，像海螺形状的发髻，这里比喻高矮和形状各不相同的山岭。

［4］断鸿：失群的鸿雁。

［5］吴钩：古代吴地制造的一种宝刀。这里以吴钩自喻，空有一身才华，但是得不到重用。

［6］休说鲈鱼……季鹰归未：用西晋张翰典，见《晋书·张翰传》。《世说新语·识鉴篇》也有记载：张翰在洛阳做官，秋季西风起时，想到家乡莼菜羹和鲈鱼脍的美味，便立即辞官回乡。季鹰：张翰，字季鹰。

［7］求田问舍：置地买房。典出《三国志·魏书·陈登传》，东汉末年，有个人叫许汜，去拜访陈登。陈登胸怀豪气，喜欢交结英雄，而许汜见面时谈的却都是"求田问舍"（买房置地）的琐屑小事。陈登看不起他，晚上睡觉时，自己睡大床，让许汜睡下床。许汜很不满，后来他把这件事告诉了刘备。刘备听了后说："当今天下大乱的时候，你应该忧国忧民，以天下大事为己任，而你却求田问舍。要是碰上我，我将睡在百尺高楼上，叫你睡在地下。"

［8］刘郎：刘备。才气：胸怀，气魄。

［9］忧愁风雨：风雨：比喻飘摇的国势。化用宋苏轼《满庭芳》："百年里，浑教是醉，三万六千场。思量，能几许？忧愁风雨，一半相妨"。

［10］树犹如此：出自北周诗人庾信《枯树赋》："树犹如此，人何以堪！"又典出《世说新语·言语》："桓公北征经金城，见前为琅琊时种柳，皆已十围，慨然曰：'木犹如此，人何以堪！'攀枝执条，泫然流泪。"此处以"树"代"木"，抒发自己不能抗击敌人、收复失地、虚度时光的感慨。

［11］倩：请托。

［12］红巾翠袖：女子装饰，代指女子。

［13］揾（wen）：擦拭。

【思考练习】

1. 词中引用了几个典故，各有什么作用？

2. 根据"落日楼头，断鸿声里，江南游子"的意境展开想象，写一段不少于100字的鉴赏性文字。

# 赵氏孤儿（第一折）

纪君祥

【文章导读】

纪君祥，元代杂剧作家，一作纪天祥。生卒年月不详。大都（今北京）人，属于年辈较早的作家。与李寿卿（《伍员吹箫》）、郑廷玉（《看钱奴》）为同代人。著有杂剧 6 种，现存《赵氏孤儿》一种和《陈文图悟道松阴梦》残曲一折。

元杂剧《赵氏孤儿》全名《冤报冤赵氏孤儿》，又名《赵氏孤儿大报仇》，是一部历史剧，最早见于《左传》，情节较略；到司马迁《史记·赵世家》，刘向《新序》《说苑》才有详细记载。《赵氏孤儿》叙述了晋灵公武将屠岸贾仅因其与忠臣赵盾不和与嫉妒赵盾之子赵朔身为驸马，竟杀灭赵盾家 300 人，仅剩遗孤被程婴所救出。屠岸贾下令将全国 1 月至半岁的婴儿全部杀尽，以绝后患。20 年后，孤儿长成，程绘图历教史实，终报前仇。作品描写了忠正与奸邪的矛盾冲突，揭露了权奸的凶残本质，歌颂了为维护正义、舍己为人的高贵品质，气势悲壮，感人肺腑。此为元杂剧中最优秀的历史剧之一。王国维评价说："即列于世界大悲剧之中，亦无愧也。"它是第一个传入欧洲的中国戏剧。英国剧作家威廉·赫察特将其改编为《中国孤儿》，在英国文化界引起很大反响。他在献词中说："其中有些合理的东西，英国名剧也比不上。"1775 年，法国著名文学家伏尔泰于将其翻译成《中国孤儿》，在欧洲产生过一定的影响。

[屠岸贾上，云] 某屠岸贾[1]，只为怕公主他添了个小厮儿[2]，久以后成人长大，他不是我的仇人？我已将公主囚在府中，这些时该分娩了。怎么差的人去了许久，还不见回报？[卒子上报科，云] 报的元帅得知，公主囚在府中，添了个小厮儿，唤做赵氏孤儿哩。[屠岸贾云] 是真个唤做赵氏孤儿？等一个月满足，杀这小厮也不为迟。令人，传我的号令去，着下将军韩厥[3]，把住府门，不搜进去的，只搜出来的。若有盗出赵氏孤儿者，全家处斩，九族不留。一壁与我张挂榜文[4]，遍告诸将，休得违误，自取其罪。[词云] 不争晋公主怀孕在身，产孤儿是我仇人，待满月钢刀锉死，才称我削草除根。[下] [旦儿抱俫儿上，诗云] 天下人烦恼，都在我心头；犹如秋夜雨，一点一声愁。妾身晋室公主，被奸臣屠岸贾将俺赵家满门良贱[5]，诛尽杀绝。今日所生一子，记的驸马临亡之时，曾有遗言：若是添个小厮儿，唤做赵氏孤儿，待他久后成人长大，与父母雪冤报仇。天那，怎能够将这孩儿送出的这府门去，可也好也？我想起来，目下再无亲人，只有俺家门下程婴[6]，在家属上无他的名字。我如今只等程婴来时，我自有个主意。[外扮程婴背药箱上，云] 自家程婴是也，元是个草泽医人，向在驸马府门下，蒙他十分优待，与常人不同。可奈屠岸贾贼臣将赵家满门良贱，诛尽杀绝，幸得家属上无有我的名字。如今公主囚在府中，是我每日传茶送饭。那公主眼下虽然生的一个小厮，取名赵氏孤儿，等他长立成人，与父母报仇雪冤，只怕出不得屠贼之手，也是枉然。闻的公主呼唤，想是产后要什么汤药，须索走一遭去[7]，可早来到府门首也。不必报复[8]，径自过去。[程婴见科，云] 公主呼唤程婴，有何事？[旦儿云] 俺赵家一门，好死的苦楚也！程婴，唤你来别无甚事。我如今添了个孩儿，他父临亡之时，取下他一个小名，唤做赵氏孤儿。程婴，你一向在俺赵家门下走动，也不曾歹看承你[9]。你怎生将这个孩儿掩藏出去，久后成人长大，与他赵氏报仇。[程婴云] 公主，你还不知道：屠岸贾贼臣闻知你产下赵氏孤儿，四城门张挂榜文，但有掩藏孤儿的，全家处斩，九族不留。我怎么掩藏的他出去？[旦儿云] 程婴，[诗云] 可不道遇急思亲戚，临危托故

人。你若是救出亲生子，便是俺赵家留得这条根。[做跪科，云] 程婴，你则可怜见俺赵家三百口，都在这孩儿身上哩！[程婴云] 公主请起。假若是我掩藏出小舍人去[10]，屠岸贾得知，问你要赵氏孤儿，你说道，我与了程婴也。俺一家儿便死了也罢，这小舍人休想是活的。[旦儿云] 罢，罢，罢，程婴，我教你去的放心。[诗云] 程婴心下且休慌，听吾说罢泪千行。他父亲身在刀头死，[做拿裙带缢死科，云] 罢，罢，罢，为母的也相随一命亡！[下] [程婴云] 谁想公主自缢死了也。我不敢久停久住，打开这药箱，将小舍人放在里面，再将些生药遮住身子。天也，可怜见赵家三百余口，诛尽杀绝，止有一点点孩儿[11]。我如今救的他出去，你便有福，我便成功；若是搜将出来呵，你便身亡，俺一家儿都也性命不保。[诗云] 程婴心下自裁划，赵家门户实堪哀；只要你出的九重帅府连环寨，便是脱却天罗地网灾。[下] [正末扮韩厥领卒子上，云] 某下将军韩厥是也。佐于屠岸贾麾下，着某翁守公主的府门，可是为何？只因公主生下一子，唤做赵氏孤儿，恐怕有人递盗将去，着某在府门上搜出来时，将他全家处斩，九族不留。小校，将公主府门把的严整者！嗨，屠岸贾，都似你这般损坏忠良，几时是了也呵！[唱]

[仙吕·点绛唇] 列国纷纷，莫强于晋。才安稳，怎有这屠岸贾贼臣？他则把忠孝的公卿损。

[混江龙] 不甫能风调雨顺，太平年宠用着这般人。忠孝的在市曹中斩首，奸佞的在帅府内安身。现如今全作威来全作福，还说甚半由君也半由臣！他，他，他把爪和牙布满在朝门，但违拗的早一个个诛夷尽。多咱是人间恶煞，可什么阃外将军[12]。

[云] 我想屠岸贾与赵盾两家儿结下这等深仇，几时可解也！[唱]

[油葫芦] 他待要剪草防芽绝祸根，使着俺把府门。俺也是于家为国旧时臣。那一个藏孤儿的便不合将他隐，这一个杀孤儿的你可也心何忍。[带云] 屠岸贾，你好狠也！[唱] 有一日怒了上苍，恼了下民，怎不怕沸腾腾万口争谈论，天也显着个青脸儿不饶人。

[天下乐] 却不道远在儿孙近在身。哎，你个贼也波臣，和赵盾，岂可二十载同僚没些儿义分？便兴心使歹心，指贤人作歹人。他两个细评论，还是那个狠？

[云] 令人，门首觑着[13]，看有甚么人了府门来，报复某家知道。[卒子云] 理会的。[程婴做慌走上，云] 我抱着这药箱，里面有赵氏孤儿。天也可怜，喜的韩厥将军把住府门，他须是我老相公抬举来的。若是撞的出去，我与小舍人性命都得活也。[做出门科] [正末云] 小校，拿回那抱药箱儿的人来。你是甚么人？[程婴云] 我是个草泽医人[14]，姓程，是程婴。[正末云] 你在那里去来？[程婴云] 我在公主府内煎汤下药来。[正末云] 你下甚么药？[程婴云] 下了个益母汤[15]。[正末云] 你这箱儿里面甚么物件？[程婴云] 都是生药。[正末云] 是甚么生药？[程婴云] 都是桔梗、甘草、薄荷。[正末云] 可有什么夹带？[程婴云] 并无夹带。[正末云] 这等你去。[程婴做走，正末叫科，云] 程婴回来。这箱儿里面是甚么物件？[程婴云] 都是生药。[正末云] 可有甚么夹带？[程婴云] 并无夹带。[正末云] 你去。[程婴做走，正末叫科，云] 程婴回来。你这其中必有暗昧。我着你去呵，似弩箭离弦；叫你回来呵，便似毡上

拖毛。程婴，你则道我不认的你哩！［唱］

［河西后庭花］你本是赵盾家堂上宾，我须是屠岸贾门下人。你便藏着那未满月麒麟种，［带云］程婴你见么？［唱］怎出的这不通风虎豹屯？我不是下将军，也不将你来盘问。［云］程婴，我想你多曾受赵家恩来。［程婴云］是知恩报恩，何必要说。［正末唱］你道是既知恩合报恩，只怕你要脱身难脱身。前和后把住门，地和天那处奔？若拿回审个真，将孤儿往报闻，生不能，死有准。

［云］小校靠后，唤您便来，不唤您休来。［卒子云］理会的。［正末做揭箱子见科，云］程婴，你道是桔梗、甘草、薄荷，我可搜出人参来也。［程婴做慌，跪伏科］［正末唱］

［金盏儿］见孤儿额上汗津津，口角头乳食喷；骨碌碌睁一双小眼儿将咱认，悄促促箱儿里似把声吞；紧绑绑难展足，窄狭狭怎翻身？他正是成人不自在，自在不成人。

［程婴词云］告大人停嗔息怒，听小人从头分诉：想赵盾晋室贤臣，屠岸贾心生嫉妒；遣神獒扑害忠良，出朝门脱身逃去；驾单轮灵辄报恩[16]，入深山不行何处。奈灵公听信谗言，任屠贼横行独步。赐驸马伏剑身亡，灭九族都无活路[17]。将公主囚禁冷宫，那里讨亲人照顾？遵遗嘱唤做孤儿，子共母不能完聚。才分娩一命归阴，着程婴将他掩护。久以后长立成人，与赵家看守坟墓。肯分的遇着将军，满望你拔刀相助。若再剪除了这点萌芽，可不断送他灭门绝户？［正末云］程婴，我若把这孤儿献将出去，可不是一身富贵？但我韩厥是一个顶天立地的男儿，怎肯做这般勾当[18]！［唱］

［醉中天］我若是献出去图荣进，却不道利自己损别人。可怜他三百口亲丁尽不存，着谁来雪这终天恨。［带云］那屠岸贾若见这孤儿呵，［唱］怕不就连皮带筋，捻成齑粉。我可也没来由立这样没眼的功勋。

［云］程婴，你抱的这孤儿出去。若屠岸贾问呵，我自与你回话。［程婴云］索谢了将军。［做抱箱儿走出又回跪科］［正末云］程婴，我说放你去，难道耍你？可快出去！［程婴云］索谢了将军。［做走又回跪科］［正末云］程婴，你怎生又回来？［唱］

［金盏儿］敢猜着我调假不为真，那知道蕙叹惜芝焚[19]。去不去我儿回家将伊尽，可怎生到门前兜的又回身？［带云］程婴，［唱］你既没包身胆，谁着你强做保孤人？可不道忠臣不怕死，怕死不忠臣。

［程婴云］将军，我若出得门去，你报与屠岸贾知道，差别的将军赶来拿住我程婴，这个孤儿万无活理。罢，罢，罢！将军，你拿将程婴去，请功受赏。我与赵氏孤儿，情愿一处身亡便了。［正末云］程婴，你好去的不放心也！［唱］

［醉扶归］你为赵氏存遗胤[20]，我于屠贼有何亲？却待要乔做人情遣众军，打一个回风阵。你又忠我可也又信，你若肯舍残生我也愿把这头来刎。

［青歌儿］端的是一言一言难尽，［带云］程婴，［唱］你也忒眼内眼内无珍。将孤儿好去深山深处隐，那其间教训成人，演武修文；重掌三军，拿住贼臣；碎首分身，报答亡魂，也不负了我和你硬踩着是非门，担危困。

［带云］程婴，你去的放心者。［唱］

［赚煞尾］能可在我身儿上计明白，怎肯向贼子行捱推问！猛拼着撞阶基图个自

尽，便留不得香名万古闻，也好伴钼魔共做忠魂[21]。你，你，你要殷勤，照觑晨昏，他须是赵氏门中一命根。直等待他年长进，才说与从前话本，是必教报仇人，休忘了我这大恩人。[自刎下]

[程婴云] 呀，韩将军自刎了也。则怕军校得知，报与屠岸贾知道，怎生是好？我抱着孤儿须索逃命去来。[诗云] 韩将军果是忠良，为孤儿自刎身亡。我如今放心前去，太平庄再做商量。[下]

[1] 屠岸贾（gǔ）：生年不详，卒于公元前583年。名贾，一作屠颜贾，春秋时期晋国大夫。晋灵公时，因为阿谀奉承得宠。

[2] 小厮儿：小子，男孩。

[3] 韩厥（jué）：生卒年不详，姬姓，韩氏，名厥，谥号献。即韩献子，韩舆之子。春秋中期晋国卿大夫，始为赵氏家臣，后位列八卿之一，至晋悼公时，升任晋国执政，战国时期韩国的先祖。

[4] 一壁：也说"一壁厢"。犹言一方面，表示一个动作跟另一个动作同时进行。

[5] 赵家：晋灵公时文臣赵盾与武臣屠岸贾不和，屠岸贾设计陷害赵盾，在灵公面前指责赵盾为奸臣。赵盾全家因此被满门抄斩，仅有其子赵朔驸马与公主得以幸免。后屠岸贾又假传灵公之命，迫使赵朔自杀。公主被囚禁于府内，生下一子即赵氏孤儿赵武，20年后得报家仇。

[6] 程婴：生年不详，卒于公元前583年，春秋时晋国义士，千百年来为世人称颂。相传他是古少梁邑（今陕西韩城西少梁附近程庄）人，为晋卿赵盾及其子赵朔的友人。晋景公三年大夫屠岸贾杀赵，灭其族，朔客公孙杵臼与之谋，婴抱赵氏真孤匿养山中，而故意告发令诸将杀死杵臼及冒充孩儿，后景公听韩厥言，立赵氏后，诛屠岸贾，婴则自杀以报杵臼。

[7] 须索：必须，须要。

[8] 报复：禀报，报知。

[9] 看承：看待，对待。元关汉卿《窦娥冤》楔子。令爱到我家，就做亲女儿一般看承他。

[10] 舍人：宋元以来俗称显贵子弟为舍人。

[11] 一点点：表示极小或极少。

[12] 阃（kǔn）外：统兵在外的将军。

[13] 觑（qù）：把眼睛眯成一条细缝。

[14] 草泽：在野未仕的人。

[15] 益母汤：方剂名，主治产后恶露不尽，攻冲心腹，或作眩晕，或寒热交攻。

[16] 灵辄（zhé）：见《左传·宣公二年》。载：灵辄饥困于翳桑时，受食于赵盾，盾并以箪食与肉遗其母。后辄为晋灵公甲士，灵公伏甲欲杀盾，辄倒戈相救。盾问其故，曰："翳桑之饿人也。"遂自逃去。

[17] 九族："九族"泛指亲属。但"九族"所指，诸说不同。一说是上自高祖、下至玄孙，即玄孙、曾孙、孙、子、身、父、祖父、曾祖父、高祖父；一说是父族四、母族三、妻族二，父族四是指姑之子（姑姑的子女）、姊妹之子（外甥）、女儿之子（外孙）、己之同族（父母、兄弟、姐妹、儿女）；母族三是指母之父（外祖父）、母之母（外祖母）、从母子（娘舅）；妻族二是指岳父、岳母。

[18] 勾当：营生，行当，事情（现一般指坏事）。

[19] 蕙叹惜芝焚：芝草被焚，蕙草伤叹。比喻因同类遭到不幸而悲伤。晋·陆机《叹逝赋》："信松茂而柏悦，嗟芝焚而蕙叹。"芝、蕙：同为香草名。焚：烧。

[20] 遗胤：后嗣，子孙。

[21] 钮麑（chúní）：晋国著名的大力士。晋灵公姬夷皋执政时期，贪图享乐，残虐不君，佐政大夫赵盾多次劝谏，灵公派钮麑去刺杀赵盾。钮麑深夜潜入赵盾家大院，发现赵盾已经盛服准备上朝，因为时间还早，就坐着闭目养神，嘴里还喃喃念着劝君的话。赵盾的勤勉和正直感动了钮麑。之后，钮麑为难地在门外叹而言曰："不忘恭敬，民之主也。贼民之主，不忠。弃君之命，不信。有一于此，不如死也。"便一头碰死在门口的槐树下。

【思考练习】

1. 本文是通过什么手段将主人公程婴"义"的精神表现出来的？这种精神在今天有怎样的积极意义和历史局限？

2. 根据《史记·赵世家》改编的《赵氏孤儿》是中国最早流传到欧洲的戏曲作品。18世纪初欧洲就有4种主要译本和5种改编本，改编者有德国伟大诗人歌德、法国大文豪伏尔泰等。我国许多剧种至今仍在上演此剧。《赵氏孤儿》的故事为什么具有如此旺盛的生命力？结合自己的学习谈谈看法。

# 西厢记（节选）

王实甫

【文章导读】

王实甫（约1260—1336年），名德信，字实甫，元代大都（今北京）人。主要创作活动大约在元成宗元贞、大德年间（1295—1307年），这正是元杂剧的鼎盛时期。

王实甫早年曾经为官，宦途坎坷，常出入于杂剧和歌舞的游艺场所，是个不为封建礼法所拘、与倡优（当时的演员）有密切交往的文人。晚年弃官归隐，过着吟风弄月、纵游园林的生活。王实甫的杂剧如今仅存《西厢记》《破窑记》和《丽春园》等13种。其中《西厢记》为代表作，被称为杂剧之冠。

西厢记，全称《崔莺莺待月西厢记》。描写的是张生与崔莺莺一对有情人冲破困阻终成眷属的故事。全剧共5本21折。故事源于唐代元稹的传奇小说《莺莺传》。此处节选的是第4本第3折，写的是崔莺莺为张生进京应试而饯行的场面。清人金圣叹将其命名为《长亭离别》。

书生张君瑞在普救寺里偶遇已故崔相国之女莺莺，对她一见倾心，苦于无法接近。此时恰有孙飞虎听说莺莺美貌，率兵围住普救寺，要强娶莺莺为妻。崔老夫人情急之下听从莺莺主意，允诺如有人能够退兵，便将莺莺嫁他。张生喜出望外，修书请得故人白马将军杜确率兵前来解围，但事后崔老夫人绝口不提婚事，只让二人以兄妹相称。张生失望之极，幸有莺莺的丫鬟红娘从中帮忙。后莺莺听说张生病倒，让红娘去书房探望。张生相思难解，央求红娘替他从中传递消息。莺莺怜惜张生，终于鼓起勇气，写诗回赠，后在红娘帮助下，二人瞒过崔老夫人，私订终身。老夫人得知后怒责红娘，但已无可挽回，便催张生进京应考。张生与莺莺依依而别，半年后得中状元。崔老夫人的侄儿郑恒本与莺莺有婚约，趁张生未返回之时谎报张生已被卫尚书招赘为婿，老夫人一气之下要将莺莺嫁给郑恒，幸好张生及时归来，有情人终成眷属。

《长亭送别》开头化用范仲淹《苏幕遮》中的词句和意境，情景交融，构成凄清哀婉的诗的艺术境界。下面《滚绣球》一曲，既富于诗情画意，又具有强烈的感情色彩。语言亦雅亦俗，既华美典丽又通俗生动。整折戏从头到尾处处点染的西风黄叶、衰柳长堤等种种凄清的物象，使整个环境和背景弥漫着一种悲凉气氛，与人物的感情心境融化为一体，增强了戏剧语言的抒情性和艺术感染力。

（夫人、长老上[1]，云）今日送张生赴京[2]，就十里长亭[3]，安排下筵席。我和长老先行，不见张生、小姐来到[4]。

（旦、末、红同上[5]，旦云）今日送张生上朝取应去[6]，早是离人伤感[7]，况值那暮秋天气，好烦恼人也呵！悲欢聚散一杯酒，南北东西万里程。（旦唱）

[正宫]［端正好］碧云天，黄花地，西风紧。北雁南飞。晓来谁染霜林醉[8]？总是离人泪。

[滚绣球]恨相见得迟，怨归去得疾。柳丝长玉骢难系[9]，恨不倩疏林挂住斜晖[10]。马儿迍迍的行[11]，车儿快快的随，却告了相思回避[12]，破题儿又早别离[13]。听得道一声"去也"，松了金钏[14]；遥望见十里长亭，减了玉肌[15]。此恨谁知？

（红云）姐姐今日怎么不打扮？（旦云）你哪知我的心里呵？（旦唱）

[叨叨令]见安排着车儿马儿，不由人熬熬煎煎的气；有甚么心情花儿靥儿[16]，打扮得娇娇滴滴的媚。准备着被儿枕儿，则索昏昏沉沉的睡[17]，从今后衫儿袖儿，都搵做重重叠叠的泪[18]。兀的不闷杀人也么哥，兀的不闷杀人也么哥！久已后书儿信儿，索与我凄凄惶惶的寄[19]。

（做到、见夫人科，夫人云）张生和长老坐，小姐这壁坐，红娘将酒来[20]。张生，你向前来，是自家亲眷，不要回避。俺今日将莺莺与你，到京师休辱没了俺孩儿[21]，挣揣一个状元回来者[22]。（末云）小生托夫人余荫[23]，凭着胸中之才，视官如拾芥耳[24]。（洁云[25]）夫人主见不差，张生不是落后的人。（把酒了[26]，坐；旦长吁科，唱）

[1] 夫人：指崔莺莺的母亲郑夫人。长老：寺院住持僧的通称，这里指普救寺的法本长老。

[2] 张生：字君瑞，因其为书生，故称张生。

[3] 十里长亭：古代驿路上约十里设一长亭，五里设一短亭以供行人休息，人们也习惯在长亭为亲友饯行。

[4] 小姐：指崔莺莺。

[5] 旦：指崔莺莺。末：指张生。红：指红娘。

[6] 上朝：进京。取应：参加科举考试。

[7] 早是：本来。

[8] 霜林醉：比喻经霜的树叶就像人醉酒后的脸一样红。

[9] 玉骢（cōng）：一种青白色的骏马。此指张生赴试所乘之马。次句指古人有折柳送别之习惯，故写别情多借助于柳，此言柳丝虽长却系不住玉骢，犹言情虽长却留不住张生。

[10] 倩（qìng）：请人代己做事之谓。斜晖：西斜的太阳。

[11] 迍（zhūn）迍：行动迟缓的样子。

[12] 却告：刚刚结束。

[13] 破题儿：开始，起头。

[14] 松了金钏（chuàn）：因人瘦而显得手腕上的镯子松缓。钏：俗称手镯。

[15] 减了玉肌：身体消瘦。玉肌：对女子身体的美称。

[16] 靥（yè）儿：古代女性点在脸上的装饰。

[17] 则索：只须

[18] 揾（wèn）：擦。

[19] 索：必须。凄凄惶惶：急急忙忙。

[20] 将：拿。

[21] 辱末：同"辱没"，玷污，使不光彩。

[22] 挣揣：努力争取。

[23] 余荫：比喻前辈惠及子孙的恩泽。

[24] 拾芥：就像拾小草一样容易。芥：小草。

[25] 洁：元杂剧角色名，这里指普救寺长老法本。

[26] 把酒：斟酒。了：完毕。


[脱布衫] 下西风黄叶纷飞，染寒烟衰草凄迷。酒席上斜签着坐的[1]，蹙愁眉死临侵地[2]。

[小梁州] 我见他阁泪汪汪不敢垂[3]，恐怕人知；猛然见了把头低，长吁气，推整素罗衣[4]。

[幺篇] 虽然久后成佳配，奈时间怎不悲啼[5]？意似痴，心如醉，昨宵今日，清减了小腰围。

（夫人云）小姐把盏者！（红递酒，旦把盏长吁科，云）请吃酒！

（旦唱）

[上小楼] 合欢未已，离愁相继。想着俺前暮私情，昨夜成亲，今日别离。我谂知这几日相思滋味[6]，却原来比别离情更增十倍。

[幺篇] 年少呵轻远别，情薄呵易弃掷。全不想腿儿相挨，脸儿相偎，手儿相携。你与俺崔相国做女婿，妻荣夫贵，但得一个并头莲，煞强如状元及第[7]。

（夫人云）红娘把盏者！（红把酒科，旦唱）

[满庭芳] 供食太急，须臾对面，顷刻别离。若不是酒席间子母每当回避，有心待与他举案齐眉[8]。虽然是厮守得一时半刻，也合着俺夫妻每共桌而食[9]。眼底空留意，寻思起就里[10]，险化做望夫石[11]。

（红云）姐姐不曾吃早饭，饮一口儿汤水。（旦云）红娘，甚么汤水咽得下！

[快活三] 将来的酒共食，尝着似土和泥。假若便是土和泥，也有些土气息、泥滋味。

〔朝天子〕暖融融的玉醅<sup>[12]</sup>，白泠泠似水，多半是相思泪。眼面前茶饭怕不待要吃<sup>[13]</sup>，恨塞满愁肠胃。蜗角虚名<sup>[14]</sup>，蝇头微利，拆鸳鸯在两下里。一个这壁，一个那壁，一递一声长吁气。

（夫人云）辆起车儿<sup>[15]</sup>，俺先回去，小姐随后和红娘来。（下，末辞洁科，洁云）此一行别无话儿，贫僧准备买登科录看<sup>[16]</sup>，做亲的茶饭少不得贫僧的。先生在意，鞍马上保重者！从今经忏无心礼<sup>[17]</sup>，专听春雷第一声<sup>[18]</sup>。（下，旦唱）

[1] 斜签着：侧着身。
[2] 蹙（cù）：皱。死临侵：无精打采、呆呆发愣的样子。
[3] 阁泪：眼泪含在眼里。垂：流。
[4] 推：假托。
[5] 奈时间：无奈眼前这时候。
[6] 谂（shěn）知：深知，熟知。
[7] 煞：程度极强。
[8] 举案齐眉：夫妻相敬如宾。东汉梁鸿与妻子孟光感情深厚，每当吃饭的时候，孟光总是举案齐眉以示敬意。案：古代盛放食物、装有短腿的托盘。
[9] 也合着：也算是。
[10] 就里：内情。
[11] 望夫石：相传古代有一妇人天天到山上远望，盼丈夫归来，日久天长竟变成石人。人称此石为"望夫石"。
[12] 玉醅（pēi）：美酒。
[13] 怕不待：难道不准备。
[14] 蜗角虚名：微不足道的虚名。
[15] 辆起：套上。
[16] 登科录：科举考试后登载被录取者基本情况的名单。
[17] 经忏念经忏悔等佛事活动。礼：恭敬，此处意为虔诚地举行。
[18] 春雷第一声：指科考夺魁的捷报。

〔四边静〕霎时间杯盘狼藉，车儿投东，马儿向西，两意徘徊，落日山横翠。知他今宵宿在哪里？有梦也难寻觅。

（旦云）张生，此一行得官不得官，疾便回来。（末云）小生这一去白夺一个状元，正是"青霄有路终须到，金榜无名誓不归"。（旦云）君行别无所赠，口占一绝，为君送行："弃掷今何在，当时且自亲。还将旧来意，怜取眼前人<sup>[1]</sup>。"（末云）小姐之意差矣，张珙更敢怜谁？谨赓一绝<sup>[2]</sup>，以剖寸心<sup>[3]</sup>："人生长远别，孰与最关亲？不遇知音者，谁怜长叹人？"（旦唱）

〔耍孩儿〕淋漓襟袖啼红泪<sup>[4]</sup>，比司马青衫更湿<sup>[5]</sup>。伯劳东去燕西飞<sup>[6]</sup>，未登程先问归期。虽然眼底人千里，且尽生前酒一杯。未饮心先醉，眼中流血，心内成灰。

〔五煞〕到京师，服水土；趁程途<sup>[7]</sup>，节饮食；顺时自保揣身体<sup>[8]</sup>。荒村雨露宜眠早，野店风霜要起迟。鞍马秋风里，最难调护，最要扶持。

〔四煞〕这忧愁诉与谁？相思只自知，老天不管人憔悴。泪添九曲黄河溢<sup>[9]</sup>，恨压三峰华岳低[10]。到晚来闷把西楼倚，见了些夕阳古道，衰柳长堤。

[三煞] 笑吟吟一处来，哭啼啼独自归。归家若到罗帏里，昨宵个绣衾香暖留春住，今夜个翠被生寒有梦知。留恋你别无意，见据鞍上马，阁不住泪眼愁眉[11]。

（末云）有甚言语嘱咐小生咱？（旦唱）

[二煞] 你休忧文齐福不齐[12]，我则怕你停妻再娶妻。休要"一春鱼雁无消息[13]"！我这里"青鸾有信频须寄[14]"，你却休"金榜无名誓不归"。此一节君须记：若见了那异乡花草[15]，再休似此处栖迟[16]。

（末云）再谁似小姐？小生又生此念？（旦唱）

[一煞] 青山隔送行，疏林不做美，淡烟暮霭相遮蔽[17]。夕阳古道无人语，禾黍秋风听马嘶。我为甚么懒上车儿内，来时甚急，去后何迟？

（红云）夫人去好一会，姐姐，咱家去！（旦唱）

[收尾] 四围山色中，一鞭残照里。遍人间烦恼填胸臆，量这些大小车儿如何载得起[18]？

（旦、红下，末云）仆童赶早行一程儿，早寻个宿处。泪随流水急，愁逐野云飞。（下）

[1] 怜取：爱上。眼前人：指新欢。

[2] 赓：续。

[3] 剖：表白。

[4] 红泪：女子的眼泪。王嘉《拾遗记》记载，魏文帝时，薛灵芸被选入宫，离别父母时泪流满面，以玉壶盛泪，泪现红色，不久泪凝如血。

[5] 司马青衫更湿：白居易《琵琶行》有"座中泣下谁最多，江州司马青衫湿"。

[6] 伯劳：鸟名，相传伯劳鸟喜欢单栖。

[7] 趱路程：赶路程。

[8] 顺时：顺应时令气候的变化。保揣：保护爱惜。

[9] 九曲黄河：黄河河道曲折多湾，故称九曲黄河。九：极言其多。

[10] 三峰华岳：西岳华山的三座著名高峰：莲花峰、毛女峰、松桧峰。

[11] 阁不住：忍不住。

[12] 文齐福不齐：有才学而无福气。

[13] 一春鱼雁无消息：一去没有音讯。古代有鱼、雁传书的传说。

[14] 青鸾：神话中为西王母传递信息的神鸟。鸾：凤凰一类的鸟。

[15] 异乡花草：喻指他乡女子。

[16] 栖迟：留恋。

[17] 暮霭：傍晚时候的云气。

[18] 这些大小车儿：这样大的小车子。

【思考练习】

1. 分析《西厢记·长亭送别》一折中刻画莺莺形象的主要特点。

2. 句中成语使用有误的一项是（    ）。

A. 莺莺在长亭送别张生，真是黯然销魂。

B. 白马将军的确救下莺莺，使崔相国一家终于破镜重圆。

C. 莺莺有心与张生举案齐眉，怎奈老夫人从中作梗。

D. 莺莺对感情是执着的，她害怕这一别从此劳燕分飞。

# 大医精诚

孙思邈

## 【文章导读】

作者孙思邈（581—682年），京兆华原（今陕西耀州区）人，唐代著名医学家，兼通儒、道、佛三家之言，尤精老庄之学，最精医药。他拒绝隋唐两代帝王邀其任职的聘请，行医民间，长期隐居太白山中。去世后，唐高宗封其为"妙应真人"，国人尊为"药王"。著有《备急千金要方》和《千金翼方》各30卷，合称《千金方》，为隋唐时期三大医书之一，也是我国最早的一部医学百科全书。《备急千金要方》简称《千金要方》。作者认为"人命至重，贵于千金，一方之济，德逾于此"（《自序》），故以"千金"命名其书。该书计233门，合方论5300首，涉及妇、儿、内、外等各科疾病诊治的原则和方法，保存了唐以前不少珍贵的医学文献资料，具有很高的科学价值。

本文节选自人民卫生出版社1955年影印本《备急千金要方》卷一。《大医精诚》是关于医德修养的一篇著名的论文。文章论述了有关医德修养的两个问题：一是"精"，即技术要精湛。作者认为，医道是"至精至微之事"，告诫学医的人必须"博极医源，精勤不倦"。二是"诚"，即品德要高尚。作者从三个方面对医生提出了严格的要求。首先要确立"普救含灵之苦"的志向；其次在诊治上要"纤毫勿失"；最后在作风上不得炫己毁人，谋取财物。这些观点，是值得我们学习的。文章情真意切，语重心长，条理清楚，语言朴实，为后世医家必修之文。

张湛曰[1]"夫经方之难精[2]，由来尚矣[3]"。今病有内同而外异，亦有内异而外同，故五脏六腑之盈虚，血脉荣卫之通塞[4]，固非耳目之所察，必先诊候以审之[5]。而寸口关尺，有浮沉弦紧之乱；俞穴流注[6]，有高下浅深之差；肌肤筋骨，有厚薄刚柔之异。惟用心精微者，始可与言于兹矣[7]。今以至精至微之事，求之于至粗至浅之思[8]，其不殆哉！若盈而益之，虚而损之，通而彻之，塞而壅之，寒而冷之，热而温之，是重加其疾，而望其生，吾见其死矣[9]。故医方卜筮[10]，艺能之难精者也，既非神授，何以得其幽微？世有愚者，读方三年，便谓天下无病可治；及治病三年，乃知天下无方可用[11]。故学者必须博极医源，精勤不倦，不得道听途说，而言医道已了[12]，深自误哉！

[1] 张湛：东晋学者，字处度，著有《养生要集》和《列子注》。

[2] 经方：一般指《内经》《伤寒杂病论》等书中的方剂。

［3］尚：久远。

［4］荣卫：营气和卫气。荣：通"营"。

［5］审：审察，弄明白。

［6］俞穴流注：经脉里（脉气的）运行灌注。俞：通"腧"，俞穴，穴位。这里指经脉。

［7］与言于兹：把这（医理）同他讲。与：介词，后边省略了代词"之"。于：介词，译为"把"。

［8］于：介词，译为"让"。思：借代人。

［9］见：见解，见识，引申为"认为"。

［10］医方：医疗方法。卜筮：古代占卜用龟甲叫"卜"，用蓍草叫"筮"，合称"卜筮"。

［11］方：指现成不变的方剂。

［12］了：懂得，明白。


凡大医治病，必当安神定志，无欲无求，先发大慈恻隐之心[1]，誓愿普救含灵之苦[2]。若有疾厄来求救者，不得问其贵贱贫富，长幼妍蚩[3]，怨亲善友，华夷愚智[4]，普同一等，皆如至亲之想；亦不得瞻前顾后，自虑吉凶，护惜身命。见彼苦恼，若己有之，深心凄怆[5]，勿避崄巇、昼夜、寒暑、饥渴、疲劳[6]，一心赴救，无作功夫形迹之心[7]。如此可为苍生大医[8]，反此则是含灵巨贼。其有患疮痍、下痢[9]，臭秽不可瞻视，人所恶见者，但发惭愧凄怜忧恤之意，不得起一念蒂芥之心[10]，是吾之志也。

［1］恻隐：对别人的不幸和痛苦表示同情。

［2］含灵：人类，佛教名词。古时认为人是万物之灵，故称"含灵"。

［3］妍蚩（yānchī）：美丑。妍：姣美。蚩：同"媸"，丑陋。

［4］华夷：中外。夷：古代对异族的称呼。

［5］凄怆：悲伤。

［6］崄巇（xī）：同"险巇"。艰险崎岖。

［7］无作功夫形迹之心：不要产生时间和仪容礼貌的想法。即不要产生有没有时间去和能不能去的想法。功夫：时间。形迹：仪容礼貌。

［8］苍生：本谓草木生长之处。这里借指百姓。

［9］其：若，如果。

［10］蒂芥：细小的梗塞物。比喻郁积于胸中的怨恨或不快。


夫大医之体[1]，欲得澄神内视[2]，望之俨然[3]，宽裕汪汪[4]；不皎不昧[5]。省病诊疾，至意深心，详察形候，纤毫勿失，处判针药，无得参差[6]。虽曰病宜速救，要须临事不惑，唯当审谛覃思[7]，不得于性命之上，率尔自逞俊快[8]，邀射名誉[9]，甚不仁矣！又到病家，纵绮罗满目，勿左右顾眄[10]，丝竹凑耳[11]，无得似有所娱，珍羞迭荐[12]，食如无味，醽醁兼陈[13]，看有若无。所以尔者[14]，夫一人向隅，满堂不乐，而况病人苦楚，不离斯须，而医者安然欢娱，傲然自得，兹乃人神之所共耻[15]，至人之所不为[16]。斯盖医之本意也。

［1］体：风度。

［2］澄神内视：神澄视内。即思想纯净，目不斜视。

[3] 俨然：庄严的样子。

[4] 宽裕：意为宽宏大方。汪汪：水宽广的样子。比喻气度宽宏大方。

[5] 不皎不昧：意为不亢不卑。皎：明亮，慢。昧：昏暗，这里为卑微。

[6] 参差：不一致。这里为差错。

[7] 审谛：全面审察。审：周密，全面。谛：审察。覃思：深思，也作"潭思"。

[8] 率尔：草率的样子。俊：才智出众。

[9] 邀射：追求，贪图。

[10] 顾眄（miǎn）：回视。眄：斜视。

[11] 丝竹：丝弦和竹制的管弦乐器。这里指音乐。凑：聚合。

[12] 珍羞：也作"珍馐"，贵重珍奇的食品。迭：轮流，交替。荐：献，进。

[13] 醽醁（línglù）：美酒名。

[14] 尔：这样，代词。

[15] 共耻：都认为可耻。耻：意动用法。

[16] 至人：思想道德等方面达到最高境界的人。

　　夫为医之法[1]，不得多语调笑；谈谑喧哗[2]，道说是非，议论人物，炫耀声名，訾毁诸医，自矜己德[3]，偶然治差一病[4]，则昂头戴面[5]，而有自许之貌，谓天下无双。此医人之膏肓也[6]。

　　所以医人不得恃己所长，专心经略财物[7]，但作救苦之心，于冥运道中[8]，自感多福者耳。又不得以彼富贵，处以珍贵之药，令彼难求，自衒功能[9]，谅非忠恕之道[10]。志存救济，故亦曲碎论之[11]，学者不可耻言之鄙俚也[12]。

[1] 法：准则。

[2] 谈谑（xuè）：谈笑。谑：开玩笑。喧哗：大声说笑或喊叫。

[3] 矜（jīn）：夸耀。

[4] 差：同"瘥"。

[5] 戴面：仰面。

[6] 膏肓：不治之症。这里指不可救药的恶习。

[7] 经略：谋取。

[8] 冥运道中：死亡的道路上。冥运：又说"冥冥"。冥，迷信的人认为死后所处的阴间世界。

[9] 衒：同"炫"，炫耀。

[10] 谅：确实。忠恕：待人忠诚，对人体谅。儒家伦理思想。"忠"，要求待人忠诚。"恕"，要求推己及人，译为"体谅"。道：思想道德。

[11] 曲碎：琐碎。

[12] 耻：耻笑。鄙俚：粗俗。


【思考练习】

1. 深入理解"精""诚"的内涵。

2. 针对本文所提出的医德修养标准，谈谈自己对未来所从事职业的道德标准的认识。

# 原 毁

韩 愈

## 【文章导读】

韩愈（768—824 年），唐代思想家和文学家，位居唐宋八大家之首。字退之，南阳（今河南省孟州市）人。贞元进士。唐宪宗时，曾随同裴度平定淮西藩镇之乱。在刑部侍郎任上，他上疏谏迎佛骨，触怒了宪宗，被贬为潮州刺史。后于穆宗时，召为国子监祭酒，历任京兆尹及兵部、吏部侍郎。他与柳宗元政见不和，但并未影响他们共同携手倡导古文运动，并称"韩柳"。在诗歌方面，他更是别开生面，创建了"韩孟诗派"。他善于用强健而有力的笔触，驱使纵横磅礴的气势，夹杂着恢奇诡谲的情趣，给诗文渲染上一层浓郁瑰丽的色彩，造成奔雷挚电的壮观。韩诗在艺术上有"以文为诗"的特点，对后世亦有不小的影响。有《韩昌黎集》40 卷，《外集》10 卷。

《原毁》选自《昌黎先生集》，是唐代文学家韩愈创作的一篇古文。此文论述和探究毁谤产生的原因，先从正面开导，说明一个人应该如何正确对待自己和对待别人才符合君子之德、君子之风，然后将不合这个准则的行为拿来对照，最后指出其根源及危害性。文章抒发了作者个人的愤懑，但在不平之鸣中道出了一个真理：只有爱护人才、尊重人才，方能使人"乐于为善"。全篇从"责己""待人"两个方面进行古今对比，指出当时社会风气浇薄，毁谤滋多，并剖析其原因在于"怠"与"忌"。

古之君子[1]，其责己也重以周[2]，其待人也轻以约[3]。重以周，故不怠；轻以约，故人乐为善。闻古之人有舜者，其为人也，仁义人也；求其所以为舜者[4]，责于己曰："彼[5]，人也；予[6]，人也。彼能是，而我乃不能是！"早夜以思，去其不如舜者[7]，就其如舜者[8]。闻古之人有周公者，其为人也，多才与艺人也。求其所以为周公者，责于己曰："彼，人也；予，人也。彼能是，而我乃不能是！"早夜以思，去其不如周公者，就其如周公者。舜，大圣人也，后世无及焉；周公，大圣人也，后世无及焉。是人也[9]，乃曰："不如舜，不如周公，吾之病也[10]。"是不亦责于己者重以周乎！其于人也，曰："彼人也，能有是，是足为良人矣[11]；能善是，是足为艺人矣[12]。"取其一，不责其二；即其新，不究其旧[13]；恐恐然惟惧其人之不得为善之利[14]。一善易修也，一艺易能也，其于人也，乃曰："能有是，是亦足矣。"曰："能善是，是亦足矣。"是不亦待于人者轻以约乎？

[1] 君子：指具有贵族士大夫阶级道德的人。

[2] 责：要求。重以周：严格而详尽。

[3] 轻以约：宽容而简约。以，此处为"而"之意。

[4] 求其所以为舜者：探求舜之所以成为舜的道理。

[5] 彼：指舜。

［6］予：同"余"，我。这里说君子以舜为标准要求自己。

［7］去：离开，抛弃。

［8］就：走向，择取。

［9］是人：指上古之君子。

［10］病：缺陷。

［11］良人：善良的人。

［12］艺人：多才多艺的人，有技能的人。

［13］即其新，不究其旧：只就其当前好的表现而赞美之，不追究其过去。

［14］恐恐然：惶恐的样子。不得为善之利：得不到做好事应有的表扬。

今之君子则不然。其责人也详[1]，其待己也廉[2]。详，故人难于为善；廉，故自取也少[3]。己未有善，曰："我善是，是亦足矣。"己未有能，曰："我能是，是亦足矣。"外以欺于人，内以欺于心，未少有得而止矣，是不亦待其身者已廉乎[4]？其于人也，曰："彼虽能是，其人不足称也；彼虽善是，其用不足称也[5]。"举其一，不计其十[6]；究其旧，不图其新[7]；恐恐然惟惧其人之有闻也[8]。是不亦责于人者已详乎？夫是谓不以众人待其身[9]，而以圣人望于人[10]，吾未见其尊己也！

［1］详：周备，全面。

［2］廉：狭窄，范围小，少。

［3］自取也少：自己得益就少。

［4］已廉：太少。已，太。

［5］用：作用，指才能。

［6］举其一，不计其十：偏举别人的一个缺点，而不管他的其他许多优点。

［7］图：考虑。

［8］闻：名声，声望。

［9］"夫是谓"句：不以一般人的标准来要求自己（要求自己的标准比要求一般人的标准还要低）。众人：一般人。

［10］望：期待，要求。

虽然[1]，为是者有本有原，怠与忌之谓也。怠者不能修，而忌者畏人修[2]。吾尝试之矣[3]，尝试语于众曰[4]："某良士[5]，某良士。"其应者[6]，必其人之与也[7]；不然，则其所疏远不与同其利者也[8]；不然，则其畏也[9]。不若是，强者必怒于言[10]，懦者必怒于色矣。又尝语于众曰："某非良士，某非良士。"其不应者，必其人之与也，不然，则其所疏远不与同其利者也，不然，则其畏也。不若是，强者必说于言[11]，懦者必说于色矣。是故事修而谤兴[12]，德高而毁来。呜呼！士之处此世，而望名誉之光[13]，道德之行[14]，难矣！

将有作于上者[15]，得吾说而存之[16]，其国家可几而理欤[17]！

［1］虽：虽然。然：这样。

［2］"怠者不能修"二句：懒惰的人无法使品德得到进益，妒忌的人害怕别人的品德得到进益。

　　修：指品德进修。

[3] 尝：曾经。

[4] 语（yù）：告诉。

[5] 某良士：某人是贤人。良士：贤人。

[6] 应：响应，附和。

[7] 与：朋友。

[8] 不与同其利者也：与他没有利害关系的人。

[9] 畏：畏惧。指害怕他的人。

[10] 怒于言：在言语中表示愤怒。

[11] 说，通"悦"。

[12] 修：善，美好。

[13] 光：光大，昭著。

[14] 行：实行，贯彻。

[15] 有作于上：在上位有所作为。

[16] 存：记住。

[17] 几：庶几，差不多。理：治理。

【思考练习】

1. 作者是如何论证本文宗旨的？

2. 本文修辞手法的运用有何突出之处？

3. 你如何看待作者的观点？

# 鉴　药

刘禹锡

【文章导读】

刘禹锡（772—842 年），字梦得，洛阳（今属河南）人，唐代著名文学家、哲学家。贞元年间进士，后授监察御史。他参加王叔文领导的改革活动，反对宦官专权和藩镇割据。失败后，贬为朗州（今湖南常德）司马，迁连州（今广东连州市）任刺史。晚年任太子宾客，加检校礼部尚书，世称刘宾客。著有哲学著作《天论》三篇，提出"天与人交相胜"说，认为自然界的职能在于"生万物"，人的职能则是"治万物"。他的诗歌通俗清新，善用比兴手法寄托政治内容。刘禹锡对医学也有所研究，强调以单方、验方治疗疾病，818 年，汇集个人用于临床而确有疗效的方剂，编成《传信方》两卷。该方书自元以后渐次散佚。现有《传信方集释》一书，系今人从古方书中辑录而成，计 45 方。

本文选自《刘宾客文集》卷六，《刘宾客文集》共 40 卷。作者通过自己从患病到求医，从诊治到病愈，又听信哄言，用药过量，以致濒于危殆的情况，说明即使是良药，服用过量也能造成危害，进而说明处理任何事情都应根据情况的不同而加以变化，绝不能采用固定不变的成法。借此抒发了作者对唐王朝因循守旧、不图改革的不满情绪。

刘子闲居[1]，有负薪之忧[2]，食精良弗知其旨，血气交沴[3]，炀然焚如[4]。客有谓予："子病，病积日矣。乃今我里有方士沦迹于医[5]，厉者造焉而美肥[6]，辄者造焉而善驰[7]，矧常病也[8]。将子诣诸[9]？"

[1] 闲居：独居。

[2] 负薪之忧："病"的婉辞。

[3] 交沴（lì）：都不通畅。交：都，共。沴：水不利，气不和。

[4] 炀（yàng）然焚如：像火烧的样子，比喻体温极高。炀：焚烧。如：词尾。

[5] 方士：古代好讲神仙方术的人。沦：沉没，隐没。

[6] 厉：通"癞"，麻风病。造焉：到那里，造，到。

[7] 辄：足疾。

[8] 矧（shěn）：况且。

[9] 将（qiāng）：愿；请。诣诸：到那里去吧。诸，"之乎"，兼词。

予然之，之医所。切脉观色聆声，参合而后言曰："子之病其兴居之节舛、衣食之齐乖所由致也[1]。今夫脏鲜能安谷[2]，府鲜能母气[3]，徒为美疢之囊橐耳[4]！我能攻之。"乃出药一丸，可兼方寸[5]，以授予曰："服是足以瀹昏烦而锄蕴结[6]，销蛊慝而归耗气[7]。然中有毒，须其疾瘳而止[8]，过当则伤和，是以微其齐也[9]。"予受药以饵。过信而腿能轻[10]，痹能和[11]；涉旬而苛痒绝焉，抑搔罢焉；逾月而视分纤[12]，听察微，蹈危如平[13]，嗜粝如精[14]。

[1] 其：大概。齐：整治，调理。

[2] 鲜（xiǎn）：少。安谷：受纳水谷的精气。

[3] 母气：滋生传输水谷之气。

[4] 美疢（chèn）：指疾病。疢：病。囊橐（túo）：口袋，袋子。这里指疾病的滋生处。

[5] 可：大约。兼：两倍。

[6] 瀹（yuè）：疏导，治理。

[7] 销：通"消"。蛊慝（tè）：灾害，病害。

[8] 须：待。

[9] 微其齐：使剂量少些。微：用如使功。齐：同"剂"。

[10] 信：再宿，即两晚。能：犹"乃"。

[11] 痹能和：痹症就缓和。痹：风、寒、湿引起的四体疼痛或麻木症。

[12] 视分纤：视觉能分辨细小东西。

[13] 危：高地。

[14] 粝：粗粮。精：佳肴。

或闻而庆予，且哄言曰[1]："子之获是药几神乎，诚难遭已[2]。顾医之态[3]，多啬术以自贵[4]，遗患以要财[5]。盍重求之[6]？所至益深矣。"予昧者也，泥通方而狃既效[7]，猜至诚而惑剿说[8]，卒行其言，逮再饵半旬[9]，厥毒果肆，岑岑周体[10]，如痁作焉[11]。悟而走诸医[12]。医大吒曰[13]："吾固知夫子未达也[14]！"促和蠲毒者投之，滨于殆[15]，而有喜[16]。异日进和药，乃复初。

[1] 哄：起哄，怂恿。

[2] 已：表肯定语气。

[3] 顾：只是。态：习气。

[4] 啬术：留一手医术。

[5] 要（yāo）：要挟，榨取。

[6] 盍：何不的合音，兼词。

[7] 狃（niǔ）：贪求。

[8] 剿说：窃取他人的言论为已说。这里指上文的哄言。

[9] 逮：及，到。

[10] 岑岑：通"涔涔"，大汗淋漓的样子。

[11] 痁（shān）：疟疾的一种，只热不寒证。

[12] 诸：同介词"于"。

[13] 吒（zhà）："咤"的异体字，怒声。

[14] 达：通晓（药理）。

[15] 滨：临近。

[16] 喜：喜讯，平安。

刘子慨然曰：善哉医乎！用毒以攻疹[1]，用和以安神，易则两踬[2]，明矣。苟循往以御变[3]，昧于节宣[4]，奚独吾侪小人理身之弊而已[5]。

[1] 疹：通"疢"，病。

[2] 易：（有毒的药与平和的药）倒施。踬（zhì）：被绊倒，失败，引申为对病人不利。

[3] 循往以御变：依照过去的成法来处理变化了的情况（病情）。

[4] 节宣：调节和宣散。节：指用和药调节。宣：指用攻药宣散。

[5] 吾侪（chái）：我们，侪，辈。

【思考练习】

1. 认真阅读课文，区别政论文与医学论文的不同。

2. 掌握用药治病的两原则。

# 桐叶封弟辨

柳宗元

【文章导读】

柳宗元（773—819年），字子厚，唐代河东（今山西运城）人，杰出诗人、哲学家、儒学家，成就卓著的政治家，"唐宋八大家"之一，与韩愈同为中唐古文运动领导人物，并称"韩柳"。因为他是河东人，人称柳河东，又因终于柳州刺史任上，又称柳柳州。著名作品有《永州八记》等 600 多篇文章，经后人辑为 30 卷，名为《柳河东集》。

柳宗元只活了 46 岁，但在文学上创造了光辉的业绩，在歌、辞赋、散文、游记、寓言、杂文，以及文学理论诸方面都做出了突出贡献。

柳宗元重视文章的内容，主张文以明道，认为"道"应于国于民有利，切实可行。他注重文学的社会功能，强调文须有益于世。他提倡思想内容与艺术形式的完美结合，指出写作必须持认真严肃的态度，强调作家道德修养的重要性。他推崇先秦两汉文章，提出要向儒家经典及《庄子》《老子》《离骚》《史记》等学习借鉴，博观约取，以为我用，但又不能厚古薄今。在诗歌理论方面，他继承了刘勰标举"比兴"和陈子昂提倡"兴寄"的传统。与白居易《与元九书》中关于讽喻诗的主张一致。他的诗文理论，代表着当时文学运动的进步倾向。

《桐叶封地辨》论述了大臣应如何辅佐君主这一问题。通过桐叶封弟的典故，作者批评了君主随便的一句玩笑话，臣子也要绝对服从的荒唐现象，主张不要盲从统治者的言行，要看它的客观效果。在封建时代，发表这样的观点需要非同一般的胆识。

古之传者有言[1]：成王以桐叶与小弱弟戏[2]，曰："以封汝。"周公入贺[3]。王曰："戏也。"周公曰："天子不可戏。"乃封小弱弟于唐[4]。

吾意不然。王之弟当封邪，周公宜以时言于王，不待其戏而贺以成之也。不当封邪，周公乃成其不中之戏[5]，以地以人与小弱者为之主，其得为圣乎？且周公以王之言不可苟焉而已[6]，必从而成之邪？设有不幸，王以桐叶戏妇寺[7]，亦将举而从之乎[8]？凡王者之德，在行之何若。设未得其当，虽十易之不为病[9]；要于其当，不可使易也，而况以其戏乎！若戏而必行之，是周公教王遂过也[10]。

吾意周公辅成王，宜以道[11]，从容优乐[12]，要归之大中而已[13]，必不逢其失而为之辞[14]。又不当束缚之，驰骤之[15]，使若牛马然，急则败矣。且家人父子尚不能以此自克[16]，况号为君臣者邪！是直小丈夫缺缺者之事[17]，非周公所宜用，故不可信。

或曰：封唐叔[18]，史佚成之[19]。

[1] 传者：书传。此指《吕氏春秋·重言》和刘向《说苑·君道》所载周公促成桐叶封弟的故事。
[2] 成王：姓姬名诵，西周初期君主，周武王之子，13 岁继承王位，因年幼，由叔父周公摄政。小弱弟：指周成王之弟叔虞。
[3] 周公：姓姬名旦，周武王之弟，周朝开国大臣。
[4] 唐：古国名，在今山西省翼城县一带。
[5] 不中之戏：不适当的游戏。
[6] 苟：轻率，随便。
[7] 妇寺：宫中的妃嫔和太监。
[8] 举：指君主的行动。

［9］病：弊病。

［10］遂：成。

［11］道：指思想和行为的规范。

［12］从容：此指举止言行。优乐：嬉戏，娱乐。

［13］大中：指适当的道理和方法，不偏于极端。

［14］辞：解释，掩饰。

［15］驰骤：指被迫奔跑。

［16］自克：自我约束。克：克制，约束。

［17］直：只是，只不过。缺缺：耍小聪明的样子。缺，原文"垂央"。

［18］唐叔：即叔虞。

［19］史佚：周武王时的史官尹佚。史佚促成桐叶封弟的说法，见《史记·晋世家》。

【思考练习】

作者在文中是如何驳斥"天子不可戏"这一观点的?

# 朋党论

欧阳修

【文章导读】

欧阳修（1007—1072年），字永叔，号醉翁，晚号"六一居士"。汉族，吉州永丰（今江西省永丰县）人，因吉州原属庐陵郡，以"庐陵欧阳修"自居。谥号文忠，世称欧阳文忠公。北宋政治家、文学家、史学家，与韩愈、柳宗元、王安石、苏洵、苏轼、苏辙、曾巩合称"唐宋八大家"。后人又将其与韩愈、柳宗元和苏轼合称"千古文章四大家"。

欧阳修是北宋诗文革新运动的领袖，继承并发展了韩愈的古文理论，主张文以明道，反对"弃百事不关于心"（《答吴充秀才书》），主张文以致用，反对"舍近取远"（《与张秀才第二书》），强调文道结合，二者并重，提倡平易自然之文，反对浮艳华靡的文风。其散文《朋党论》《与高司谏书》《新五代史·伶官传序》等文章，或针砭时弊，或以古鉴今，其《醉翁亭记》《秋声赋》等抒情散文，或寄情山水，或以景抒怀，平易流畅、委婉曲折。苏洵《上欧阳内翰书》评其文为："纡余委备，往复百折，而条达疏畅，无所间断。"其诗主要有《食糟民》《南獠》《生杳子·元夕》《画眉鸟》《戏答元珍》等，意境别颖，清丽秀美，耐人寻味。叶梦得《石林诗话》有评："欧阳文忠公诗，始矫昆体，专以气格为主，故言多平易疏畅。"其词多写男女感情，如《踏莎行》（候馆梅残）、《蝶恋花》（庭院深深）、《临江仙》（柳外轻雷）等，情思深远，婉转清丽，与晏殊词风相近。部分词作表现了个人志趣抱负，如《采桑子》《朝中措》（平山栏槛）等。《六一诗话》开历代诗话之先河，影响深远。

欧阳修是杰出的应用文章家，不仅应用文写作颇有建树，而且对应用文理论贡献也很大。欧阳修创立应用文概念，构筑了应用文理论的大体框架。他认为应用文的特点有三：一是真实，二是简洁质朴，三是得体。欧阳修主张应用文应合大体、文体、语体，其理论已相当精深。

欧阳修幼年丧父，家境贫寒，苦读而中进士，后历任枢密副使、参知政事等要职。

1043 年（庆历三年），韩琦、范仲淹、富弼等执政，欧阳修、余靖等也出任谏官。此时实行政治改革，范仲淹、欧阳修等人相继贬官，被保守派指为朋党。此后党议不断发生，宋仁宗在 1038 年（宝元元年）特意下过"戒朋党"的诏书。到了 1043 年，吕夷简虽然被免职，但在朝廷内还有很大势力。以夏竦为首的保守派攻击范仲淹、欧阳修是"党人"。范仲淹以直言遭贬，欧阳修在朝廷上争论力救。只有谏官高若讷认为范仲淹当贬。欧阳修写信给高若讷，指责他不知人间还有羞耻之心。高若讷将信转给朝廷，结果欧阳修连坐范仲淹被贬。一些大臣也因力救范仲淹遭贬。一些大臣将范仲淹及欧阳修等人视为"朋党"。后仁宗时范仲淹和欧阳修再次被朝廷委以重任。欧阳修任谏官，1044 年（庆历四年）上了一篇奏章，名《朋党论》，给夏竦等人以回击。

臣闻朋党之说，自古有之[1]，惟幸人君辨其君子小人而已[2]。大凡君子与君子以同道为朋[3]，小人与小人以同利为朋，此自然之理也。

　　[1] 朋党：原指一些人为自私的目的而互相勾结，后来泛指士大夫结党，即结成利益集团。《韩非子·孤愤》"朋党比周以弊主。"
　　[2] 惟：只。幸：希望。
　　[3] 大凡：大体上。同道：志同道合。道，一定的政治主张或思想体系。

然臣谓小人无朋，惟君子则有之，其故何哉？小人之所好者，禄利也；所贪者，财货也。当其同利之时，暂相党引以为朋者[1]，伪也；及其见利而争先，或利尽而交疏，则反相贼害[2]，虽其兄弟亲戚不能相保。故臣谓小人无朋，其暂为朋者，伪也。君子则不然，所守者道义[3]，所行者忠信，所惜者名节[4]。以之修身[5]，则同道而相益；以之事国，则同心而共济[6]，始终如一，此君子之朋也，故为人君者，但当退小人之伪朋[7]，用君子之真朋，则天下治矣。

　　[1] 党引：结为私党，相互援引勾结。
　　[2] 贼害：残害。
　　[3] 守：信奉。
　　[4] 名节：名誉气节。
　　[5] 之：指代上文的"道义""忠信""名节"。修身：按一定的道德规范进行自我修养。
　　[6] 济：取得成功。
　　[7] 退：排除，排斥。

尧之时，小人共工、驩兜等四人为一朋[1]，君子八元、八恺十六人为一朋[2]。舜佐尧，退四凶小人之朋，而进元、恺君子之朋，尧之天下大治。及舜自为天子，而皋、夔、稷、契等二十二人并列于朝[3]，更相称美[4]，更相推让，凡二十二人为一朋，而舜皆用之，天下亦大治。《书》曰[5]："纣有臣亿万，惟亿万心[6]；周有臣三千[7]，惟一心。"纣之时，亿万人各异心，可谓不为朋矣。然纣以亡国。周武王之臣，三千人为一大朋，而周用以兴[8]。后汉献帝时[9]，尽取天下名士囚禁之[10]，目为党人[11]。及黄巾贼起[12]，汉室大乱，后方悔悟，尽解党人而释之[13]，然已无救矣。唐之晚年，渐起朋党之论[14]，及昭宗时[15]，尽杀朝之名士，或投之黄河，曰："此辈清流，可投浊流[16]。"而唐遂亡矣。

[1] 共（gōng）工、驩（huán）兜（dōu）等四人：指共工、兜、鲧、三苗，即后文被舜放逐的"四凶"。

[2] 八元：传说中上古高辛氏的8个才子。八恺：传说中上古高阳氏的8个才子。

[3] 皋（gāo）、夔（kuí）、稷（jì）、契（xiè）：传说他们都是舜时的贤臣，皋掌管刑法，夔掌管音乐，稷掌管农业，契掌管教育。《史记·五帝本纪》载："舜曰：'嗟！（汝）二十有二人，敬哉，惟时相天事。'"

[4] 更（gēng）相：互相。

[5] 书：《尚书》，也称《书经》。

[6] 惟：语气词，这里表判断语气。

[7] 周：指周武王，周朝开国君主。

[8] 用：因此。

[9] 后汉献帝：东汉最后一个皇帝刘协。

[10] 尽取天下名士囚禁之：东汉桓帝时，宦官专权，一些名士如李膺等200多人反对宦官被加上"诽讪朝廷"的罪名，逮捕囚禁。到灵帝时，李膺等100多人被杀，六七百人受到株连，历史上称为"党锢之祸"。

[11] 目：作动词用，看作。

[12] 黄巾贼：此指张角领导的黄巾军。"贼"是对农民起义的诬称。

[13] 解：解除，赦免。

[14] 朋党之论：唐穆宗至宣宗年间（821—859 年），统治集团内形成的以牛僧孺为首的牛党和以李德裕为首的李党，朋党之间互相争斗，历时 40 余年，史称"牛李党争"。

[15] 昭宗：唐朝将要灭亡时的一个皇帝。

[16] 尽杀……可投浊流：事情发生在唐哀帝天佑二年。哀帝是唐代最后一个皇帝。权臣朱温的谋士李振向朱温提出建议。朱温在白马驿（今河南洛阳附近）杀大臣裴枢等 7 人，并将其尸体投入黄河。清流：指品行高洁的人。浊流：指品格卑污的人。

夫前世之主，能使人人异心不为朋，莫如纣；能禁绝善人为朋，莫如汉献帝；能诛戮清流之朋，莫如唐昭宗之世：然皆乱亡其国。更相称美，推让而不自疑，莫如舜之二十二臣，舜亦不疑而皆用之。然而后世不诮舜为二十二人朋党所欺[1]，而称舜为聪明之圣者，以能辨君子与小人也。周武之世，举其国之臣三千人共为一朋，自古为朋之多且大莫如周，然周用此以兴者，善人虽多而不厌也[2]。

嗟呼！夫兴亡治乱之迹[3]，为人君者可以鉴矣[4]！

[1] 诮（qiào）：责备。

［2］厌：通"餍"，满足。

［3］迹：事迹。

［4］鉴：动词，照，引申为借鉴。

## 【思考练习】

作者对"朋党"之说持何态度？试分析作者的观点。

# 读《孟尝君传》

王安石

## 【文章导读】

王安石（1021—1086 年），字介甫，晚号半山，小字獾郎，封荆国公，世人又称王荆公，世称临川先生。抚州临川人（现抚州东乡县上池里洋村），北宋杰出的政治家、思想家、文学家、改革家，"唐宋八大家"之一，死后谥号"文"。文学上的主要成就在诗方面，词作不多，但其词能够"一洗五代旧习"，境界醒豁。今传《临川先生文集》《王文公文集》。

王安石出生在小官吏家庭。父益，字损之，曾为临江军判官，一生在南北各地做了几任州县官。王安石少好读书，记忆力强，受到较好的教育。1042 年（庆历二年）登杨镇榜进士第四名，先后任淮南判官、鄞县知县、舒州通判、常州知州、提点江东刑狱等地方的官吏。1067 年（治平四年）神宗初即位，诏王安石知江宁府，旋召为翰林学士。1069 年（熙宁二年）提为参知政事，从熙宁三年起，两度任同中书门下平章事，推行新法。熙宁九年罢相后，隐居，病死于江宁（今江苏省南京市）钟山。被列宁誉为"中国十一世纪改革家"。

《读〈孟尝君传〉》为中国最早的驳论文。本文的主旨在于驳斥"孟尝君能得士"这一论点。这是一篇读后感。全文不足 100 字，却以强劲峭拔的气势，跌宕变化的层次，雄健有力的笔调，成为我国古代有名的短篇杰作。

世皆称孟尝君能得士［1］，士以故归之［2］，而卒赖其力以脱于虎豹之秦［3］。嗟乎！孟尝君特鸡鸣狗盗之雄耳［4］，岂足以言得士［5］？不然［6］，擅齐之强［7］，得一士焉，宜可以南面而制秦［8］，尚何取鸡鸣狗盗之力哉［9］？夫鸡鸣狗盗之出其门，此士之所以不至也［10］。

［1］孟尝君，姓田名文，战国时齐国公子（贵族）。以门客众多而著称。

［2］归：投奔。语出《史记：孟尝君列传》："士以此多归孟尝君。"

［3］卒：终于，最终。赖：依仗，依靠。其：指门下士。虎豹之秦：像虎豹一样凶残的秦国。

《史记·孟尝君列传》记秦昭王曾欲聘孟尝君为相，有人进谗，秦昭王又囚而要杀他。孟尝君向昭王宠姬求救，宠姬提出要白狐裘为报。孟尝君只有一白狐裘，已献给秦王。于是门客装狗进入秦宫，盗得狐白裘献给秦王宠姬。宠姬为孟尝君说情，昭王释放孟尝君，继而后悔，派兵追赶。孟尝君逃至函谷关，关法规定鸡鸣才能开关，门客有能为鸡鸣者，引动群鸡皆鸣，孟尝君才脱险逃出函谷关，回归齐国。

[4] 特鸡鸣狗盗之雄耳：只不过是一群鸡鸣狗盗之徒的首领罢了。特：只，仅仅。雄：长，首领。 耳：罢了。

[5] 足：足够。

[6] 然：这样。

[7] 擅齐之强：拥有齐国的强大国力。擅：拥有。

[8] 宜：应该。南：向南。制：制服。南面称王制服秦国。古代君臣相见，帝王坐北面南，臣在对面朝见。

[9] 尚：尚且。

[10] 所以：……的原因。至：到。

【思考练习】

你是否赞成作者观点，为什么？

# 原 君

## 黄宗羲

【文章导读】

黄宗羲（1610—1695 年），字太冲，号梨洲，学者称之为梨洲先生；又因曾筑续钞堂于南雷，人又称他南雷先生。浙江余姚人，明末清初著名的学者和思想家。他的父亲黄遵素是明末"东林党"的重要人物，因参与反对阉党魏忠贤的斗争，被害而死。黄宗羲曾继续与阉党进行斗争。清兵南下，他曾在浙东一带组织义兵抗清。失败后，隐居著书讲学。清政府一再诱逼他出来做官，他都予以拒绝。他的著作有《宋元学案》《明儒学案》《明夷待访录》《南雷文定》等。

《原君》是《明夷待访录》的首篇，是一篇杰出的推论性政论文。

《明夷待访录》成书于康熙二年（1663 年），当时黄宗羲 54 岁。自明代中叶以后，随着城市经济的进一步发展，商人地主、市民阶级日趋壮大，资本主义因素渐积渐多，表现在社会政治思想上出现了具有近代解放因素的民主思潮，包括《原君》在内的《明夷待访录》就是这种社会大思潮的一个产物。当时社会刚刚经历了一场阶级矛盾和民族矛盾相交织的历史大动荡：明王朝覆灭、农民大起义失败、清政权建立，作为亡国遗臣的黄宗羲，力图追究这场社会大悲剧的原因，《原君》及《明夷待访录》中其他文章，便是这种探求的结果。

"原"是推究本原之意，"原君"是推究怎样做君主的道理。文章继承《孟子》"民为贵，社稷次之，君为轻"的思想，对后世君主专制、荼毒生民进行了鞭挞。全文采用纵向逻辑结构和比较的论证方法，层层推进，援古证今，借古非今，突出了对现世君主的批判。

有生之初，人各自私也，人各自利也[1]；天下有公利而莫或兴之，有公害而莫或除之。有人者出[2]，不以一己之利为利，而使天下受其利；不以一己之害为害，而使天下释其害；此其人之勤劳必千万于天下之人。夫以千万倍之勤劳，而己又不享其利，必非天下之人情所欲居也[3]。故古之人君，量而不欲入者[4]，许由、务光是也[5]；入而又去之者，尧、舜是也；初不欲入而不得去者，禹是也。岂古之人有所异哉？好逸恶劳，亦犹夫人之情也。

后之为人君者不然。以为天下利害之权皆出于我，我以天下之利尽归于己，以天下之害尽归于人，亦无不可；使天下之人，不敢自私，不敢自利，以我之大私为天下之大公。始而惭焉，久而安焉。视天下为莫大之产业，传之子孙，受享无穷；汉高帝所谓"某业所就，孰与仲多"者[6]，其逐利之情，不觉溢之于辞矣。此无他，古者以天下为主，君为客，凡君之所毕世而经营者，为天下也。今也以君为主，天下为客，凡天下之无地而得安宁者，为君也。是以其未得之也，荼毒天下之肝脑[7]，离散天下之子女，以博我一人之产业，曾不惨然。曰："我固为子孙创业也[8]。"其既得之也，敲剥天下之骨髓，离散天下之子女，以奉我一人之淫乐，视为当然。曰："此我产业之花息也。"然则，为天下之大害者，君而已矣。向使无君，人各得自私也，人各得自利也。呜呼！岂设君之道固如是乎？

　　[1] 有生之初……自利也：自从有了人类，每个人就是自私自利的。
　　[2] 有人者出：有一个人出来。
　　[3] 居：居其位，处于……的状况，这里指接受。
　　[4] 量：考虑。入：就其位，指为君。
　　[5] 许由、务光：传说中的高士。唐尧让天下于许由，许由认为是对自己的侮辱，就隐居箕山中。商汤让天下于务光，务光负石投水而死。
　　[6] "汉高帝"句：《史记·高祖本纪》载汉高祖刘邦登帝位后，曾对其父说："始大人常以臣无赖，不能治产业，不如仲（其兄刘仲）力，今某之业所就，孰与仲多？"
　　[7] 荼毒天下之肝脑：（为了自己取得天下）使天下的人民肝脑涂地。
　　[8] 固：本来，原本。

古者天下之人爱戴其君，比之如父，拟之如天，诚不为过也。今也天下之人怨恶其君[1]，视之如寇仇[2]，名之为独夫[3]，固其所也[4]。而小儒规规焉以君臣之义无所逃于天地之间[5]，至桀、纣之暴，犹谓汤、武不当诛之，而妄传伯夷、叔齐无稽之事[6]，乃兆人万姓崩溃之血肉，曾不异夫腐鼠[7]。岂天地之大，于兆人万姓之中，独私其一人一姓乎！是故武王圣人也，孟子之言[8]，圣人之言也；后世之君，欲以如父如天之空名，禁人之窥伺者，皆不便于其言，至废孟子而不立[9]，非导源于小儒乎！

　　[1] 怨恶（wù）：怨恨。恶，恨。
　　[2] 寇仇：强盗，仇敌。

　[3] 独夫：不受群众拥护的人。

　[4] 所：宜。

　[5]"小儒规规焉"句：一般小儒死守教义，认为君臣关系是无法变更、不能逃避的。规规焉：
　　　死板板地。这里的小儒指宋以后的儒家道德理学家。

　[6] 伯夷、叔齐无稽之事：《史记·伯夷列传》载他俩反对武王伐纣，天下归周之后又耻食周
　　　粟，饿死于首阳山。因汉代以前并无伯夷、叔齐叩马而谏的说法，故作者认为这是后世理学
　　　家为了维护封建统治、取悦统治者而编造的荒唐故事。

　[7] 乃兆人……腐鼠：小儒把百姓的姓名看得一钱不值。

　[8] 孟子之言：指《孟子·梁惠王下》："齐宣王问曰：'汤放桀，武王伐纣，有诸?'孟子对曰：
　　　'于传有之。'曰：'臣弑其君可乎?'曰：'贼仁者谓之贼，贼义者谓之残，残贼之人，谓之
　　　一夫。闻诛一夫纣矣，未闻弑君也。'"这里是与前面"独夫"的说法相印证。

　[9] 废孟子不立：《孟子·尽心下》中有"民为贵，社稷次之，君为轻"的话，明太祖朱元璋见
　　　而下诏废除祭祀孟子。

　　虽然，使后之为君者，果能保此产业，传之无穷，亦无怪乎其私之也[1]。既以产业
视之，人之欲得产业，谁不如我？摄缄縢，固扃鐍[2]，一人之智力，不能胜天下欲得之
者之众，远者数世，近者及身，其血肉之崩溃在其子孙矣。昔人愿世世无生帝王家[3]，
而毅宗之语公主，亦曰："若何为生我家[4]！"痛哉斯言！回思创业时，其欲得天下之
心，有不废然摧沮者乎[5]！

　　是故明乎为君之职分，则唐、虞之世，人人能让，许由、务光非绝尘也[6]；不明乎
为君之职分，则市井之间，人人可欲，许由、务光所以旷后世而不闻也[7]。然君之职分
难明，以俄顷淫乐不易无穷之悲，虽愚者亦明之矣。

　[1] 私之：以之为私。

　[2] 摄缄縢，固扃鐍：用绳捆紧，用锁锁牢。摄：紧收。缄：结。縢：绳子。固：牢固，此处用
　　　作使动用法，使……牢固。扃：关钮。鐍：锁轮。

　[3]"昔人"句：《南史·王敬则传》载南朝宋顺帝刘准被逼出宫，"泣而弹指：'惟愿后身生生
　　　世世不复天王做因缘'"！

　[4]"而毅宗"三句：毅宗，明崇祯帝，南明初谥思宗，后改毅宗，李自成军攻入北京后，他叹
　　　息公主不该生在帝王家，以剑砍长平公主，断左臂，然后自缢。

　[5] 废然：灰心丧志状。

　[6] 绝尘：超尘绝俗之意。

　[7] 旷：空。此处作"绝"解。

## 【思考练习】

作者认为何为为君之道？试站在历史唯物主义角度分析这种观点。

# 祭妹文

袁 枚

## 【文章导读】

袁枚（1716—1798 年），清代诗人、诗论家，字子才，号简斋、随园老人，晚年自号仓山居士，浙江省钱塘（今杭州）人。乾隆四年（1739 年）进士，授翰林院庶吉士，乾隆七年改放外任，曾任溧水、江浦、沭阳、江宁等地知县，颇有政绩。乾隆十三年，33 岁的袁枚辞官，侨居江宁（今南京），在小仓山上修筑园林，取名"随园"，在此度过了 50 多年的闲居生活，他一面从事诗文著述，一面广交天下文友，世称"随园先生"。袁枚是清代乾隆、嘉庆时期的代表诗人之一，与赵翼、蒋士铨并称"乾隆三大家"。

《祭妹文》是清代文学家袁枚的一篇散文，是中国古代文学史上哀祭散文的珍品。这篇祭文从兄妹之间的亲密关系着眼，选取自己所见、所闻、所梦之事，对妹妹袁机的一生做了绘声绘色的描述，渗透着浓厚的哀悼、思念，以及悔恨的真挚情感。文章记述袁机在家庭生活中扶持奶奶，办治文墨，写她明经义，谙雅故，表现出其德能与才华。所写虽都是家庭琐事，却描述得"如影历历"，真切可信。后人评价《祭妹文》，以"情真"而备受世人推崇，与韩愈的《祭十二郎文》、欧阳修的《泷冈阡表》一同被古文家誉为"鼎足而立"的美文，被认为是祭文中的绝唱。

袁枚是"性灵说"的倡导者，主张为文要有"真情"。其文别具特色，善于描写景物，叙事记人。

全文可分为三大部分：开头一段是第一部分，叙述葬妹的时间、地点，交代因葬妹而撰文设祭。第 2～6 段是第二部分，抒写对亡妹的怀念。结尾一段是第三部分，写祭时所想、所见和祭毕而归的情景。

第二部分是全文的主体部分，先用两段文字概述亡妹的不幸遭遇，以下五段则按时间叙事：①写儿时几件小事，表现兄妹间的亲密无间。②写妹归居母家以后的情况，表现妹之才德和兄妹相依之情。③写妹病逝和自己因远游而未及诀别的无限憾恨。④写对亡妹身后事的处理，并联想到将来自己身后的悲哀。

乾隆丁亥冬[1]，葬三妹素文于上元之羊山[2]，而奠以文曰[3]：呜呼！汝生于浙而葬于斯[4]，离吾乡七百里矣[5]；当时虽觭梦幻想[6]，宁知此为归骨所耶[7]？

[1] 乾隆：清高宗爱新觉罗·弘历的年号（1736—1795 年）。丁亥：纪年的干支；乾隆丁亥，即1767 年。

[2] 素文：名机，字素文，别号青琳居士。1719 年（康熙五十八年）生，1759 年（乾隆二十四年）卒，得40 岁。上元：旧县名，761 年（唐肃宗李亨上元二年）设，在今南京市。羊山：位于南京市东。

［3］奠：祭献。

［4］汝：你。浙：浙江省。斯：此，这里。指羊山，位于南京市东。

［5］吾乡：袁枚的故乡，在浙江钱塘（今杭州市）。

［6］觭（jī）梦：做梦的意思。觭：得。语出《周礼·春官太卜》："太卜滨三梦之法，二曰觭梦。"

［7］宁知：怎么知道。归骨所：指葬地。

汝以一念之贞[1]，遇人仳离[2]，致孤危托落[3]，虽命之所存，天实为之[4]；然而累汝至此者[5]，未尝非予之过也[6]。予幼从先生授经[7]，汝差肩而坐[8]，爱听古人节义事[9]；一旦长成，遽躬蹈之[10]。呜呼！使汝不识《诗》《书》[11]，或未必艰贞若是[12]。

［1］以：因为。一念之贞：一时信念中的贞节观。贞，封建礼教对女子的一种要求，须忠诚地附属于丈夫（包括仅在名义上确定关系而实际上未结婚的丈夫），不管其情况如何，都要从一而终，这种信念和行为称之为"贞"。

［2］遇人仳（pǐ）离：《诗经·王风·中谷有蓷》："有女仳离，条其（肃欠）矣；条其（肃欠）矣。遇人之不淑矣。"这里化用其语，意指遇到了不好的男人而终被离弃。遇人：是"遇人不淑"的略文。淑：善。仳离：分离，特指妇女被丈夫遗弃。

［3］孤危：孤单困苦。托落：落拓，失意无聊。

［4］虽命之所存，天实为之：虽然是命中注定，实际上也是天意支配的结果。存：注定。

［5］累：连累，使之受罪。

［6］未尝：义同"未始"，这里不作"未曾"解。过：过失。

［7］授经：同"受经"，指读儒家的"四书五经"。授，古亦同"受"。韩愈《师说》："师者，所以传道受（授）业解惑也。"

［8］差（cī）肩而坐：谓兄妹并肩坐在一起。两人年龄有大小，所以肩膀高低不一。语出《管子·轻重甲》："管子差肩而问。"

［9］节义事：指封建社会妇女单方面、无条件地忠于丈夫的事例。

［10］遽（jù）：骤然，立即。躬（gōng）：身体。引早为"亲自"。蹈：踏，踩，"实行"。这句说：一到长成人，你马上亲身实践了它。

［11］使：如果。《诗》《书》：《诗经》《尚书》，此指前文中先生所授的"经"。

［12］艰贞：困苦而又坚决。若是：如此。

余捉蟋蟀，汝奋臂出其间[1]；岁寒虫僵[2]，同临其穴[3]。今予殓汝葬汝[4]，而当日之情形，憬然赴目[5]。予九岁憩书斋[6]，汝梳双髻[7]，披单缣来[8]，温《缁衣》一章[9]；适先生奓户入[10]，闻两童子音琅琅然[11]，不觉莞尔[12]，连呼"则则"[13]，此七月望日事也[14]。汝在九原[15]，当分明记之。予弱冠粤行[16]，汝掎裳悲恸[17]。逾三年[18]，予披宫锦还家[19]，汝从东厢扶案出[20]，一家瞠视而笑[21]，不记语从何起，大概说长安登科[22]、函使报信迟早云尔[23]。凡此琐琐[24]，虽为陈迹，然我一日未死，则一日不能忘。旧事填膺[25]，思之凄梗[26]，如影历历[27]，逼取便逝[28]。悔当时不将婴婗情状[29]，罗缕记存[30]；然而汝已不在人间，则虽年光倒流，儿时可再[31]，而亦无与为证印者矣<sup>[32]</sup>。

- ［1］出其间：出现在捉蟋蟀的地方。
- ［2］虫：指前文中的蟋蟀。僵：指死亡。
- ［3］同临其穴（xué）：一同到掩埋死蟋蟀的土坑边。
- ［4］殓（liàn）：收殓，葬前给尸体穿衣、下棺。
- ［5］憬然赴目：清醒地来到眼前。憬然：醒悟的样子。
- ［6］憩（qì）：休息。书斋：书房。
- ［7］双髻（jì）：挽束在头顶上的两个辫丫，古代女孩子的发式。
- ［8］单缣（jiān）：这里指用缣制成的单层衣衫。缣：双丝织成的细绢。
- ［9］温：温习。《缁衣》：《诗经·郑风》篇名。缁：黑色。一章：《诗经》中的诗，凡一段称之为一章。
- ［10］适：刚好。夂（zhà）户：开门。
- ［11］琅（láng）琅然：清脆流畅的样子，形容读书声。
- ［12］莞（wǎn）尔：微笑貌。语出《论语·阳货》："夫子莞尔而笑。"
- ［13］则则："啧啧"，赞叹声。
- ［14］望日：阴历每月十五，日月相对，月亮圆满，所以称为"望日"。
- ［15］九原：春秋时晋国卿大夫的墓地。语出《礼记·檀弓下》："赵文子与叔誉观乎九原。"九原后泛指墓地。
- ［16］弱冠（guàn）：出《礼记·曲礼上》："二十曰弱，冠。"意思是男子到了他举行冠礼（正式承认他是个成年人）。弱，名词。冠，动词。后因以"弱冠"表示男子进入成年期的年龄。粤（yuè）行：到广东去。粤，广东省的简称。袁枚21岁时经广东到了广西他叔父袁鸿（字健槃）那里。袁鸿是文档巡抚金鉷的幕客。金鉷器重袁枚的才华，举荐他到北京考博学鸿词科。
- ［17］掎（jǐ）：拉住。恸（tóng）：痛哭。
- ［18］逾：越，经过。
- ［19］披宫锦：指袁枚于1738年（乾隆三年）考中进士，选授翰林院庶吉十，请假南归省亲的事。宫锦：宫廷作坊特制的丝织品。这里指用这种锦制成的宫袍。因唐代李白曾待诏翰林，着宫锦袍，后世遂用以称翰林的朝服。
- ［20］厢：边屋。案：狭长的桌子。
- ［21］瞠（chēng）视而笑：瞠眼看着笑，形容惊喜激动的情状。
- ［22］长安：汉、唐旧都，即今西安市。
- ［23］函使：递送信件的人。唐时新进士及第，以泥金书帖，报登科之喜。此指传报录取消息的人，俗称"报子"。云尔：如此罢了。
- ［24］凡此琐琐：所有这些细小琐碎的事。袁枚有诗："远望蓬门树彩竿，举家相见问平安。同欣阆苑荣归早，尚说长安得信难。壁上泥金经雨淡，窗前梅柳带春寒。娇痴小妹怜兄贵，教把宫袍著与看。"（见《小仓山房诗集》卷二）
- ［25］填膺（yīng）：充满胸怀。
- ［26］凄梗：悲伤凄切，心头像堵塞了一样。
- ［27］历历：清晰得一一可数的样子。
- ［28］逼取便逝：真要接近它、把握它，它就消失了。
- ［29］嫛婗（yīní）：婴儿。这里引申为儿时。

［30］罗缕（lǚ）纪存：排成一条一条，记录下来保存着。

［31］可再：可以再有第二次。

［32］印证者：指袁枚的母亲章氏。

　　汝之义绝高氏而归也[1]，堂上阿奶[2]，仗汝扶持；家中文墨[3]，睽汝办治[4]。尝谓女流中最少明经义、谙雅故者[5]。汝嫂非不婉嫕[6]，而于此微缺然。故自汝归后，虽为汝悲，实为予喜。予又长汝四岁[7]，或人间长者先亡，可将身后托汝[8]；而不谓汝之先予以去也[9]！前年予病，汝终宵刺探[10]，减一分则喜，增一分则忧。后虽小差[11]，犹尚殗殜[12]，无所娱遣[13]；汝来床前，为说稗官野史可喜可愕之事[14]，聊资一欢[15]。呜呼！今而后，吾将再病，教从何处呼汝耶？

［1］义绝：断绝情义，这里指离婚。

［2］阿奶：指袁枚的母亲章氏。

［3］文墨：有关文字方面的事务。

［4］睽（shùn）：用眼色示意。这里作“期望”解。

［5］尝：曾经。明经义：明白儒家经典的含义。谙（ān）雅故：了解古书古事，知道前言往行的意思。谙，熟闻熟知。

［6］汝嫂非不婉嫕（yì）：你嫂嫂（指袁枚的妻子王氏）不是不好，但是在这方面稍有欠缺。婉嫕：温柔和顺。

［7］长（zhǎng）：年纪大。

［8］身后：死后的一应事务。

［9］先予以去：比我先离开人世。

［10］终宵：整夜。刺探：打听，探望。

［11］小差：病情稍有好转。差（chài）：同“瘥”。

［12］殗殜（yèdié）病得不太厉害，但还没有痊愈。

［13］娱遣：消遣。

［14］稗（bài）官野史：指私人编定的笔记、小说之类的历史记载，与官方编号的“正史”相对而言。《汉书·艺文志》：“小说家者流，盖出于稗官。”据说，西周就有掌管收录街谈巷议的官职，称为稗官，稗是碎米。稗官，取琐碎之义，即小官。愕（è）：惊骇。

［15］聊资：闲谈话题。一欢：获取一时的快乐。

　　汝之疾也，予信医言无害，远吊扬州[1]；汝又虑戚吾心[2]，阻人走报[3]；及至绵惙已极[4]，阿奶问：“望兄归否？”强应曰[5]：“诺。”已予先一日梦汝来诀[6]，心知不祥，飞舟渡江，果予以未时还家[7]，而汝以辰时气绝[8]；四支犹温[9]，一目未瞑[10]，盖犹忍死待予也[11]。呜呼痛哉！早知诀汝，则予岂肯远游？即游，亦尚有几许心中言要汝知闻[12]、共汝筹画也[13]。而今已矣[14]！除吾死外，当无见期。吾又不知何日死，可以见汝；而死后之有知无知，与得见不得见，又卒难明也[15]。然则抱此无涯之憾，天乎人乎！而竟已乎[16]！

［1］汝之疾……远吊扬州：对于你的病，我因相信了医师所说“不要紧”的话，方才远游扬州。吊：凭吊，游览。

［2］虑戚吾心：顾虑着怕我心里难过。戚：忧愁。

［3］阻人走报：阻止别人报急讯。走：跑。

［4］绵惙（chuò）：病势危险。

［5］强（qiǎng）：勉强。

［6］诀：诀别。袁枚有哭妹诗："魂孤通梦速，江阔送终迟。"自注："得信前一夕，梦与妹如平生欢。"

［7］果：果真。未时：相当于下午1～3时。

［8］辰时：相当于上午7～9时。

［9］支：同"肢"。

［10］一目示瞑（míng）：一只眼睛没有闭紧。

［11］盖犹忍死待予也：你还在忍受着死亡的痛苦，等我回来见面。盖：发语词，表原因。

［12］几许：多少。知闻：听取，知道。

［13］共汝筹画：跟你一起商量，安排。

［14］已矣：完了。

［15］又卒难明：最终又难以明白。卒：终于。

［16］"天乎"两句：就这样带着无穷的憾恨而终于完了啊！

　　汝之诗，吾已付梓[1]；汝之女，吾已代嫁[2]；汝之生平，吾已作传[3]；惟汝之窀穸，尚未谋耳[4]。先茔在杭[5]，江广河深[6]，势难归葬，故请母命而宁汝于斯，便祭扫也[7]。其傍，葬汝女阿印[8]；其下两家[9]：一为阿爷侍者朱氏[10]，一为阿兄侍者陶氏[11]。羊山旷渺[12]，南望原隰[13]，西望栖霞[14]，风雨晨昏[15]，羁魂有伴[16]，当不孤寂。所怜者，吾自戊寅年读汝哭侄诗后[17]，至今无男[17]；两女牙牙[18]，生汝死后，才周睟耳[19]。予虽亲在未敢言老[20]，而齿危发秃[21]，暗里自知；知在人间，尚复几日？阿品远官河南，亦无子女[22]，九族无可继者[23]。汝死我葬，我死谁埋？汝倘有灵，可能告我[24]？

　　呜呼！生前既不可想，身后又不可知；哭汝既不闻汝言，奠汝又不见汝食。纸灰飞扬[25]，朔风野大[26]，阿兄归矣，犹屡屡回头望汝也。呜呼哀哉！呜呼哀哉[27]！

［1］付梓：付印。梓：树名，这里指印刷书籍用的雕版。素文的遗稿，附印在袁枚的《小仓山房全集》中，题为《素文女子遗稿》。袁枚为了它写了跋文。

［2］代嫁：指代妹妹做主把外甥女嫁出去。

［3］传（zhuàn）：即《女弟素文传》。

［4］惟汝之窀穸，尚未谋耳：只有你的墓穴，还没有筹划措办罢了。窀穸（zhūnxī）：墓穴。

［5］先茔（yíng）：祖先的墓地。

［6］江广河深：指地理阻隔，交通不便。

［7］故请母命……祭扫也：所以请示母亲，征得她同意把你安顿在这里，以便于扫墓祭吊。古人乡土观念很重，凡故乡有先茔的，一般都应归葬；不得已而葬在他乡，一般被看作非正式、非永久性的。故文中既说"葬三妹素文于上元之羊山""宁汝于斯"，又说"惟汝之窀穸尚未谋耳"；特地将此事作为一个缺憾而郑重提出，并再三申明原因。下文的"羁魂"也是着眼于此而言的。

［8］阿印：《女弟素文传》载："女阿印，病喑，一切人事器物不能音，而能书。"其哭妹诗说：

"有女空生口，无言但点颐。"

[9] 冢（zhǒng）：坟墓。

[10] 阿爷：袁枚的父亲袁滨，曾在各地为幕僚，于袁枚 33 岁时去世。侍者：这里指妾。

[11] 阿兄：袁枚自称。陶氏：作者的妾，亳州人，工棋善绣。

[12] 旷渺：空旷辽阔。

[13] 望：对着。原隰（xí）：平广的土地。高而平的地叫原，低下而潮湿的地为隰。

[14] 栖霞：山名，一名摄山，在南京市东。

[15] 风雨：泛指各种气候。晨昏：指一天到晚。

[16] 羁（jī）魂：飘荡在他乡的魂魄。

[17] 男：儿子。袁枚于 1758 年（乾隆二十三年）丧子。他的兄弟曾为此写过两首五言律诗，题为《民兄得了不举》，即"哭侄诗"。袁枚写此祭文时尚没有儿子。63 岁时，其妾钟氏生一儿子，名阿迟。

[18] 两女：袁枚的双生女儿，也是钟氏所生。牙牙：小孩学话的声音，比喻两个女儿还很幼小。

[19] 周晬（zuì）：周岁。

[20] 亲在未敢言老：封建孝道规定，凡父母长辈在世，子女即使老了也不得说老。否则，既不尊敬，又易使年迈的长辈惊怵于已近死亡。出《礼记·坊记》："父母在，不称老。"袁枚这句话是婉转地表示自己已经老了。袁枚此时 61 岁，母亲健在。

[21] 齿危：牙齿摇摇欲坠。

[22] 阿品远官河南，亦无子女：袁枚的堂弟袁树，字东芗，号芗亭，小名阿品，由进士任河南正阳县县令，当时无子女。据袁枚《先姊行状》载，阿品有个儿子叫阿通，是写此文之后之事。

[23] 九族：指高祖、曾祖、祖父、父亲、本身、儿子、孙子、曾孙和玄孙。这里指血缘关系较近的许多宗属。无可继者：没有可以传宗接代的人（专指男性）。

[24] 可能：犹言"能否"。

[25] 纸灰：锡箔、纸钱等焚烧后的灰烬。

[26] 朔风野大：旷野上北风显得更大。

[27] 呜呼哀哉：表示哀痛的感叹语，旧时祭文中常用。呜呼：叹词。哉：语气助词。现用以指死亡或完蛋。

## 【思考练习】

1. 后人评价《祭妹文》，以"情真"而备受世人推崇，并被认为是祭文中的绝唱。为什么？

2. 《祭妹文》最后一段别具特色，试简答理由。

# 失街亭[1]

### 罗贯中

## 【文章导读】

罗贯中（约 1330—约 1400 年），名本，字贯中，号湖海散人，元末明初小说家。

山西并州太原府人，主要作品有小说《三国志通俗演义》《隋唐志传》《残唐五代史演义传》《三遂平妖传》。《三国志通俗演义》，又称《三国演义》，对后世文学创作影响深远。除小说外，尚存杂剧《赵太祖龙虎风云会》)。

《三国演义》为中国古代长篇历史章回小说。其以史为据，以儒家思想为本，强调"忠义"，着重描写战争，讲述了汉末黄巾之乱至魏、蜀、吴三国鼎立，到西晋统一百余年的历史，刻画了众多英雄人物。

《失街亭》节选于第九十五回、九十六回，讲的是蜀魏两军交战，蜀国参军马谡因刚愎自用使军事要塞街亭失陷的故事。街亭在现甘肃省庄浪县东南。228 年（蜀后主建兴六年），诸葛亮出师攻打魏国，在这里战败。作者以事件发展时间为顺序，先写蜀军守街亭，后写蜀军失街亭。结果蜀军损兵折将，丢城失地，全面陷入被动，不得不由战略反攻转为战略防御。

《失街亭》主要塑造了两个人物形象：一是诸葛亮，深谋远虑，料敌如神，用兵周密；二是马谡，刚愎自用，言过其实，用兵呆板，不实事求是。文中主要采用语言描写、行动描写、正面描写和侧面描写来塑造两个不同的人物形象。


却说孔明在祁山寨中[1]，忽报新城探细人来到[2]。孔明急唤入问之，细作告曰："司马懿倍道而行[3]，八日已到新城[4]，孟达措手不及[5]；又被申耽、申仪、李辅、邓贤为内应[6]：孟达被乱军所杀。今司马懿撤兵到长安，见了魏主，同张郃引兵出关[7]，来拒我师也。"孔明大惊曰："孟达做事不密，死固当然。今司马懿出关，必取街亭，断吾咽喉之路[8]。"便问："谁敢引兵去守街亭？"言未毕，参军马谡曰[9]："某愿往[10]。"孔明曰："街亭虽小，干系甚重[11]：倘街亭有失，吾大军皆休矣[12]。汝虽深通谋略[13]，此地奈无城郭，又无险阻，守之极难。"谡曰："某自幼熟读兵书，颇知兵法。岂一街亭不能守耶？"孔明曰："司马懿非等闲之辈[14]；更有先锋张郃，乃魏之名将：恐汝不能敌。"谡曰："休道司马懿、张郃，便是曹睿亲来[15]，有何惧哉！若有差失，乞斩全家。"孔明曰："军中无戏言。"谡曰："愿立军令状[16]。"孔明从之，谡遂写了军令状呈上。孔明曰："吾与汝二万五千精兵，再拨一员上将，相助你去。"即唤王平分付曰："吾素知汝平生谨慎，故特以此重任相托。汝可小心谨守此地：下寨必当要道之处，使贼兵急切不能偷过。安营既毕，便画四至八道地理形状图本来我看[17]。凡事商议停当而行，不可轻易。如所守无危，则是取长安第一功也。戒之！戒之！"二人拜辞引兵而去。

[1] 祁山：山名，现甘肃省礼县东。

[2] 新城探细人：诸葛亮派往新城侦察敌情的人。新城：现在湖北省房县。

[3] 司马懿倍道而行：司马懿用加倍的速度行军。司马懿：字仲达，魏明帝时任大将军。

[4] 八日：8 天的时间。

[5] 孟达：原来是蜀将，后来投降魏国，驻守新城，这时又与诸葛亮暗通消息，打算归蜀。

[6] 申耽、申仪、李辅、邓贤：都是魏将。

[7] 张郃（hé）：魏将。

[8] 咽喉之路：必经的要道。

[9] 参军：官名。马谡：蜀将，字幼常。

[10] 某：我。这里马谡的自称。

[11] 干系：关系。

[12] 休矣：完了。意思是断送了。

[13] 谋略：指军事策略。

[14] 等闲之辈：平常的人。

[15] 曹睿（ruì）：魏明帝。

[16] 军令状：旧小说、戏曲中，将士接受军令后所写的保证书，表示如果完不成任务，愿依军法处刑。

[17] 四至八道：四至：东西南北四方的界限。八道：八面通行的道路。

　　孔明寻思，恐二人有失，又唤高翔曰："街亭东北上有一城，名列柳城，乃山僻小路，此可以屯兵扎寨。与汝一万兵，去此城屯扎。但街亭危，可引兵救之。"高翔引兵而去。孔明又思：高翔非张郃对手，必得一员大将，屯兵于街亭之右，方可防之，遂唤魏延引本部兵去街亭之后屯扎。延曰："某为前部，理合当先破敌，何故置某于安闲之地？"孔明曰："前锋破敌，乃偏裨之事耳[1]。今令汝接应街亭，当阳平关冲要道路[2]，总守汉中咽喉：此乃大任也，何为安闲乎？汝勿以等闲视之，失吾大事。切宜小心在意！"魏延大喜，引兵而去。孔明恰才心安，乃唤赵云、邓芝吩咐曰[3]："今司马懿出兵，与旧日不同。汝二人各引一军出箕谷[4]，以为疑兵[5]。如逢魏兵，或战，或不战，以惊其心。吾自统大军，由斜谷径取郿城[6]；若得郿城，长安可破矣。"二人受命而去。孔明令姜维作先锋[7]，兵出斜谷。

[1] 偏裨（pí）：偏将，副将。

[2] 阳平关：关名，现陕西省勉县西北。

[3] 赵云：蜀国名将，字子龙。邓芝：蜀将。

[4] 箕谷：地名，现陕西省勉县北。

[5] 疑兵：为迷惑敌人而布置的军队。

[6] 斜谷：地名，现陕西省周至县西南。郿城：城名，现陕西省周至县西。

[7] 姜维：蜀将，原为魏将，后投降蜀国。

　　却说马谡、王平二人兵到街亭，看了地势。马谡笑曰："丞相何故多心也？量此山僻之处，魏兵如何敢来！"王平曰："虽然魏兵不敢来，可就此五路总口下寨；却令军士伐木为栅，以图久计。"谡曰："当道岂是下寨之地？此处侧边一山，四面皆不相连，且树木极广，此乃天赐之险也，可就山上屯军。"平曰："参军差矣。若屯兵当道，筑起城垣[1]，贼兵总有十万，不能偷过；今若弃此要路，屯兵于山上，倘魏兵骤至，四面围定，将何策保之？"谡大笑曰："汝真女子之见！兵法云：凭高视下，势如劈竹。若魏兵到来，吾教他片甲不回！"平曰："吾累随丞相经阵[2]，每到之处，丞相尽意指教。今观此山，乃绝地也[3]：若魏兵断我汲水之道，军士不战自乱矣。"谡曰："汝莫乱道！孙子云[4]：置之死地而后生[5]。若魏兵绝我汲水之道，蜀兵岂不死战？以一可当百也。吾素读兵书，丞相诸事尚问于我，汝奈何相阻耶！"平曰："若参军欲在山上下寨，可分兵与我，自于山西下一小寨，为掎角之势[6]。倘魏兵至，可以相应。”马谡不从。忽然山中居民，成群结队，飞奔而来，报说魏兵已到。王平欲辞去。马谡曰："汝既不听吾令，与汝五千兵自去下寨。待吾破了魏兵，到丞相面前须[7]分不得功！"王平引兵离山十里下寨，画成图本，星夜差人去禀孔明，具说马谡自于山上下寨。

[1] 城垣：指营寨。

[2] 经阵：经历战争。

[3] 绝地：死地。

[4] 孙子：孙武，春秋末年著名兵法家。

[5] 置之死地而后生：将军队置于在最艰苦、最危险的境地，才能激发士气，奋勇作战，求得生路。

[6] 掎（jǐ）角之势：把军队分驻几处，作战时相互支援，这种形势叫作"掎角之势"。掎角：原指捕鹿时，有人抓住鹿的角，有人扭住鹿的脚，协力合作。

[7] 须：却，可是。


却说司马懿在城中，令次子司马昭去探前路，若街亭有兵守御，即当按兵不行。可司马昭奉令探了一遍，回见父曰："街亭有兵守把。"懿叹曰："诸葛亮真乃神人，吾不如也！"昭笑曰："父亲何故自隳志气耶[1]？男料街亭易取。"懿问曰："汝安敢出此大言？"昭曰："男亲自哨见[2]，当道并无寨栅，军皆屯于山上，故知可破也。"懿大喜曰："若兵果在山上，乃天使吾成功矣！"遂更换衣服，引百余骑亲自来看。是夜天晴月朗，直至山下，周围巡哨了一遍，方回。马谡在山上见之，大笑曰："彼若有命[3]，不来围山！"传令与诸将："倘兵来，只见山顶上红旗招动，即四面皆下。"

却说司马懿回到寨中，使人打听是何将引兵守街亭。回报曰："乃马良之弟马谡也[4]。"懿笑曰："徒有虚名，乃庸才耳！孔明用如此人物，如何不误事！"又问："街亭左右别有军否？"探马报曰："离山十里有王平安营。"懿乃命张郃引一军，当住王平来路。又令申耽、申仪引两路兵围山，先断了汲水道路；待蜀兵自乱，然后乘势击之。当夜调度已定。次日天明，张郃引兵先往背后去了。司马懿大驱军马，一拥而进，把山四面围定。马谡在山上时，只见魏兵漫山遍野，旌旗队伍，甚是严整。蜀兵见之，尽皆丧胆，不敢下山。马谡将红旗招动，军将你我相推，无一人敢动。谡大怒，自杀二将。众军惊惧，只得努力下山来冲魏兵。魏兵端然不动[5]。蜀兵又退上山去。马谡见事不谐[6]，教军紧守寨门，只等外应。

却说王平见魏兵到，引军杀来，正遇张郃；战有数十余合，平力穷势孤，只得退去。魏兵自辰时困至戌时，山上无水，军不得食，寨中大乱。嚷到半夜时分，山南蜀兵大开寨门，下山降魏。马谡禁止不住。司马懿又令人于沿山放火，山上蜀兵愈乱。马谡料守不住，只得驱残兵杀下山西逃奔。司马懿放条大路，让过马谡。背后张郃引兵追来。赶到三十余里，前面鼓角齐鸣，一彪军出[7]，放过马谡，拦住张郃；视之，乃魏延也。延挥刀纵马，直取张郃。郃回军便走。延驱兵赶来，复夺街亭。赶到五十余里，一声喊起，两边伏兵齐出：左边司马懿，右边司马昭，却抄在魏延背后，把延困在垓心[8]。张郃复来，三路兵合在一处。魏延左冲右突，不得脱身，折兵大半。正危急间，忽一彪军杀入，乃王平也。延大喜曰："吾得生矣！"二将合兵一处，大杀一阵，魏兵方退。二将慌忙奔回寨时，营中皆是魏兵旌旗。申耽、申仪从营中杀出。王平、魏延径奔列柳城，来投高翔。此时高翔闻知街亭有失，尽起列柳城之兵，前来救应，正遇延、平二人，诉说前事。高翔曰："不如今晚去劫魏寨，再复街亭。"当时三人在山坡下商议已定。待天色将晚，兵分三路。魏延引兵先进，径到街亭，不见一人，心中大疑，未敢轻进，且伏在路口等候，忽见高翔兵到，二人共说魏兵不知在何处。正没理会，又不见王平兵到。忽然一声炮响，火光冲天，鼓起震地：魏兵齐出，把魏延、高翔围在垓心。二人往来冲突，不得脱身。忽听得山坡后喊声若雷，一彪军杀入，乃是王平，救了高、魏二人，径奔列柳城来。比及奔到城下时，城边早有一军杀到，旗上大书"魏都督郭淮"字样。原来郭淮与曹真商议[9]，恐司马懿得了全功，乃分淮来取街亭；闻知司马懿、张郃成了此功，遂引兵径袭列柳城。正遇三将，大杀一阵。蜀兵伤者极多。魏延恐阳平关有失，慌与王平、高翔望阳平关来。

[1] 隳（huī）：毁坏。
[2] 哨见：探见。哨：巡哨。
[3] 有命：有运气。
[4] 马良：蜀国名士。
[5] 端然：稳固地。
[6] 不谐：不顺利。谐：谐和。
[7] 一彪军：一支军队。
[8] 垓（gāi）心：战场的中心。
[9] 曹真：字子丹，魏国的宗室。

【思考练习】

1. 《失街亭》主要塑造了诸葛亮和马谡两个人物形象，是用哪些情节和人物语言进行表现的？
2. 《失街亭》中蜀军"失街亭"原因是什么？试找出依据，并分析。

# 黛玉葬花

曹雪芹

【文章导读】

曹雪芹（约1715—1763年），名霑，字梦阮，号雪芹，祖籍河北丰润。清代伟大的文学家。曹雪芹在富贵荣华中长大。先世原汉族，后为满洲正白旗包衣（家奴）。曹雪芹的高祖因随清兵入关有功得受官职。其曾祖父曹玺、祖父曹寅、父辈的曹颙和曹頫相继担任江宁织造达60余年之久，颇受康熙宠信。康熙6次南巡，4次由曹寅接驾，并以织造府为行宫。雍正初年，由于朝廷内部斗争的牵连，曹家遭受多次打击，曹頫被革职入狱，家产抄没，举家迁回北京，家道从此日渐衰微，他的生活也一贫如洗。这使曹雪芹深感世态炎凉。但他能诗会画，擅长写作，披阅十载，增删 5 次，写就了这部将中国古典小说创作推向巅峰的文学巨著——《红楼梦》。《红楼梦》以其丰富的内容、曲折的情节、深刻的思想认识、精湛的艺术手法成为中国古典小说中伟大的现实主义作品。乾隆二十七年（1762年），其幼子夭亡，曹雪芹陷于过度忧伤和悲痛，这年除夕（1763 年 2 月 1 日），因贫病无医而逝世，入葬费用由好友资助。曹雪芹的《红楼梦》只留下前八十回。

本文选自《红楼梦》（商务印书馆 2013 年版）第二十六回至第二十八回，侧重表现黛玉的诗人气质、奇逸文思，以及多愁善感的悲剧性格。情节的高潮是葬花。葬花意在怜花悼花。怜花实是自怜，悼花本是伤己。怜花说明黛玉爱美，爱春天的美，爱大自然的美。怜己说明她自尊、自爱，爱青春的美，爱生命的美，珍惜人的价值、个性价值。悼花体现了她特有的少女诗人式的敏感、细腻、颖悟，凭直觉发现了自然界的悲剧。对春尽花残，一般人都是漠视的，唯独她强烈地感受到自然界的冷酷。她"感花伤己"表明她由景及情，有物及人，由花的凋谢触发自己的身世之悲，体悟到自己所处的悲剧性情境。黛玉葬花的精华之处是《葬花吟》。整首《葬花吟》由景而情，由情及景，情生文，文生情，情景相生，人花一体，淋漓尽致地展现了黛玉的才气、才情，表现了她花一样的美丽、花一样的品格、花一样的灵魂，也预示了她花一样的命运。

却说那黛玉听见贾政叫了宝玉去了，一日不回来，心中也替他忧虑。至晚饭后，闻得宝玉来了，心里要找他问问是怎么样了。一步步行来，见宝钗进宝玉的园内去了，自己也随后走了来。刚到了沁芳桥，只见各色水禽尽都在池中浴水，也认不出名色来，但见一个个文彩炫耀，好看异常，因而站住，看了一回。再往怡红院来，门已关了，黛玉即便叫门。

谁知晴雯和碧痕二人正拌了嘴，没好气，忽见宝钗来了，那晴雯正把气移在宝钗身上，偷着在院内抱怨说："有事没事跑了来坐着，叫我们三更半夜的不得睡觉！"忽听又有人叫门，晴雯越发动了气，也并不问是谁，便说道："都睡下了，明儿再来罢！"

林黛玉素知丫头们的性情，他们彼此玩耍惯了，恐怕院内的丫头没听见是他的声音，只当是别的丫头们来了，所以不开门，因而又高声说道："是我，还不开门么？"晴雯偏偏还没听见，便使性子说道："凭你是谁，二爷吩咐的，一概不许放人进来呢！"黛玉听了这话，不觉气怔在门外，待要高声问他，逗起气来，自己又回思一番："虽说是舅母家如同自己家一样，到底是客边。如今父母双亡，无依无靠，现在他家依栖，若是认真怄气，也觉没趣。"一面想，一面又滚下泪珠来了。真是回去不是，站着不是。

正没主意，只听里面一阵笑语之声，细听一听，竟是宝玉、宝钗二人。黛玉心中越发动了气，左思右想，忽然想起了早起的事来："毕竟是宝玉恼我告他的缘故。但只我何尝告你去了，你也不打听打听，就恼我到这步田地！你今儿不叫我进来，难道明儿就不见面了！"越想越觉伤感起来，便也不顾苍苔露冷，花径风寒，独立墙角边花阴之下，悲悲切切，呜咽起来。

原来这黛玉秉绝代之姿容，具稀世之俊美，不期这一哭，把那些附近的柳枝花朵上宿鸟栖鸦，一闻此声，俱忒楞楞飞起远避，不忍再听。正是：

花魂点点无情绪，鸟梦痴痴何处惊。

因又一首诗道：

颦儿才貌世应稀，独抱幽芳出绣闺。

呜咽一声犹未了，落花满地鸟惊飞。

……

话说黛玉正自悲泣，忽听院门响处，只见宝钗出来了，宝玉、袭人一群人都送了出来。待要上去问着宝玉，又恐当着众人问羞了宝玉不便，因而闪过一傍，让宝钗去了，宝玉等进去关了门，方转过来，尚望着门洒了几点泪。自觉无味，转身回来，无精打采的卸了残妆。

紫鹃雪雁素日知道黛玉的情性，无事闷坐，不是愁眉，便是长叹，且好端端的不知为着什么，常常的便自泪不干的。先时还有人解劝，或怕他思父母，想家乡，受委屈，用话来宽慰。谁知后来一年一月的，竟是常常的如此，把这个样儿看惯了，也都不理论了。所以也没人去理他，由他闷坐，只管外间自便去了。那黛玉倚着床栏杆，两手抱着膝，眼睛含着泪，好似木雕泥塑的一般，直坐到二更多天方才睡了。一宿无话。

……

如今且说黛玉因夜间失寝，次日起来迟了，闻得众姊妹都在园中作饯花会，恐人笑他痴懒，连忙梳洗了出来。刚到了院中，只见宝玉进门，来了便笑："好妹妹，你昨儿告了我了没有？叫我悬了一夜的心。"黛玉便回头叫紫鹃道："把屋子收拾了，下一扇纱屉子；看那大燕子回来，把帘子放了下来，拿狮子倚住[1]。烧了香，就把炉罩上。"一面说，一面又往外走。宝玉见他这样，还认作是昨日晌午的事，哪知晚间的这件公案，还打躬作揖的。黛玉正眼儿也不看，各自出了院门，一直找别的姊妹去了。宝玉心中纳闷，自己猜疑："看起这样光景来，不像是为昨儿的事。但只昨日我回来的晚了，又没有见他，再没有冲撞了他的去处儿了。"一面想，一面由不得随后追了来。

……

宝玉因不见了黛玉，便知是他躲了别处去了。想了一想："索性迟两日，等他的气息一息再去也罢了。"因低头看见，许多凤仙、石榴等各色落花，锦重重的落了一地，因叹道："这是他心里生了气，也不收拾这花儿来了。等我送了去，明儿再问着他。"说着，只见宝钗约着他们往后头去。宝玉道："我就来。"等他二人去远，把那花儿兜起来，登山渡水，过树穿花，一直奔了那日和黛玉葬桃花的去处。

将已到了花冢，犹未转过山坡，只听那边有呜咽之声，一面数落着，哭的好不伤心。宝玉心下想道："这不知是那房里的丫头，受了委屈，跑到这个地方来哭？"一面想，一面煞住脚步，听他哭道是：

花谢花飞飞满天，红消香断有谁怜？

游丝软系飘春榭，落絮轻沾扑绣帘。

闺中女儿惜春暮，愁绪满怀无着处。

手把花锄出绣帘，忍踏落花来复去。

柳丝榆荚自芳菲，不管桃飘与李飞。

桃李明年能再发，明年闺中知有谁？

三月香巢初垒成，梁间燕子太无情。

明年花发虽可啄，却不道人去梁空巢也倾。

一年三百六十日，风刀霜剑严相逼。

明媚鲜妍能几时，一朝漂泊难寻觅。

花开易见落难寻，阶前愁杀葬花人。

独把花锄偷洒泪，洒上空枝见血痕。

杜鹃无语正黄昏，荷锄归去掩重门。

青灯照壁人初睡，冷雨敲窗被未温。

怪侬底事倍伤神？半为怜春半恼春。

怜春忽至恼忽去，至又无言去不闻。

昨宵庭外悲歌发，知是花魂与鸟魂？

花魂鸟魂总难留，鸟自无言花自羞。

愿侬此日生双翼，随花飞到天尽头。

天尽头，何处有香丘？

未若锦囊收艳骨，一抔净土掩风流。

质本洁来还洁去，不教污淖陷渠沟。

尔今死去侬收葬，未卜侬身何日丧？

侬今葬花人笑痴，他年葬侬知是谁？

试看春残花渐落，便是红颜老死时。

一朝春尽红颜老，花落人亡两不知！

……

话说林黛玉只因昨夜晴雯不开门一事，错疑在宝玉身上。次日又可巧遇见残花之期，正在一腔无明未曾发泄[2]，又勾起伤春愁思，因把些残花落瓣去掩埋，由不得感花伤己，哭了几声，便随口念了几句。不想宝玉在山坡上听见，先不过点头感叹，次又听到"侬今葬花人笑痴，他年葬侬知是""一朝春尽红颜老，花落人亡两不知"等句，不觉恸倒山坡上，怀里兜的落花撒了一地。

试想林黛玉的花颜月貌，将来亦到无可寻觅之时，宁不碎心肠断？既黛玉终归无可寻觅之时，推之于他人，如宝钗、香菱、袭人等，亦可以到无可寻觅之时矣。宝钗等终归无可寻觅之时，则自己又安在呢？且自身尚不知何在何往，将来斯处、斯园、斯花、斯柳，又不知当属谁姓。因此一而二，二而三反复推求了去，真不知此时此际如何解释这段悲伤。正是：

花影不离身左右，鸟声只在耳东西。

那黛玉正自伤感，忽听山坡上也有悲声，心下想道："人人都笑我有痴病，难道还有一个痴的不成？"抬头一看，见是宝玉，黛玉便啐道："呸！我打量是谁，原来是这个狠心短命的——"刚说到"短命"二字，又把口掩住，长叹一声，自己抽身便走。

这里宝玉悲恸了一回，见黛玉去了，便知黛玉看见他躲开了，自己也觉无味。抖抖土起来，下山寻归旧路，往怡红院来。可巧看见黛玉在前头走，连忙赶上去，说道："你且站住。我知道你不理我，我只说一句话，从今以后撩开手。"黛玉回头见是宝玉，待要不理他，听他说只说一句话，便道："请说。"宝玉笑道："两句话，说了你听不听呢？"黛玉听说，回头就走。宝玉在身后面叹道："既有今日，何必当初！"

黛玉听见这话，由不得站住，回头道："当初怎么样？今日怎么样？"宝玉道："嗳！当初姑娘来了，那不是我陪着玩笑？凭我心爱的，姑娘要就拿去；我爱吃的，听见姑娘也爱吃，连忙收拾的干干净净收着，等着姑娘回来。一个桌子上吃饭，一个床上睡觉。丫头们想不到的，我怕姑娘生气，替丫头们都想到了。我想着姊妹们从小儿长大，亲也罢，热也罢，和气到了儿，才见得比别人好。如今谁承望姑娘人大心大，不把我放在眼里，三日不理、四日不见的，倒把外四路儿的什么'宝姐姐''凤姐姐'的放在心坎儿上。我又没个亲兄弟、亲妹妹，虽然有两个，你难道不知道是我隔母的？我也和你是独出，只怕你和我的心一样。谁知我是白操了这一番心，有冤无处诉！"说着，不觉哭起来。

那时黛玉耳内听了这话，眼内见了这光景，心内不觉灰了大半，也不觉滴下泪来，低头不语。宝玉见这般形象，遂又说道："我也知道，我如今不好了，但只任凭我怎么不好，万不敢在妹妹跟前有错处。便有一二分错处，你或是教导我，戒我下次，或骂我几句，打我几下，我都不灰心。谁知你总不理我，叫我摸不着头脑儿，少魂失魄，不知怎么样才好。就是死了，也是个屈死鬼，任凭高僧高道忏悔，也不能脱生，还得你说明了缘故，我才得托生呢！"

黛玉听了这话，不觉将昨晚的事都忘在九霄云外了，便说道："你既这么说，为什么我去了，你不叫丫头开门呢？"宝玉诧异道："这话从那里说起？我要是这么着，立刻就死了！"黛玉啐道："大清早起'死'呀'活'的，也不忌讳。你说有呢就有，没有就没有，起什么誓呢！"宝玉道："实在没有见你去，就是宝姐姐坐了一坐，就出来了。"

黛玉想了一想，笑道："是了。必是丫头们懒得动，丧声歪气的，也是有的。"宝玉道："想必是这个缘故。等我回去问了是谁，教训教训他们就好了。"黛玉道："你的那些姑娘们，也该教训教训，只是论理我不该说。今儿得罪了我的事小，倘或明儿'宝姑娘'来，什么'贝姑娘'来，也得罪了，事情可就大了。"说着抿着嘴儿笑。宝玉听了，又是咬牙，又是笑。

［1］狮子：这里是一种压帘用的带座小狮子。
［2］无明：佛教用语。佛家认为，人的种种烦恼痛苦都是由"无明"引起的，后来称发火动怒为"无明火起"。

【思考练习】

1. 本文表现了林黛玉什么样的性格？
2. 《葬花吟》的艺术特点是什么？

# 第四单元 现当代文学

## 狂人日记

鲁 迅

【文章导读】

鲁迅（1881—1936 年），原名周樟寿，字豫才，后改名周树人，浙江绍兴人。1918年发表中国现代文学史上第一篇白话小说《狂人日记》时，首次使用"鲁迅"这一笔名。他青年时代到南京求学，后留学日本，在仙台学医。因为痛感于医治麻木的国民精神远比医治肉体的病痛重要，便弃医从文。辛亥革命后，在南京临时政府任职，后兼任北京大学、北京师范大学等校教员。1927 年 10 月定居上海，从事文学创作。1936 年病逝。本文选自《鲁迅全集·第一卷·呐喊》（人民文学出版社，2005 年）。

鲁迅一生著作丰富，包括杂文、短篇小说、论文、散文、翻译文学等多种，主要有杂文集《热风》《华盖集》《而已集》《三闲集》《二心集》等 16 本，小说集《呐喊》《彷徨》《故事新编》，散文诗集《野草》，散文集《朝花夕拾》，学术著作《中国小说史略》《汉文学史纲要》等。

本文最初发表于 1918 年 5 月《新青年》4 卷 5 号，后收入 1923 年出版的小说集《呐喊》。在《呐喊》自序中，作者提到，本文是应时任《新青年》编辑委员之一的钱玄同的邀请而作。1935 年，鲁迅为《〈中国新文学大系〉小说二集》作序时说，《狂人日记》"意在暴露家族制度和礼教的弊害"。它一发表便震撼了当时社会，确立了鲁迅在中国现代文学史的地位。

小说中的"狂人"是吃人的历史和社会中的清醒者；吃人的真相，只有清醒的狂人才能看得出来、说得出来。然而"狂人"尽管看到普遍吃人的真相和吃人者的心思，却注定要失败，因为他思想上没有出路。"从真心改起"是停止吃人的唯一希望。小说张扬了狂人的思想，描写出狂人虽然失败仍不肯放弃挣扎。

从体裁上看，"日记"本用于记录每天的杂务或心得，而在作者笔下被改造为现代的虚构的小说，使读者充满新鲜感。就语言而言，《狂人日记》为读者展示了白话文所构筑的崭新的文学世界。

某君昆仲，今隐其名，皆余昔日在中学校时良友；分隔多年，消息渐阙。日前偶闻其一大病；适归故乡，迂道往访，则仅晤一人，言病者其弟也。劳君远道来视，然已早愈，赴某地候补矣[1]。因大笑，出示日记二册，谓可见当日病状，不妨献诸旧友。持归阅一过，知其所患盖"迫害狂"之类。语颇错杂无伦次，又多荒唐之言；亦不著月日，惟墨色字体不一，知非一时所书。间亦有略具联络者，今撮录一篇，以供医家研究。记中语误，一字不易；惟人名虽皆村人，不为世间所知，无关大体，然亦悉易去。至于书名，则本人愈后所题，不复改也。七年四月二日识。

一

今天晚上，很好的月光。

我不见他，已是三十多年；今天见了，精神分外爽快。才知道以前的三十多年，全是发昏；然而须十分小心。不然，那赵家的狗，何以看我两眼呢？

我怕得有理。

二

今天全没月光，我知道不妙。早上小心出门，赵贵翁的眼色便怪：似乎怕我，似乎想害我。还有七八个人，交头接耳的议论我，张着嘴，对我笑了一笑；我便从头直冷到脚跟，晓得他们布置，都已妥当了。

我可不怕，仍旧走我的路。前面一伙小孩子，也在那里议论我；眼色也同赵贵翁一样，脸色也都铁青。我想我同小孩子有什么仇，他也这样。忍不住大声说，"你告诉我！"他们可就跑了。

我想：我同赵贵翁有什么仇，同路上的人又有什么仇；只有廿年以前，把古久先生的陈年流水簿子[2]，踹了一脚，古久先生很不高兴。赵贵翁虽然不认识他，一定也听到风声，打抱不平；约定路上的人，同我作冤对。但是小孩子呢？那时候，他们还没有出世，何以今天也睁着怪眼睛，似乎怕我，似乎想害我。这真叫我怕，教我纳罕而且伤心。

我明白了。这是他们娘老子教的！

三

晚上总是睡不着。凡事须得研究，才会明白。

他们——也有给知县打枷过的，也有给绅士掌过嘴的，也有衙役占了他妻子的，也有老子娘被债主逼死的；他们那时候的脸色，全没有昨天这么怕，也没有这么凶。

最奇怪的是昨天街上的那个女人，打他儿子，嘴里说道，"老子呀！我要咬你几口才出气！"他眼睛却看着我。我出了一惊，遮掩不住；那青面獠牙的一伙人，便都哄笑起来。陈老五赶上前，硬把我拖回家中了。

拖我回家，家里的人都装作不认识我；他们的脸色，也全同别人一样。进了书房，便反扣上门，宛然是关了一只鸡鸭。这一件事，越教我猜不出底细。

前几天，狼子村的佃户来告荒，对我大哥说，他们村里的一个大恶人，给大家打死了；几个人便挖出他的心肝来，用油煎炒了吃，可以壮壮胆子。我插了一句嘴，佃户和大哥便都看我几眼。今天才晓得他们的眼光，全同外面的那伙人一模一样。

想起来，我从顶上直冷到脚跟。

他们会吃人，就未必不会吃我。

你看那女人"咬你几口"的话，和一伙青面獠牙人的笑，和前天佃户的话，明明是暗号。我看出他话中全是毒，笑中全是刀。他们的牙齿，全是白厉厉的排着，这就是吃人的家伙。

照我自己想，虽然不是恶人，自从踹了古家的簿子，可就难说了。他们似乎别有心思，我全猜不出。况且他们一翻脸，便说人是恶人。我还记得大哥教我做论，无论怎样好人，翻他几句，他便打上几个圈；原谅坏人几句，他便说"翻天妙手，与众不同"。我那里猜得到他们的心思，究竟怎样；况且是要吃的时候。

凡事总需研究，才会明白。古来时常吃人，我也还记得，可是不甚清楚。我翻开历史一查，这历史没有年代，歪歪斜斜的每页上都写着"仁义道德"几个字。我横竖睡不着，仔细看了半夜，才从字缝里看出字来，满本都写着两个字是"吃人"！

书上写着这许多字，佃户说了这许多话，却都笑吟吟的睁着怪眼睛看我。

我也是人，他们想要吃我了！

## 四

早上，我静坐了一会。陈老五送进饭来，一碗菜，一碗蒸鱼；这鱼的眼睛，白而且硬，张着嘴，同那一伙想吃人的人一样。吃了几筷，滑溜溜的不知是鱼是人，便把他兜肚连肠的吐出。

我说"老五，对大哥说，我闷得慌，想到园里走走。"老五不答应，走了；停一会，可就来开了门。

我也不动，研究他们如何摆布我；知道他们一定不肯放松。果然！我大哥引了一个老头子，慢慢走来；他满眼凶光，怕我看出，只是低头向着地，从眼镜横边暗暗看我。大哥说，"今天你仿佛很好。"我说"是的。"大哥说，"今天请何先生来，给你诊一诊。"我说"可以！"其实我岂不知道这老头子是刽子手扮的！无非借了看脉这名目，揣一揣肥瘠：因这功劳，也分一片肉吃。我也不怕；虽然不吃人，胆子却比他们还壮。伸出两个拳头，看他如何下手。老头子坐着，闭了眼睛，摸了好一会，呆了好一会；便张开他鬼眼睛说，"不要乱想。静静的养几天，就好了。"

不要乱想，静静的养！养肥了，他们是自然可以多吃；我有什么好处，怎么会"好了"？他们这群人，又想吃人，又是鬼鬼祟祟，想法子遮掩，不敢直接下手，真要令我笑死。我忍不住，便放声大笑起来，十分快活。自己晓得这笑声里面，有的是义勇和正气。老头子和大哥，都失了色，被我这勇气正气镇压住了。

但是我有勇气，他们便越想吃我，沾光一点这勇气。老头子跨出门，走不多远，便低声对大哥说道，"赶紧吃罢！"大哥点点头。原来也有你！这一件大发现，虽似意外，也在意中：合伙吃我的人，便是我的哥哥！

吃人的是我哥哥！

我是吃人的人的兄弟！

我自己被人吃了，可仍然是吃人的人的兄弟！

## 五

这几天是退一步想：假使那老头子不是刽子手扮的，真是医生，也仍然是吃人的人。他们的祖师李时珍做的"本草什么"上[3]，明明写着人肉可以煎吃；他还能说自己不吃人么？

至于我家大哥，也毫不冤枉他。他对我讲书的时候，亲口说过可以"易子而食[4]"；又一回偶然议论起一个不好的人，他便说不但该杀，还当"食肉寝皮[5]"。我那时年纪还小，心跳了好半天。前天狼子村佃户来说吃心肝的事，他也毫不奇怪，不住的点头。可见心思是同从前一样狠。既然可以"易子而食"，便什么都易得，什么人都吃得。我从前单听他讲道理，也糊涂过去；现在晓得他讲道理的时候，不但唇边还抹着人油，而且心里满装着吃人的意思。

## 六

黑漆漆的，不知是日是夜。赵家的狗又叫起来了。

狮子似的凶心，兔子的怯弱，狐狸的狡猾……

## 七

我晓得他们的方法，直接杀了，是不肯的，而且也不敢，怕有祸祟。所以他们大家联络，布满了罗网，逼我自戕。试看前几天街上男女的样子，和这几天我大哥的作为，便足可悟出八九分了。最好是解下腰带，挂在梁上，自己紧紧勒死；他们没有杀人的罪名，又偿了心愿，自然都欢天喜地的发出一种呜呜咽咽的笑声。否则惊吓忧愁死了，虽则略瘦，也还可以首肯几下。

他们是只会吃死肉的！——记得什么书上说，有一种东西，叫"海乙那"的[6]，眼光和样子都很难看；时常吃死肉，连极大的骨头，都细细嚼烂，咽下肚子去，想起来也叫人害怕。"海乙那"是狼的亲眷，狼是狗的本家。前天赵家的狗，看我几眼，可见他也同谋，早已接洽。老头子眼看着地，岂能瞒得过我。

最可怜的是我的大哥，他也是人，何以毫不害怕；而且合伙吃我呢？还是历来惯了，不以为非呢？还是丧了良心，明知故犯呢？

我诅咒吃人的人，先从他起头；要劝转吃人的人，也先从他下手。

## 八

其实这种道理，到了现在，他们也该早已懂得……

忽然来了一个人；年纪不过二十左右，相貌是不很看得清楚，满面笑容，对我点了头，他的笑也不像真笑。我便问他，"吃人的事，对么？"他仍然笑着说，"不是荒年，怎么会吃人。"我立刻就晓得，他也是一伙，喜欢吃人的；便自勇气百倍，偏要问他。

"对么？"

"这等事问他什么。你真会……说笑话……今天天气很好。"

天气是好，月色也很亮了。可是我要问你，"对么？"

他不以为然了。含含胡胡的答道，"不……"

"不对？他们何以竟吃？！"

"没有的事……"

"没有的事？狼子村现吃；还有书上都写着，通红崭新！"

他便变了脸，铁一般青。睁着眼说，"有许有的，这是从来如此……"

"从来如此，便对么？"

"我不同你讲这些道理；总之你不该说，你说便是你错！"

我直跳起来，张开眼，这人便不见了。全身出了一大片汗。他的年纪，比我大哥小得远，居然也是一伙；这一定是他娘老子先教的，还怕已经教给他儿子了；所以连小孩子，也都恶狠狠的看我。

## 九

自己想吃人，又怕被别人吃了，都用着疑心极深的眼光，面面相觑……

去了这心思，放心做事走路吃饭睡觉，何等舒服。这只是一条门槛，一个关头。他们可是父子兄弟夫妇朋友师生仇敌和各不相识的人，都结成一伙，互相劝勉，互相牵掣，死也不肯跨过这一步。

## 十

大清早，去寻我大哥；他立在堂门外看天，我便走到他背后，拦住门，格外沉静，格外和气的对他说：

"大哥，我有话告诉你。"

"你说就是。"他赶紧回过脸来，点点头。

"我只有几句话，可是说不出来。大哥，大约当初野蛮的人，都吃过一点人。后来因为心思不同，有的不吃人了，一味要好，便变了人，变了真的人。有的却还吃——也同虫子一样，有的变了鱼鸟猴子，一直变到人。有的不要好，至今还是虫子。这吃人的人比不吃人的人，何等惭愧。怕比虫子的惭愧猴子，还差得很远很远。"

"易牙蒸了他儿子[7]，给桀纣吃，还是一直从前的事。谁晓得从盘古开辟天地以后，一直吃到易牙的儿子；从易牙的儿子，一直吃到徐锡林[8]；从徐锡林，又一直吃到狼子村捉住的人。去年城里杀了犯人，还有一个生痨病的人，用馒头蘸血舐。"

"他们要吃我，你一个人，原也无法可想；然而又何必去入伙。吃人的人，什么事做不出；他们会吃我，也会吃你，一伙里面，也会自吃。但只要转一步，只要立刻改了，也就人人太平。虽然从来如此，我们今天也可以格外要好，说是不能！大哥，我相信你能说，前天佃户要减租，你说过不能。"

当初，他还只是冷笑，随后眼光便凶狠起来，一到说破他们的隐情，那就满脸都变成青色了。大门外立着一伙人，赵贵翁和他的狗，也在里面，都探头探脑的挨进来。有的是看不出面貌，似乎用布蒙着；有的是仍旧青面獠牙，抿着嘴笑。我认识他们是一伙，都是吃人的人。可是也晓得他们心思很不一样，一种是以为从来如此，应该吃的；一种是知道不该吃，可是仍然要吃，又怕别人说破他，所以听了我的话，越发气愤不过，可是抿着嘴冷笑。

这时候，大哥也忽然显出凶相，高声喝道：

"都出去！疯子有什么好看！"

这时候，我又懂得一件他们的巧妙了。他们岂但不肯改，而且早已布置；预备下一个疯子的名目罩上我。将来吃了，不但太平无事，怕还会有人见情。佃户说的大家吃了一个恶人，正是这方法。这是他们的老谱！

陈老五也气愤愤的直走进来。如何按得住我的口，我偏要对这伙人说：

"你们可以改了，从真心改起！要晓得将来容不得吃人的人，活在世上。

你们要不改，自己也会吃尽。即使生得多，也会给真的人除灭了，同猎人打完狼子一样！——同虫子一样！

那一伙人，都被陈老五赶走了。大哥也不知哪里去了。陈老五劝我回屋子里去。屋里面全是黑沉沉的。横梁和椽子都在头上发抖；抖了一会，就大起来，堆在我身上。

万分沉重，动弹不得；他的意思是要我死。我晓得他的沉重是假的，便挣扎出来，出了一身汗。可是偏要说，

"你们立刻改了，从真心改起！你们要晓得将来是容不得吃人的人……"

## 十一

太阳也不出，门也不开，日日是两顿饭。

我捏起筷子，便想起我大哥；晓得妹子死掉的缘故，也全在他。那时我妹子才五岁，可爱可怜的样子，还在眼前。母亲哭个不住，他却劝母亲不要哭；大约因为自己吃了，哭起来不免有点过意不去。如果还能过意不去……

妹子是被大哥吃了，母亲知道没有，我可不得而知。

母亲想也知道；不过哭的时候，却并没有说明，大约也以为应当的了。记得我四五岁时，坐在堂前乘凉，大哥说爷娘生病，做儿子的须割下一片肉来[9]，煮熟了请他吃，才算好人；母亲也没有说不行。一片吃得，整个的自然也吃得。但是那天的哭法，现在想起来，实在还叫人伤心，这真是奇极的事！

## 十二

不能想了。

四千年来时时吃人的地方，今天才明白，我也在其中混了多年；大哥正管着家务，妹子恰恰死了，他未必不和在饭菜里，暗暗给我们吃。

我未必无意之中，不吃了我妹子的几片肉，现在也轮到我自己……

有了四千年吃人履历的我，当初虽然不知道，现在明白，难见真的人！

## 十三

没有吃过人的孩子，或者还有？

救救孩子……

1918 年 4 月

[1] 候补：清代官制。通过科举或捐纳等途径取得官衔，但尚无实际职务的中下级官员，由吏部抽签分发到某部或某省听候委用，称为候补。

[2] 古久先生的陈年流水簿子：比喻我国悠久的封建历史。

[3] 本草什么：指《本草纲目》，明代医学家李时珍（1518—1593 年）的药物学著作，共 52 卷。该书曾经提到唐代陈藏器《本草拾遗》中以人肉医治瘵的记载，并表示了异议。这里说李时珍的书"明明写着人肉可以煎吃"，当是"狂人"的"记中语误"。

[4] 易子而食：语见《左传》宣公十五年，是宋将华元对楚将子反叙说宋国都城被楚军围困时的惨状："敝邑易子而食，析骸而爨。"

[5] 食肉寝皮：语出《左传》襄公二十一年，晋国州绰对齐庄公说："然二子者，譬于禽兽，臣食其肉而寝处其皮矣。"（"二子"指齐国的殖绰和郭最，他们曾被州绰俘虏过。）

[6] 海乙那：英语 hyena 的音译，即鬣狗（又名土狼），一种食肉兽，常跟在狮虎等猛兽之后，以它们吃剩的兽类的残尸为食。

[7] 易牙：春秋时齐国人，善于调味。据《管子·小称》："夫易牙以调和事公（指齐桓公），公曰'惟蒸婴儿之未尝'，于是蒸其首子而献之公。"桀、纣各为我国夏朝和商朝的最后一代君主，易牙与他们不是同时代人。这里说的"易牙蒸了他儿子，给桀纣吃"，也是"狂人""语颇错杂无伦次"的表现。

[8] 徐锡林：隐指徐锡麟（1873—1907 年），字伯荪，浙江绍兴人，清末革命团体光复会的重要成员。1907 年与秋瑾准备在浙、皖两省同时起义。7 月 6 日，他以安徽巡警处会办兼巡警学堂监督身份为掩护，趁学堂举行毕业典礼之机刺死安徽巡抚恩铭，率领学生攻占军械局，弹尽被捕，当日惨遭杀害，心肝被恩铭的卫队挖出炒食。

[9] 指"割股疗亲"，即割取自己的股肉煎药，以医治父母的重病。这是封建社会的一种愚孝行为。《宋史·选举志一》："上以孝取人，则勇者割股，怯者庐墓。"

## 【思考练习】

《狂人日记》前面的文言小序中有一点值得注意，狂人并非一直疯着，他的结局是已痊愈并步入官场。作者特意将发狂事件放在已经过去的某段特定时间里，不使它与现在发生瓜葛。这样写的意义是什么？

# 边　城
## 沈从文

## 【文章导读】

沈从文（1902—1988 年），原名沈岳焕，湖南凤凰县人。14 岁时投身行伍，浪迹湘川黔边境地区。受"五四"新文学影响，1922 年去北京求学，1924 年开始文学创作，"抗战"爆发后到西南联大任教，1946 年回到北京大学任教，新中国成立后在中国历史博物馆和中国社会科学院历史研究所工作，主要从事中国古代服饰研究，1988年病逝于北京。

沈从文创作丰富，题材多样，风格清新淡远而又蕴藉隽永。主要作品有短篇小说集《蜜柑》《神巫之爱》《百骏图》《月下小景》《春灯集》等，中长篇小说《边城》《长河》等，散文集《湘行散记》等。

《边城》是我国文学史上一部优秀的抒发乡土情怀的中篇小说，是沈从文最重要的代表作。它以交通闭塞、地处川湘交界处的小山城茶峒为背景，围绕老船夫外孙女翠翠与天保、傩送之间的爱情纠葛，展现了边城儿女纯朴、自然、健康的人情美与人性美。作品描绘出一幅幅明媚如画的山川景物，从宁静而优美的生态环境中揭示"人与自然的契合"。作者用较多的笔墨展现了色彩浓郁的乡风民俗，如龙舟竞赛、月夜对歌。通过大量有关"人事"的描写，深入而细腻地刻画了人物丰富的内心世界和鲜明独特的个性，将祖孙之间、兄弟之间、邻里之间与男女之间种种淳厚、朴素的人性与人情表现得格外动人。同时，还显露出作者心灵深处的忧郁情怀，形成作品的深层次结构。翠翠母亲的殉情而亡、老船夫雷雨之夜的悄然离世、傩送的驾舟远行……正是这些交织着偶然因素和必然因素的变故，造成了人物的悲剧命运。小说结尾写到白塔的重建，翠翠终日守候渡口等待心上人的归来，意味深长地传达出作者对民族美好未来的无限憧憬。

本文选自《边城》第一节和第十七节。

一

由四川过湖南去，靠东有一条官路。这官路将近湘西边境到了一个地方名为"茶峒"的小山城时，有一小溪，溪边有座白色小塔，塔下住了一户单独的人家。这人家只一个老人，一个女孩子，一只黄狗。

小溪流下去，绕山岨流，约三里便汇入茶峒大河。人若过溪越小山走去，则只一里路就到了茶峒城边。溪流如弓背，山路如弓弦，故远近有了小小差异。小溪宽约二十丈，河床为大片石头作成。静静的河水即或深到一篙不能落底，却依然清澈透明，河中游鱼来去皆可以计数。小溪既为川湘来往孔道，限于财力不能搭桥，就安排了一只方头渡船。这渡船一次连人带马，约可以载二十位搭客过河，人数多时则反复来去。渡船头竖了一枝小小竹竿，挂着一个可以活动的铁环，溪岸两端水面横牵了一段废缆，有人过渡时，把铁环挂在废缆上，船上人就引手攀缘那条缆索，慢慢的牵船过对岸去。船将拢岸时，管理这渡船的，一面口中嚷着"慢点慢点"，自己霍的跃上了岸，拉着铁环，于是人货牛马全上了岸，翻过小山不见了。渡头为公家所有，故过渡人不必出钱。有人心中不安，抓了一把钱掷到船板上时，管渡船的必为一一拾起，依然塞到那人手心里去，俨然吵嘴时的认真神气："我有了口粮，三斗米，七百钱，够了。谁要这个！"

但不成，凡事求个心安理得，出气力不受酬谁好意思，不管如何还是有人要把钱的。管船人却情不过，也为了心安起见，便把这些钱托人到茶峒去买茶叶和草烟，将茶峒出产的上等草烟，一扎一扎挂在自己腰带边，过渡的谁需要这东西必慷慨奉赠。有时从神气上估计那远路人对于身边草烟引起了相当的注意时，这弄渡船的便把一小束草烟扎到那人包袱上去，一面说，"大哥，不吸这个吗？这好的，这妙的，看样子不成材，巴掌大叶子，味道蛮好，送人也很合适！"茶叶则在六月里放进大缸里去，用开水泡好，给过路人随意解渴。

管理这渡船的，就是住在塔下的那个老人。活了七十年，从二十岁起便守在这小溪边，五十年来不知把船来去渡了若干人。年纪虽那么老了，骨头硬硬的，本来应当休息了，但天不许他休息，他仿佛便不能够同这一分生活离开。他从不思索自己职务对于本人的意义，只是静静的很忠实的在那里活下去。代替了天，使他在日头升起时，感到生活的力量，当日头落下时，又不至于思量与日头同时死去的，是那个伴在他身旁的女孩子。他惟一的朋友是一只渡船和一只黄狗，惟一的亲人便只那个女孩子。

女孩子的母亲，老船夫的独生女，十五年前同一个茶峒军人唱歌相熟后，很秘密的背着那忠厚爸爸发生了暧昧关系。有了小孩子后，这屯戍兵士便想约了她一同向下游逃去。但从逃走的行为上看来，一个违背了军人的责任，一个却必得离开孤独的父亲。经过一番考虑后，屯戍兵见她无远走勇气，自己也不便毁去作军人的名誉，就心想：一同去生既无法聚首，一同去死应当无人可以阻拦，首先服了毒。女的却关心腹中的一块肉，不忍心，拿不出主张。事情业已为作渡船夫的父亲知道，父亲却不加上一个有分量的字眼儿，只作为并不听到过这事情一样，仍然把日子很平静的过下去。女儿一面怀了羞惭，一面却怀了怜悯，依旧守在父亲身边。待到腹中小孩生下后，却到溪边故意吃了许多冷水死去了。在一种奇迹中，这遗孤居然已长大成人，一转眼间便十三岁了。为了住处两山多篁竹，翠色逼人而来，老船夫随便给这个可怜的孤雏拾取了一个近身的名字，叫作"翠翠"。

翠翠在风日里长养着，故把皮肤变得黑黑的，触目为青山绿水，故眸子清明如水晶。自然既长养她且教育她，为人天真活泼，处处俨然如一只小兽物。人又那么乖，如山头黄麂一样，从不想到残忍事情，从不发愁，从不动气。平时在渡船上遇陌生人对她有所注意时，便把光光的眼睛瞅着那陌生人，作成随时皆可举步逃入深山的神气，但明白了面前的人无机心后，就又从从容容的在水边玩耍了。

老船夫不论晴雨，必守在船头。有人过渡时，便略弯着腰，两手缘引了竹缆，把船横渡过小溪。有时疲倦了，躺在临溪大石上睡着了，人在隔岸招手喊过渡，翠翠不让祖父起身，就跳下船去，很敏捷的替祖父把路人渡过溪，一切皆溜刷在行，从不误事。有时又与祖父黄狗一同在船上，过渡时与祖父一同动手牵缆索。船将近岸边，祖父正向客人招呼："慢点，慢点"时，那只黄狗便口衔绳子，最先一跃而上，且俨然懂得如何方为尽职似的，把船绳紧衔着拖船拢岸。

风日清和的天气，无人过渡，镇日长闲，祖父同翠翠便坐在门前大岩石上晒太阳。或把一段木头从高处向水中抛去，嗾使身边黄狗从岩石高处跃下，把木头衔回来。或翠翠与黄狗皆张着耳朵，听祖父说些城中多年以前的战争故事。或祖父同翠翠两人，各把小竹作成的竖笛，逗在嘴边吹着迎亲送女的曲子。过渡人来了，老船夫放下了竹管，独自跟到船边去，横溪渡人，在岩上的一个，见船动时，于是锐声喊着：

"爷爷，爷爷，你听我吹——你唱！"

爷爷到溪中央便很快乐的唱起来，哑哑的声音同竹管声，振荡在寂静空气里，溪中仿佛也热闹了些。实则歌声的来复，反而使一切更寂静。

有时过渡的是从川东过茶峒的小牛，是羊群，是新娘子的花轿，翠翠必争着作渡船夫，站在船头，懒懒的攀引缆索，让船缓缓的过去。牛羊花轿上岸后，翠翠必跟着走，送队伍上山，站到小山头，目送这些东西走去很远了，方回转船上，把船牵靠近家的岸边。且独自低低的学小羊叫着，学母牛叫着，或采一把野花缚在头上，独自装扮新娘子。

茶峒山城只隔渡头一里路，买油买盐时，逢年过节祖父得喝一杯酒时，祖父不上城，黄狗就伴同翠翠入城里去备办东西。到了卖杂货的铺子里，有大把的粉条，大缸的白糖，有炮仗，有红蜡烛，莫不给翠翠一种很深的印象，回到祖父身边，总把这些东西说个半天。那里河边还有许多船，比起渡船来全大得多，有趣味得多，翠翠也不容易忘记。

# 一七

祖父似乎生谁的气，脸上笑容减少了，对于翠翠方面也不大注意了。翠翠像知道祖父已不很疼她，但又像不明白它的真正原因。但这并不是很久的事，日子一过去，也就好了。两人仍然划船过日子，一切依旧，惟对于生活，却仿佛什么地方有了个看不见的缺口，始终无法填补起来。祖父过河街去仍然可以得到船总顺顺的款待，但很明显的事，那船总却并不忘掉死去者死亡的原因。二老出白河下辰州走了六百里，沿河找寻那个可怜哥哥的尸骸，毫无结果，在各处税关上贴下招字，返回茶峒来了。过不久，他又过川东去办货，过渡时见到老船夫。老船夫看看那小伙子，好像已完全忘掉了从前的事情，就同他说话。

"二老，大六月日头毒人，你又上川东去，不怕辛苦！"

"要饭吃，头上是火也得上路！"

"要吃饭！二老家还少饭吃！"

"有饭吃，爹爹说年青人也不应该在家中白吃不作事！"

"你爹爹好吗?"

"吃得做得，有什么不好。"

"你哥哥坏了，我看你爹爹为这件事情也好像萎悴多了！"

二老听到这句话，不作声了，眼睛望着老船夫屋后那个白塔。他似乎想起了过去那个晚上，那件旧事，心中十分惆怅。

老船夫怯怯的望了年青人一眼，一个微笑在脸上漾开。

"二老，我家里翠翠说，五月里有天晚上，做了个梦……"说时他又望望二老，见二老并不惊讶，也不厌烦，于是又接着说："她梦得古怪，说在梦中被一个人的歌声浮起来，上对溪悬岩摘了一把虎耳草！"

二老把头偏过一旁去作了一个苦笑，心中想到"老头子倒会做作"。这点意思在那个苦笑上，仿佛同样泄露出来，仍然被老船夫看到了，老船夫显得有点慌张，就说："二老，你不相信吗?"

那年青人说："我怎么不相信？因为我做傻子在那边岩上唱过一晚的歌！"

老船夫被一句料想不到的老实话窘住了，口中结结巴巴地说："这是真的……这是假的……"

"怎不是真的？天保大老的死，难道不是真的！"

"可是，可是……"

老船夫的做作处，原意只是想把事情弄明白一点，但一起始自己叙述这段事情时，方法上就有了错处，故反为被二老误会了。他这时正想把那夜的情形好好说出来，船已到了岸边。二老一跃上了岸，就想走去。老船夫在船上显得更加忙乱的样子说："二老，二老，你等等，我有话同你说，你先前不是说到那个——你做傻子的事情吗？你并不傻，别人方当真为你那歌弄成傻相！"

那年青人虽站定了，口中却轻轻的说："得了够了，不要说了。"

老船夫说："二老，我听说你不要碾子要渡船，这是杨马兵说的，不是真的打算吧？"

那年青人说："要渡船又怎样？"

老船夫看看二老的神气，心中忽然高兴起来了，就情不自禁的高声叫着翠翠，要她下溪边来。可是事不凑巧，不知翠翠是故意不从屋里出来，还是到别处去了，许久还不见到翠翠的影子，也不闻这个女孩子的声音。二老等了一会看看老船夫那副神气，一句不说，便微笑着，大踏步同一个挑担粉条白糖货物的脚夫走去了。

过了碧溪岨小山，两人应沿着一条曲曲折折的竹林走去，那个脚夫这时节开了口："傩送二老，我看那弄渡船的神气，很欢喜你！"

二老不作声。那人就又说道："二老，他问你要碾坊还是要渡船，你当真预备做他的孙女婿，接替他那只破渡船吗？"

二老笑了。那人又说："二老若这件事派给我，我要那座碾坊。一座碾坊的出息，每天可收七升米，三斗糠。"

二老说："我回来时和我爹爹去说，为你向中寨人做媒，让你得到那座碾坊吧。至于我呢，我想弄渡船是很好的。只是老的为人弯弯曲曲，不索利，大老是他弄死的。"

老船夫见了二老那么走去了，翠翠还不出来，心中很不快乐。走回家中看看，原来翠翠并不在家。过一会，翠翠提了个篮子从小山后回来，方知道大清早翠翠已出门掘竹鞭笋去了。

"翠翠，我喊了你好久，你不听到！"

"做甚么喊我？"

"一个人过渡……一个熟人，我们谈起你……我喊你你可不答应！"

"是谁？"

"你猜，翠翠。不是陌生人……你认识他！"

翠翠想起适间从竹林里无意中听来的话，脸红了，半天不说话。

老船夫问："翠翠，你得了多少鞭笋？"

翠翠把竹篮向地下一倒，除了十来根小小鞭笋外，只是一大把虎耳草。

老船夫望了翠翠一眼，翠翠两颊绯红跑了。

【思考练习】

碾坊与渡船分别象征什么？它们对刻画人物有何作用？

# 受 戒

汪曾祺

【文章导读】

汪曾祺（1920—1997年），江苏省高邮市人，中国当代作家、散文家、戏剧家、京派作家的代表人物。1926年就读于县立第五小学，喜欢语文、写字和绘画。1932～1937年先后在高邮县（今高邮市）初级中学、江阴县（今江苏省江阴市）南菁中学读高中。1939年考入西南联大中国文学系，两年后开始发表作品，创作上深受其老师沈从文的影响。大学肄业后，当过中学教师、历史博物馆职员。新中国成立后，曾任《北京文艺》《说说唱唱》《民间文学》等刊物的编辑和北京京剧院编剧。1979年开始创作日趋活跃，不断有佳作问世。

汪曾祺擅长于短篇小说创作，其中描写家乡村镇平民生活的作品艺术价值最高。这类小说注重地方风俗民情的描绘，以朴实、简洁的文笔挖掘日常生活中蕴含的人情美和人性美，风格淡雅隽永。主要作品有小说集《邂逅集》《晚饭花集》《受戒》等，散文集《逝水》《蒲桥集》《孤蒲深处》《人间草木》《旅食小品》等，另有文论集《晚翠文谈》。

《受戒》是汪曾祺小说的代表作。作者描写了苏北高邮地区20世纪30年代的日常生活。那里河湖港汊交错，风俗淳朴，民情开通，僧门与俗世之间并无明显分野。作者以青年时代的回忆为视角，记叙了荸荠庵小和尚明海与农村少女小英子的初恋故事。这一僧一俗，前者聪明伶俐，不仅嗓音甜美，而且书法绘画俱佳；后者清纯秀丽，活泼爽朗，浑身洋溢着青春气息。两人在共同劳动中彼此倾心，萌生了爱情。就在明海"受戒"的第二天，他们无视佛门清规戒律，山盟海誓，互托终身。作品末尾以景结情，那色彩缤纷、生机勃发的芦花荡，不仅是青春佳偶情感的归宿，而且更是人们向往自由、追求美好理想的境界。作者正是以这种颇具讽刺的意味的戏剧性结构，自然流畅地为我们演奏了一首人性解放的乐章。

汪曾祺的小说素以语言明快朴实、意境优美深邃著称于世。他的小说不选择重大题材，往往是些无意间随手拾起平民小事、乡俗村风，用散文的笔触进行看似平淡实则匠心的勾勒，具有散文化的倾向与诗的韵味。

明海出家已经四年了。

他是十三岁来的。

这个地方的地名有点怪，叫庵赵庄。赵，是因为庄上大都姓赵。叫做庄，可是人家住得很分散，这里两三家，那里两三家。一出门，远远可以看到，走起来得走一会，因为没有大路，都是弯弯曲曲的田埂。庵，是因为有一个庵。庵叫菩提庵，可是大家叫讹了，叫成荸荠庵。连庵里的和尚也这样叫。"宝刹何处"——"荸荠庵。"庵本来是住尼姑的。"和尚庙""尼姑庵"嘛。可是荸荠庵住的是和尚。也许因为荸荠庵不大，大者为庙，小者为庵。

明海在家叫小明子。他是从小就确定要出家的。他的家乡不叫"出家"，叫"当和尚"。他的家乡出和尚。就像有的地方出劁猪的，有的地方出织席子的，有的地方出箍桶的，有的地方出弹棉花的，有的地方出画匠，有的地方出婊子，他的家乡出和尚。人家弟兄多，就派一个出去当和尚。当和尚也要通过关系，也有帮。这地方的和尚有的走得很远。有到杭州灵隐寺的、上海静安寺的、镇江金山寺的、扬州天宁寺的。一般的就在本县的寺庙。明海家田少，老大、老二、老三，就足够种了。他是老四。他七岁那年，他当和尚的舅舅回家，他爹、他娘就和舅舅商议，决定叫他当和尚。他当时在旁边，觉得这实在是在情在理，没有理由反对。当和尚有很多好处。一是可以吃现成饭。哪个庙里都是管饭的。二是可以攒钱。只要学会了放瑜伽焰口[1]，拜梁皇忏[2]，可以按例分到辛苦钱。积攒起来，将来还俗娶亲也可以；不想还俗，买几亩田也可以。当和尚也不容易，一要面如朗月，二要声如钟磬，三要聪明记性好。他舅舅给他相了相面，叫他前走几步，后走几步，又叫他喊了一声赶牛打场的号子："格当得——"说是"明子准能当个好和尚，我包了！"要当和尚，得下点本——念几年书。哪有不认字的和尚呢！于是明子就开蒙入学，读了《三字经》《百家姓》《四言杂字》《幼学琼林》《上论、下论》《上孟、下孟》，每天还写一张仿。村里都夸他字写得好，很黑。

舅舅按照约定的日期又回了家，带了一件他自己穿的和尚领的短衫，叫明子娘改小一点，给明子穿上。明子穿了这件和尚短衫，下身还是在家穿的紫花裤子，赤脚穿了一双新布鞋，跟他爹、他娘磕了一个头，就随舅舅走了。

他上学时起了个学名，叫明海。舅舅说，不用改了。于是"明海"就从学名变成了法名。

过了一个湖。好大一个湖！穿过一个县城。县城真热闹：官盐店，税务局，肉铺里挂着成片的猪，一个驴子在磨芝麻，满街都是小磨香油的香味，布店，卖茉莉粉、梳头油的什么斋，卖绒花的，卖丝线的，打把式卖膏药的，吹糖人的，耍蛇的……他什么都想看看。舅舅一劲地催他："快走！快走！"

到了一个河边，有一只船在等着他们。船上有一个五十来岁的瘦长瘦长的大伯，船头蹲着一个跟明子差不多大的女孩子，在剥一个莲蓬吃。明子和舅舅坐到舱里，船就开了。

明子听见有人跟他说话，是那个女孩子。

"是你要到荸荠庵当和尚吗？"

明子点点头。

"当和尚要烧戒疤呕！你不怕？"

明子不知道怎么回答，就含含糊糊地摇了摇头。

"你叫什么？"

"明海。"

"在家的时候?"

"叫明子。"

"明子!我叫小英子!我们是邻居。我家挨着荸荠庵——给你!"

小英子把吃剩的半个莲蓬扔给明海,小明子就剥开莲蓬壳,一颗一颗吃起来。

大伯一桨一桨地划着,只听见船桨拨水的声音:

"哗——许!哗——许!"

……

等明海学完了早经(他晚上临睡前还要学一段,叫做晚经)——荸荠庵的师父们就都陆续起床了。

这庵里人口简单,一共六个人。连明海在内,五个和尚。

有一个老和尚,六十几了,是舅舅的师叔,法名普照,但是知道的人很少,因为很少人叫他法名,都称之为老和尚或老师父,明海叫他师爷爷。这是个很枯寂的人,一天关在房里,就是那"一花一世界"里。也看不见他念佛,只是那么一声不响地坐着。他是吃斋的,过年时除外。

下面就是师兄弟三个,仁字排行:仁山、仁海、仁渡。庵里庵外,有的称他们为大师父、二师父;有的称之为山师父、海师父。只有仁渡,没有叫他"渡师父"的,因为听起来不像话,大都直呼之为仁渡。他也只配如此,因为他还年轻,才二十多岁。

仁山,即明子的舅舅,是当家的。不叫"方丈",也不叫"住持",却叫"当家的",是很有道理的,因为他确确实实干的是当家的职务。他屋里摆的是一张账桌,桌子上放的是账簿和算盘。账簿共有三本。一本是经账,一本是租账,一本是债账。和尚要做法事,做法事要收钱——要不,当和尚干什么?常做的法事是放焰口。正规的焰口是十个人。一个正座,一个敲鼓的,两边一边四个。人少了,八个,一边三个,也凑合了。荸荠庵只有四个和尚,要放整焰口就得和别的庙里合伙。这样的时候也有过,通常只是放半台焰口。一个正座,一个敲鼓,另外一边一个。一来找别的庙里合伙费事;二来这一带放得起整焰口的人家也不多。有的时候,谁家死了人,就只请两个,甚至一个和尚咕噜咕噜念一通经,敲打几声法器就算完事。很多人家的经钱不是当时就给,往往要等秋后才还。这就得记账。另外,和尚放焰口的辛苦钱不是一样的。就像唱戏一样,有份子。正座第一份。因为他要领唱,而且还要独唱。当中有一大段"叹骷髅",别的和尚都放下法器休息,只有首座一个人有板有眼地慢声吟唱。第二份是敲鼓的。你以为这容易呀?哼,单是一开头的"发擂",手上没功夫就敲不出迟疾顿挫!其余的,就一样了。这也得记上:某月某日、谁家焰口半台,谁正座,谁敲鼓……省得到年底结账时赌咒骂娘……这庵里有几十亩庙产,租给人种,到时候要收租。庵里还放债。租、债一向倒很少亏欠,因为租佃借钱的人怕菩萨不高兴。这三本账就够仁山忙的了。另外香烛、灯火、油盐"福食",这也得随时记记账呀。除了账簿之外,山师父的方丈的墙上还挂着一块水牌,上漆四个红字:"勤笔免思"。

仁山所说当一个好和尚的三个条件,他自己其实一条也不具备。他的相貌只要用两个字就说清楚了:黄,胖。声音也不像钟磬,倒像母猪。聪明么?难说,打牌老输。他在庵里从不穿袈裟，连海青直裰也免了。经常是披着件短僧衣，袒露着一个黄色的肚子。下面是光脚趿拉着一对僧鞋——新鞋他也是趿拉着。他一天就是这样不衫不履地这里走走，那里走走，发出母猪一样的声音："嗯——嗯——"

二师父仁海。他是有老婆的。他老婆每年夏秋之间来住几个月，因为庵里凉快。庵里有六个人，其中之一，就是这位和尚的家眷。仁山、仁渡叫她嫂子，明海叫她师娘。这两口子都很爱干净，整天地洗涮。傍晚的时候，坐在天井里乘凉。白天，闷在屋里不出来。

三师父是个很聪明精干的人。有时一笔账大师兄扒了半天算盘也算不清，他眼珠子转两转，早算得一清二楚。他打牌赢的时候多，二三十张牌落地，上下家手里有些什么牌，他就差不多都知道了。他打牌时，总有人爱在他后面看歪头胡。谁家约他打牌，就说"想送两个钱给你。"他不但经忏俱通（小庙的和尚能够拜忏的不多），而且身怀绝技，会"飞铙"。七月间有些地方做盂兰会[3]，在旷地上放大焰口，几十个和尚，穿绣花袈裟，飞铙。飞铙就是把十多斤重的大铙钹飞起来。到了一定的时候，全部法器皆停，只几十副大铙紧张急促地敲起来。忽然起手，大铙向半空中飞去，一面飞，一面旋转。然后，又落下来，接住。接住不是平平常常地接住，有各种架势，"犀牛望月""苏秦背剑"……这哪是念经，这是耍杂技。也许是地藏王菩萨爱看这个，但真正因此快乐起来的是人，尤其是妇女和孩子。这是年轻漂亮的和尚出风头的机会。一场大焰口过后，也像一个好戏班子过后一样，会有一个两个大姑娘、小媳妇失踪——跟和尚跑了。他还会放"花焰口"。有的人家，亲戚中多风流子弟，在不是很哀伤的佛事——如做冥寿时，就会提出放花焰口。所谓"花焰口"就是在正焰口之后，叫和尚唱小调，拉丝弦，吹管笛，敲鼓板，而且可以点唱。仁渡一个人可以唱一夜不重头。仁渡前几年一直在外面，近二年才常住在庵里。据说他有相好的，而且不止一个。他平常可是很规矩，看到姑娘媳妇总是老老实实的，连一句玩笑话都不说，一句小调山歌都不唱。

……

这个庵里无所谓清规，连这两个字也没人提起。

仁山吃水烟，连出门做法事也带着他的水烟袋。

他们经常打牌。这是个打牌的好地方。把大殿上吃饭的方桌往门口一搭，斜放着，就是牌桌。桌子一放好，仁山就从他的方丈里把筹码拿出来，哗啦一声倒在桌上。斗纸牌的时候多，搓麻将的时候少。牌客除了师兄弟三人，常来的是一个收鸭毛的，一个打兔子兼偷鸡的，都是正经人。收鸭毛的担一副竹筐，串乡串镇，拉长了沙哑的声音喊叫：

"鸭毛卖钱——！"

偷鸡的有一件家什——铜蜻蜓。看准了一只老母鸡，把铜蜻蜓一丢，鸡婆子上去就是一口。这一啄，铜蜻蜓的硬簧绷开，鸡嘴撑住了，叫不出来了。正在这鸡十分纳闷的时候，上去一把薅住。

明子曾经跟这位正经人要过铜蜻蜓看看。他拿到小英子家门前试了一试，果然！小英子的娘知道了，骂明子：

"要死了！儿子！你怎么到我家来玩铜蜻蜓了！"

小英子跑过来：

"给我！给我！"

她也试了试，真灵，一个黑母鸡一下子就把嘴撑住，傻了眼了！

……

明子老往小英子家里跑。

……

这家人口不多，他家当然是姓赵。一共四口人：赵大伯、赵大妈，两个女儿，大英子、小英子。老两口没得儿子。因为这些年人不得病，牛不生灾，也没有大旱大水闹蝗虫，日子过得很兴旺。他们家自己有田，本来够吃的了，又租种了庵上的十亩田。自己的田里，一亩种了荸荠——这一半是小英子的主意，她爱吃荸荠，一亩种了茨菇。家里喂了一大群鸡鸭，单是鸡蛋鸭毛就够一年的油盐了。赵大伯是个能干人。他是一个"全把式"，不但田里场上样样精通，还会罾鱼、洗磨、凿砻、修水车、修船、砌墙、烧砖、箍桶、劈篾、绞麻绳。他不咳嗽，不腰疼，结结实实，像一棵榆树。人很和气，一天不声不响。赵大伯是一棵摇钱树，赵大娘就是个聚宝盆。大娘精神得出奇。五十岁了，两个眼睛还是清亮亮的。不论什么时候，头都是梳得滑溜溜的，身上衣服都是格挣挣的。像老头子一样，她一天不闲着。煮猪食，喂猪，腌咸菜——她腌的咸萝卜干非常好吃，舂粉子，磨小豆腐，编蓑衣，织芦席。她还会剪花样子。这里嫁闺女，陪嫁妆，磁坛子、锡罐子，都要用梅红纸剪出吉祥花样，贴在上面，讨个吉利，也才好看："丹凤朝阳"呀、"白头到老"呀、"子孙万代"呀、"福寿绵长"呀。二三十里的人家都来请她："大娘，好日子是十六，你哪天去呀——""十五，我一大清早就来！"

"一定呀"——"一定！一定！"

两个女儿，长得跟她娘像一个模子里托出来的。眼睛长得尤其像，白眼珠鸭蛋青，黑眼珠棋子黑，定神时如清水，闪动时像星星。浑身上下，头是头，脚是脚。头发滑溜溜的，衣服格挣挣的——这里的风俗，十五六岁的姑娘就都梳上头了。这两个丫头，这一头的好头发！通红的发根，雪白的簪子！娘女三个去赶集，一集的人都朝她们望。

姐妹俩长得很像，性格不同。大姑娘很文静，话很少，像父亲。小英子比她娘还会说，一天咭咭呱呱地不停。大姐说：

"你一天到晚咭咭呱呱——"

"像个喜鹊！"

"你自己说的——吵得人心乱！"

"心乱？"

"心乱！"

"你心乱怪我呀！"

二姑娘话里有话。大英子已经有了人家。小人她偷偷地看过，人很敦厚，也不难看，家道也殷实，她满意。已经下过小定，日子还没有定下来。她这二年，很少出房门，整天赶她的嫁妆。大裁大剪，她都会。挑花绣花，不如娘。她可又嫌娘出的样子太老了。她到城里看过新娘子，说人家现在绣的都是活花活草。这可把娘难住了。最后是喜鹊忽然一拍屁股："我给你保举一个人！"

这人是谁？是明子。明子念"上孟下孟"的时候，不知怎么得了半套《芥子园》[4]，他喜欢得很。到了荸荠庵，他还常翻出来看，有时还把旧账簿子翻过来，照着描。小英子说：

"他会画！画得跟活的一样！"

小英子把明海请到家里来，给他磨墨铺纸，小和尚画了几张，大英子喜欢得了不得：

"就是这样！就是这样！这就可以乱孱"——所谓"乱孱"是绣花的一种针法：绣了第一层，第二层的针脚插进第一层的针缝，这样颜色就可由深到淡，不露痕迹，不像娘那一代绣的花是平针，深浅之间，界限分明，一道一道的。小英子就像个书童，又像个参谋：

"画一朵石榴花！"

"画一朵栀子花！"

她把花掐来，明海就照着画。

到后来，凤仙花、石竹子、水蓼、淡竹叶，天竺果子、腊梅花，他都能画。

大娘看着也喜欢，搂住明海的和尚头：

"你真聪明！你给我当一个干儿子吧！"

小英子捺住他的肩膀，说：

"快叫！快叫！"

小明子跪在地下磕了一个头，从此就叫小英子的娘做干娘。

……

因为照顾姐姐赶嫁妆，田里的零碎生活小英子就全包了。她的帮手，是明子。

这地方的忙活是栽秧、车高田水，薅头遍草，再就是割稻子、打场子。这几件重活，自己一家是忙不过来的。这地方兴换工。排好了日期，几家顾一家，轮流转。不收工钱，但是吃好的。一天吃六顿，两头见肉，顿顿有酒。干活时，敲着锣鼓，唱着歌，热闹得很。其余的时候，各顾各，不显得紧张。

……

晚上，他们一起看场——荸荠庵收来的租稻也晒在场上。他们并肩坐在一个石磙子上，听青蛙打鼓，听寒蛇唱歌——这个地方以为蝼蛄叫是蚯蚓叫，而且叫蚯蚓叫"寒蛇"，听纺纱婆子不停地纺纱，"唦——"看萤火虫飞来飞去，看天上的流星。

"呀！我忘了在裤带上打一个结！"小英子说。

这里的人相信，在流星掉下来的时候在裤带上打一个结，心里想什么好事，就能如愿。

……

她挎着一篮子荸荠回去了，在柔软的田埂上留了一串脚印。明海看着她的脚印，傻了。五个小小的趾头，脚掌平平的，脚跟细细的，脚弓部分缺了一块。明海身上有一种从来没有过的感觉，他觉得心里痒痒的。这一串美丽的脚印把小和尚的心搞乱了。

……

明海到善因寺去受戒。

"你真的要去烧戒疤呀？"

"真的。"

"好好的头皮上烧十二个洞，那不疼死啦？"

"咬咬牙。舅舅说这是当和尚的一大关，总要过的。"

"不受戒不行吗？"

"不受戒的是野和尚。"

"受了戒有啥好处？"

"受了戒就可以到处云游，逢寺挂褡。"

"什么叫'挂褡'？"

"就是在庙里住。有斋就吃。"

"不把钱？"

"不把钱。有法事，还得先尽外来的师父。"

"怪不得都说'远来的和尚会念经'。就凭头上这几个戒疤？"

"还要有一份戒牒。"

"闹半天，受戒就是领一张和尚的合格文凭呀！"

"就是！"

"我划船送你去。"

"好。"

小英子早早就把船划到荸荠庵门前。不知是什么道理，她兴奋得很。她充满了好奇心，想去看看善因寺这座大庙，看看受戒是个啥样子。

……

第四天一大清早小英子就去看明子。她知道明子受戒是第三天半夜——烧戒疤是不许人看的。她知道要请老剃头师傅剃头，要剃得横摸顺摸都摸不出头发茬子，要不然一烧，就会"走"了戒，烧成了一片。她知道是用枣泥子先点在头皮上，然后用香头子点着。她知道烧了戒疤就喝一碗蘑菇汤，让它"发"，还不能躺下，要不停地走动，叫做"散戒"。这些都是明子告诉她的。明子是听舅舅说的。

她一看，和尚真在那里"散戒"，在城墙根底下的荒地里。

一个一个，穿了新海青，光光的头皮上都有十二个黑点子——这黑疤掉了，才会露出白白的、圆圆的"戒疤"。和尚都笑嘻嘻的，好像很高兴。她一眼就看见了明子。隔着一条护城河，就喊他：

"明子！"

"小英子！"

"你受了戒啦？"

"受了。"

"疼吗？"

"疼。"

"现在还疼吗？"

"现在疼过去了。"

"你哪天回去？"

"后天。"

"上午? 下午?"

"下午。"

"我来接你!"

"好!"

……

小英子把明海接上船。

小英子这天穿了一件细白夏布上衣,下边是黑洋纱的裤子,赤脚穿了一双龙须草的细草鞋,头上一边插着一朵栀子花,一边插着一朵石榴花。她看见明子穿了新海青,里面露出短褂子的白领子,就说:"把你那外面的一件脱了,你不热呀!"

他们一人一把桨。小英子在中舱,明子扳艄,在船尾。

她一路问了明子很多话,好像一年没有看见了。

她问,烧戒疤的时候,有人哭吗? 喊吗?

明子说,没有人哭,只是不住地念佛。有个山东和尚骂人:"俺日你奶奶! 俺不烧了!"

她问善因寺的方丈石桥是相貌和声音都很出众吗?

"是的。"

"说他的方丈比小姐的绣房还讲究?"

"讲究。什么东西都是绣花的。"

"他屋里很香?"

"很香。他烧的是伽楠香,贵得很。"

"听说他会作诗,会画画,会写字?"

"会。庙里走廊两头的砖额上,都刻着他写的大字。"

"他是有个小老婆吗?"

"有一个。"

"才十九岁?"

"听说。"

"好看吗?"

"都说好看。"

"你没看见?"

"我怎么会看见? 我关在庙里。"

明子告诉她,善因寺一个老和尚告诉他,寺里有意选他当沙弥尾,不过还没有定,要等主事的和尚商议。

"什么叫'沙弥尾'?"

"放一堂戒,要选出一个沙弥头,一个沙弥尾。沙弥头要老成,要会念很多经。沙弥尾要年轻,聪明,相貌好。"

"当了沙弥尾跟别的和尚有什么不同?"

"沙弥头,沙弥尾,将来都能当方丈。现在的方丈退居了,就当。石桥原来就是沙弥尾。"

"你当沙弥尾吗?"

"还不一定哪。"

"你当方丈，管善因寺？管这么大一个庙？！"

"还早呐！"

划了一气，小英子说："你不要当方丈！"

"好，不当。"

"你也不要当沙弥尾！"

"好，不当。"

又划了一气，看见那一片芦花荡子了。

小英子忽然把桨放下，走到船尾，趴在明子的耳朵旁边，小声地说：

"我给你当老婆，你要不要？"

明子眼睛鼓得大大的。

"你说话呀！"

明子说："嗯。"

"什么叫'嗯'呀！要不要，要不要？"

明子大声地说："要！"

"你喊什么！"

明子小声说："要——！"

"快点划！"

英子跳到中舱，两只桨飞快地划起来，划进了芦花荡。

芦花才吐新穗。紫灰色的芦穗，发着银光，软软的，滑溜溜的，像一串丝线。有的地方结了蒲棒，通红的，像一枝一枝小蜡烛。青浮萍，紫浮萍。长脚蚊子，水蜘蛛。野菱角开着四瓣的小白花。惊起一只青桩（一种水鸟），擦着芦穗，扑鲁鲁飞远了。

……

一九八〇年八月十二日，写四十三年前的一个梦。

[1] 放瑜伽焰口：佛教用语。一种为饿鬼施食而举行的仪式，也是对死者追荐的佛事之一。瑜伽：指通过现观思悟佛教"真理"的修行方法。焰口：佛经中饿鬼名。密宗有专对这种饿鬼施食的经咒和念诵仪轨，照此举行的仪式称"放焰口"。

[2] 拜梁皇忏：梁皇忏，指《梁皇忏法》一书，相传为南朝梁代诸僧著。此句意谓按照《梁皇忏法》礼佛诵念，济度亡灵。

[3] 盂兰会：即盂兰盆会，佛教节日。每逢夏历七月十五日，佛教徒为追荐祖先而举行，后称为"鬼节"。盂兰盆：梵文的音译，意思是"救倒悬"。

[4]《芥子园》：《芥子园画谱》，是一部系统介绍中国画基本技法的图谱。因其刻于李渔在南京的别墅"芥子园"，故名。

【思考练习】

1. 这篇小说"散文化"的美学特征表现在哪些方面？

2. 作者说过："美感作用同时也是一种教育作用。"结合作品阅读谈谈你的体会。

# 围城（节选）

钱钟书

## 【文章导读】

钱钟书（1910—1998 年），江苏无锡人，原名仰先，字哲良，后改名钟书，字默存，号槐聚，曾用笔名中书君，中国现代著名作家、文学研究家。出身于书香门第，幼承家学，天资过人，学贯东西。晚年就职于中国社会科学院，任副院长。钱钟书在文学、比较文学、文化批评等领域均有显著成就，推崇者甚至冠以"钱学"。

《围城》是钱钟书唯一一部长篇小说，第一版于 1947 年由上海晨光出版公司出版。它是中国现代文学史上一部风格独特的讽刺小说，被誉为"新儒林外史"。著名文学评论家夏志清认为，小说《围城》是"中国近代文学中最有趣、最用心经营的小说，可能是最伟大的一部"。

小说主人公方鸿渐于 1937 年夏天旅欧回国。小说以他的生活道路为主线。前四章以十里洋场上海为背景，写方鸿渐与唐晓芙、苏文纨、赵辛楣等的爱情纠葛及应酬交际，他们都在作者笔下表现出各自的性格皮相。第五章是一场"旅行"，方鸿渐与赵辛楣陪同未来的同事，训导长李梅亭、副教授顾尔谦、助教孙柔嘉一起由沪南下，此章展现了沿途的所见所闻和各人的矛盾困扰，是一副精彩的现实主义画卷。六章、七章主要描写方鸿渐与赵辛楣在大学里的明争暗斗。八章、九章描写了方鸿渐走入围城又走出的过程，以及在这过程中的焦虑与惶惑。

这部小说刻画了一批 20 世纪三四十年代的知识分子，他们不属于时代先进的知识分子行列，他们游离于抗日烽火之外，尽管都是留学归来，受过西方文化的熏陶，却因缺少远大理想，甚至无法把握自己的生活。作者以其机智的幽默和温情的讽刺，剖析了这群人的弱点，揭示了他们的精神困境。杨绛女士曾这样概括《围城》的主要内涵："围在城里的人想逃出来，城外的人想冲进去。对婚姻也罢，职业也罢，人生的愿望大都如此。"

本文节选《围成》第五章，展现了方鸿渐等人在金华和鹰潭的颠沛生活，深具钱钟书的幽默与讽刺。

汽车夫把私带的东西安置了，入座开车。这辆车久历风尘，该庆古稀高寿，可是抗战时期，未便退休。机器是没有脾气癖性的，而这辆车倚老卖老，修炼成桀骜不驯、怪僻难测的性格，有时标劲像大官僚，有时别扭像小女郎，汽车夫那些粗人休想驾驭了解。它开动之际，前头咳嗽，后面泄气，于是掀身一跳，跳得乘客东倒西撞，齐声叫唤，孙小姐从座位上滑下来，鸿渐碰痛了头，辛楣差一点向后跌在那女人身上。这车声威大震，一口气走了一二十里，忽然要休息了，汽车夫强它继续前进。如是者四五次，这车觉悟今天不是逍遥散步，可以随意流连，原来真得走路，前面路还走不完呢！它生气不肯走了，汽车夫只好下车，向车头疏通了好一会，在路旁拾了一团烂泥，请它享用，它喝了酒似的，欹斜摇摆地缓行着。每逢它不肯走，汽车夫就破口臭骂，此刻骂得更利害了。骂来骂去，只有一个意思：汽车夫愿意跟汽车的母亲和祖母发生肉体恋爱。骂的话虽然欠缺变化，骂的力气愈来愈足。汽车夫身后坐的是个穿制服的公务人员和一个十五六岁的女孩子，像是父女。那女孩子年纪虽小，打扮得脸上颜色赛过雨后虹霓、三棱镜下日光或者姹紫嫣红开遍的花园。她擦的粉不是来路货[1]，似乎泥水匠粉饰墙壁用的，汽车颠动利害，震得脸上粉粒一颗颗参加太阳光里飞舞的灰尘。她听汽车夫愈骂愈坦白了，天然战胜人工，涂抹的红色里泛出羞恶的红色来，低低跟老子说句话。公务员便叫汽车夫道："朋友，说话请斯文点，这儿是女客，啊！"汽车夫变了脸，正待回嘴，和父女俩同凳坐的军官夫妇也说："你骂有什么用？汽车还是要抛锚。你这粗话人家听了刺耳朵。"汽车夫本想一撒手，说"老子不开了"！一转念这公务员和军官都是站长领到车房里先上车占好座位的，都有簇新的公事皮包，听说上省政府公干，自己斗不过他们，只好忍着气，自言自语说："咱老子偏爱骂，不干你事！怕刺耳朵，塞了它做聋子！"车夫没好气，车开得更暴厉了，有一次险的撞在对面来的车上。那军官的老婆怕闻汽油味儿，给车一颠，连打恶心，嘴里一口口浓厚的气息里有作酸的绍兴酒味，在腐化中的大葱和萝卜味。鸿渐也在头晕胃泛，闻到这味道，再忍不住了，冲口而出的吐，忙掏手帕按住。早晨没吃东西，吐的只是酸水，手帕吸不尽，手指缝里汪出来，淋在衣服上，亏得自己抑住没多吐。又感觉坐得不舒服，箱子太硬太低，身体嵌在人堆里，脚不能伸，背不能弯，不容易改变坐态，只有轮流地侧重左右屁股坐着，以资调节，左倾坐了不到一分钟，臀骨酸痛，忙换为右倾，百无是处。一刻难受似一刻，几乎不相信会有到站的时候。然而抛锚三次以后，居然到了一个小站，汽车夫要吃午饭了，客人也下去在路旁的小饭店里吃饭。鸿渐等三人如蒙大赦，下车伸伸腰，活动活动腿，饭是没胃口吃了，泡壶茶，吃几片箱子里带的饼干。休息一会，又有精力回车受罪，汽车夫说，这车机器坏了，得换辆车。大家忙上原车拿了随身行李，抢上第二辆车。鸿渐等意外地在车梢占有好座位。原车有座位而现在没座位的那些人，都振振有词说：该照原车的位子坐，"中华民国"不是强盗世界，大家别讲抢。有位子坐的人，不但身体安稳，心理也占优势；他们可以冷眼端详那些没座位的人，而那些站的人只望着窗外，没勇气回看他们。这是辆病车，正害疟疾，走的时候，门窗无不发抖，坐在车梢的人更给它震动得骨节松脱、腑脏颠倒，方才吃的粳米饭仿佛在胃里玎琤[2]跳碰，有如赌场中碗里的骰子。天黑才到金华，结票的行李没从原车上搬过来，要等明天的车运送。鸿渐等疲乏地出车站，就近一家小旅馆里过夜。今天的苦算吃完了，明天的苦还远得很，这一夜的身心安适是向不属今明两天的中立时间里的躲避。

　　旅馆名叫"欧亚大旅社"。虽然直到现在欧洲人没来住过，但这名称不失为一种预言，还不能断定它是夸大之词。后面两进中国式平屋，木板隔成五六间卧室，前面黄泥地上搭了一个席棚，算是饭堂，要凭那股酒肉香、炒菜的刀锅响、跑堂们的叫嚷，来引诱过客进去投宿。席棚里电灯辉煌，扎竹涂泥的壁上贴满了红绿纸条，写的是本店拿手菜名，什么"清蒸甲鱼""本地名腿""三鲜米线""牛奶咖啡"等等。十几张饭桌子一大半有人占了。掌柜写账的桌子边坐个胖女人坦白地摊开白而不坦的胸膛，喂孩子吃奶；奶是孩子吃的饭，所以也该在饭堂里吃，证明这旅馆是科学管理的。她满腔都是肥腻腻的营养，小孩子吸的想是加糖的溶化猪油。她那样肥硕，表示这店里的饭菜也营养丰富；她靠掌柜坐着，算得不落言诠[3]的好广告。鸿渐等看定房间，洗了脸，出来吃饭，找个桌子坐下。桌面就像《儒林外史》里范进给胡屠户打了耳光的脸，刮得下斤把猪油。大家点了菜，鸿渐和孙小姐都说胃口不好，要吃清淡些，便一人叫了个米线。辛楣不爱米线，要一客三鲜糊涂面。鸿渐忽然瞧见牛奶咖啡的粉红纸条，诧异道："想不到这里会有这东西，真不愧'欧亚大旅社'了！咱们先来一杯醒醒胃口，饭后再来一杯，做它一次欧洲人，好不好？"孙小姐无可无不可，辛楣道："我想不会好吃，叫跑堂来问。"跑堂一口担保是上海来的好东西，原封没打开过。鸿渐问什么牌子，跑堂不知道什么牌子，反正又甜又香的顶呱呱货色，一纸包冲一杯。辛楣恍然大悟道："这是哄小孩子的咖啡方糖——"鸿渐高兴头上，说："别讲究了，来三杯试试再说，多少总有点咖啡香味儿。"跑堂应声去了。孙小姐说："这咖啡糖里没有牛奶成分，怎么叫牛奶咖啡，一定是另外把奶粉调进去的。"鸿渐向那位胖女人歪歪嘴道："只要不是她的奶，什么都行。"孙小姐皱眉努嘴做个颇可爱的厌恶表情。辛楣红了脸忍笑道："该死！该死！你不说好话。"咖啡来了，居然又黑又香，面上浮一层白沫，鸿渐问跑堂是什么，跑堂说是牛奶，问什么牛奶，说是牛奶的脂膏。辛楣道："我看像人的唾沫。"鸿渐正要喝，恨得推开杯子说："我不要喝了！"孙小姐也不肯喝，辛楣一壁笑，一壁道歉，可是自己也不喝，顽皮地向杯子里吐一口，果然很像那浮着的白沫。鸿渐骂他糟蹋东西，孙小姐只是笑，像母亲旁观孩子捣乱，宽容地笑。跑堂上了菜跟辛楣的面。面烧得太烂了，又腻又黏，像一碗糨糊，面上堆些鸡颈骨、火腿皮。辛楣见了，大不高兴，鸿渐笑道："你讲咖啡里有唾沫，我看你这碗面里有人的鼻涕。"辛楣把面碗推向他道："请你吃。"叫跑堂来拿去换，跑堂不肯，只得另要碗米线来吃了。吃完算账时，辛楣说："咱们今天亏得没有李梅亭跟顾尔谦，要了东西不吃，给他们骂死了。可是这面我实在吃不下，这米线我也不敢仔细研究。"卧房里点的是油灯，没有外面亮，三人就坐着不进去，闲谈一回。都有些疲乏过度的兴奋，孙小姐也有说有笑，但比了辛楣鸿渐的胡闹，倒是这女孩子老成。

这时候，有个三四岁的女孩子两手向头发里乱爬，嚷到那胖女店主身边。胖女人一手拍怀里睡熟的孩子，一手替那女孩子搔痒。她手上生的五根香肠，灵敏得很，在头发里抓一下就捉到个虱，掐死了，叫孩子摊开手掌受着，陈尸累累。女孩子把另一手指着死虱，口里乱数："一，二，五，八，十……"孙小姐看见了告诉辛楣鸿渐，大家都觉得身上痒起来，便回卧室睡觉。可是方才的景象使他们对床铺起了戒心，孙小姐借手电给他们在床上照一次，偏偏电用完了，只好罢休。辛楣道："不要害怕，疲倦会战胜一切小痛痒，睡一晚再说。"鸿渐上床，好一会没有什么，正放心要睡去，忽然发痒，不能忽略的痒，一处痒，两处痒，满身痒，心窝里奇痒。蒙马脱尔（Monmartre）[4]的"跳蚤市场"和耶路撒冷圣庙的"世界蚤虱大会"全像在这欧亚大旅社里举行。咬得体无完肤，抓得指无余力。每一处新鲜明确的痒，手指迅雷闪电似的捺住，然后谨慎小心地拈起，才知道并没捉到那咬人的小东西，白费了许多力，手指间只是一小粒皮肤屑。好容易捺死一个臭虫，宛如报了仇那样的舒畅，心安虑得，可以入睡，谁知道杀一并未做百，周身还是痒。到后来，疲乏不堪，自我意识愈缩愈小，身体只好推出自己之外，学我佛如来舍身喂虎的榜样，尽那些蚤虱去受用。外国人说听觉敏锐的人能听见跳蚤的咳嗽；那一晚上，这副尖耳朵该听得出跳蚤们吃饱了噫气。早晨清醒，居然自己没给蚤虱吃个精光，收拾残骸剩肉还够成个人，可是并没有成佛。只听辛楣在床上狠声道："好呀！又是一个！你吃得我舒服呀？"鸿渐道："你在跟跳蚤谈话，还是在捉虱？"辛楣道："我在自杀。我捉到两个臭虫、一个跳蚤，捺死了，一点一点红，全是我自己的血，这不等于自杀——咦，又是一个！啊哟，给它溜了——鸿渐，我奇怪这家旅馆里有这许多吃血动物，而女掌柜还会那样肥胖。"鸿渐道："也许这些蚤虱就是女掌柜养着，叫它们客人的血来供给她的。我劝你不要捉了，回头她叫你一一偿命，怎么得了！赶快起床，换家旅馆罢。"两人起床，把内衣脱个精光，赤身裸体，又冷又笑，手指沿衣服缝掏着捺着，把衣服抖了又抖然后穿上。出房碰见孙小姐，脸上有些红点，扑鼻的花露水香味，也说痒了一夜。三人到汽车站"留言板"上看见李顾留的纸条，说住在火车站旁一家旅馆内，便搬去了。跟女掌柜算账的时候，鸿渐说这店里跳蚤太多。女掌柜大不答应，说她店里的床铺最干净，这臭虫跳蚤准是鸿渐们随身带来的。

当天晚上，一行五人买了三等卧车票在金华上火车，明天一早可到鹰潭，有几个多情而肯远游的蚤虱一路陪着他们。

火车一清早到鹰潭，等行李领出，公路汽车早开走了。这镇上唯一像样的旅馆挂牌"客满"，只好住在一家小店里。这店楼上住人，楼下卖茶带饭。窄街两面是房屋，太阳轻易不会照进楼下的茶座。门口桌子上，一叠饭碗，大碟子里几块半生不熟的肥肉，原是红烧，现在像红人倒运，又冷又黑。旁边一碟馒头，远看也像玷污了清白的大闺女，全是黑斑点，走近了，这些黑点飞升而消散于周遭的阴暗之中，原来是苍蝇。这东西跟蚊子臭虫算得小饭店里的岁寒三友，现在刚是深秋天气，还显不出它们的后凋劲节。楼只搁着一张竹梯子，李先生的铁箱无论如何运不上去，店主拍胸担保说放在楼下就行，李先生只好自慰道："譬如这箱子给火车耽误了没运到，还不是一样的人家替我看管，我想东西不会走漏的。在金华不是过了好几天才到么？"大家赞他想得通。辛楣由伙计陪着先上楼去看卧室，楼板给他们践踏得作不平之鸣，灰尘扑簌簌地掉下来。顾先生笑道："赵先生的身体真重！"店主瞧孙小姐掏手帕出来拂灰，就说："放心，这楼板牢得很。楼板要响的好，晚上贼来，客人会惊醒。我们这店里从没来过，他不敢来，就因为我们这楼板会响。吓！耗子走动，我这楼板也报信的。"伙计下梯来招呼客人上去，李梅亭依依不舍地把铁箱托付给店主。楼上只有三间房还空着，都是单铺，伙计在赵方两人的房间里添张竹榻，要算双铺的价钱。辛楣道："咱们这间房最好，沿街，光线最足，床上还有帐子。可是，我不愿睡店里的被褥，回头得另想办法。"鸿渐道："好房间为什么不让给孙小姐？"辛楣指壁上道："你瞧罢。"只见剥落的白粉壁上歪歪斜斜地写着淡墨字："路过鹰潭与王美玉女士恩爱双双题此永久纪念济南许大隆题。"记着"中华民国"年月日，一算就是昨天晚上写的。后面也像许大隆的墨迹，是首诗："酒不醉人人自醉色不迷人人自迷今朝有缘来相会明日你东我向西。"又写着："大爷去也！"那感叹记号使人想出这位许先生撇着京剧说白的调儿，挥着马鞭子，慷慨激昂的神气。此外有些铅笔小字，都是讲王美玉的，想来是许先生酒醉色迷那一夜以前旁人的手笔，因为许先生的诗就写在"孤王酒醉鹰潭宫王美玉生来好美容"那几个铅笔字身上。又有新式标点的铅笔字三行："注意！王美玉有毒！抗战时期，凡我同胞，均须卫生为健国之本，万万不可传染！而且她只认洋钱没有情！过来人题！"旁边许大隆的淡墨批语道："毁坏名誉该当何罪？"鸿渐笑道："这位姓许的倒有情有义得很！"辛楣也笑道："孙小姐这房间住得么？李梅亭更住不得——"

正说着，听得李顾那面嚷起来，顾先生在和伙计吵，两人跑去瞧。那伙计因为店里的竹榻全为添铺用完了，替顾先生把一扇板门搁在两张白木凳上，算是他的床。顾尔谦看见辛楣和鸿渐，声势大振，张牙舞爪道："二位瞧他可恶不可恶？这是搁死人尸首用的，他不是欺负我么？"伙计道："店里只有这块板了，你们穿西装的文明人，要讲理。"顾尔谦拍自己青布大褂胸脯上一片油腻道："我不穿西装的就不讲理？为什么旁人有竹榻睡，我没有？我不是照样付钱的？我并不是迷信，可是出门出路，也讨个利市，你这家伙全不懂规矩。"李梅亭自从昨天西药发现以后，对顾尔谦不甚庇护。冷眼瞧他们吵架，这时候插嘴道："你把这板搬走就是了。吵些什么！你想法把我的箱子搬上来，那箱子可以当床，我请你抽支香烟，"伸出左手的食指摇动着仿佛是香烟的样品。伙计看只是给烟熏黄的指头，并非香烟，光着眼道："香烟在哪里？"李梅亭摇头道："哼，你这人笨死了！香烟我自然有，我还会骗你？你把我这铁箱搬上来，我请你抽。"伙计道："你有香烟就给我一根，你真要我搬箱子，那不成。"李先生气得只好笑，顾先生胜利地教大家注意这伙计蛮不讲理。结果鸿渐睡的竹榻跟这扇门对换了。

孙小姐来了，辛楣问到何处吃早点。李梅亭道："就在本店罢。省得上街去找，也许价钱便宜些。"辛楣不便出主意，伙计恰上来沏茶，便问他店里有什么东西吃。伙计说有大白馒头、四喜肉、鸡蛋、风肉。鸿渐主张切一碟风肉夹了馒头吃，李顾赵三人赞成，说是"本位文化三明治"，要吩咐伙计下去准备。孙小姐说："我进来的时候，看见这店里都是苍蝇，馒头和肉尽苍蝇叮着，恐怕不大卫生。"李梅亭笑道："孙小姐毕竟是深闺娇养的，不知道行路艰难，你要找一家没有苍蝇的旅馆，只能到外国去了！我担保你吃了不会生病，就是生病，我箱子里有的是药，"说时做个鬼脸，倒比他本来的脸合式些。辛楣正在喝李梅亭房里新沏的开水，喝了一口，皱眉头道："这水愈喝愈渴，全是烟火气，可以代替火油点灯的——我看这店里的东西靠不住，冬天才有风肉，现在只是秋天，知道这风肉是什么年深月久的古董。咱们别先叫菜，下去考察一下再决定。"伙计取下壁上挂的一块乌黑油腻的东西，请他们赏鉴，嘴里连说："好味道！"引得自己口水要流，生怕经这几位客人的馋眼睛一看，肥肉会减瘦了。肉上一条蛆虫从腻睡里惊醒，载蠕载袅，李梅亭眼快，见了恶心，向这条蛆远远地尖了嘴做个指示记号道："这要不得！"伙计忙伸指头按着这嫩肥软白的东西，轻轻一捺，在肉面的尘垢上划了一条乌光油润的痕迹，像新浇的柏油路，一壁说："没有什么呀！"顾尔谦冒火，连声质问他："难道我们眼睛是瞎的？"大家也说："岂有此理！"顾尔谦还唠唠叨叨地牵涉适才床板的事。这一吵吵得店主来了，肉里另有两条蛆也闻声探头出现。伙计再没法毁尸灭迹，只反复说："你们不吃，有人要吃——我吃给你们看——"店主拔出嘴里的旱烟筒，劝告道："这不是虫呀，没有关系的，这叫'肉芽'——'肉'——'芽'。"方鸿渐引申说："你们这店里吃的东西都会发芽，不但是肉。"店主不懂，可是他看见大家都笑，也生气了，跟伙计用土话咕着。结果，五人出门上那家像样旅馆去吃饭。

[1] 来路货：非本地产制的货品，与"舶来品"是同义词。

[2] 玎琮（chēngcóng）：象声词。

[3] 言诠：以言语解说。

[4] 蒙马脱尔（Monmartre）：现多译为"蒙马特"，巴黎一处高地，艺术、文化氛围浓厚的著名旅游景点。

【思考练习】

1. 完整阅读《围城》第五章，分析方鸿渐这一人物形象。
2. 选取一处印象深刻的描写，谈谈《围城》的语言特色。

# 谈语言和文字

吕叔湘

【文章导读】

吕叔湘（1904—1998 年），江苏丹阳人，杰出的语言学家，20 世纪现代汉语语法八大家之一。1926 年毕业于国立东南大学（中央大学前身）外国语文系，1936 年赴英国留学，先后在牛津大学人类学系、伦敦大学图书馆学科学习。曾任清华大学教授，中国科学院语言研究所研究员、所长，《中国语文》主编，中国文字改革委员会副主任，中国语言学会会长，《中国大百科全书》总编辑委员会委员。一生致力于语言教学和研究，尤在汉语语法方面有卓越贡献。著有《中国文法要略》《语法修辞讲话》（合作）、《汉语语法分析问题》《汉语语法论文集》《文言虚字》《现代汉语语法讲话》（合作）、《吕叔湘语文论集》，主编《现代汉语八百词》《现代汉语词典》，译著《汉语口语语法》（赵元任原著）。作为中国语言学界的领袖之一，还直接主持或参加许多重大语文活动，参与了一些语文工作计划的制订。1983 年 5 月捐款设立"中国社会科学院青年语言学家奖"。

《谈语言和文字》节选自《文字改革》1964 年 1 期。本文从创作缘起写起，对人们经常挂在嘴边的"语文"一词侃侃而谈，澄清人们对"语文"的认识偏颇。接着，作者顺势对语言和文字展开深入探讨。自从有了人类，就有了语言，文字则是在人类的文化发展到一定阶段的时候才出现的。文字的发展起源于图画，图画是与语言不相干的独立的表意系统，只有在图画向语言靠拢，被语言吸收，成为语言的一种形式（用图形或笔画代替声音）之后，才成为真正的文字。文字（书写符号）与字音不可分割，文字（书面语）与语言（口语）也就不可能不相符合。事实上，文字和语言只是基本上一致，不是完全一致。因为文字和语言的使用情况不同。语言和文字都有很大用处，也各有其使用范围。"语文"课往往只教"文"，不教"语"。对待语言和文字的正确态度是语言与文字并重，学会用语言和文字两条腿走路。

《文字改革》的编者约我写几篇关于语言文字的文章，推辞不了，只好答应下来。文章还没写得，题目倒已经有了，叫做《语文常谈》。这个题目需要解释几句。

先说"语文"。"语"者，语言，"文"者，文字，"语文"就是语言和文字，这里似乎没什么问题。不然。第一，"文"也可以指"文学"。大学里的"中国语文系"的全称就是"中国语言文学系"。其次，"语言"有广狭两义。狭义的"语言"指人们说的话，也就是所谓"口语"，跟"文字"也就是"书面语"相对待。广义的"语言"包括口语和书面语，比如"语言学""语言的艺术""艺术的语言"，这里边的"语言"都是广义的。又其次，"文字"也有两个意思：一、书面语；二、书面语里使用的符号，这就是"文字学""甲骨文字""文字改革"里边的"文字"，也就是《说文解字》里边的"文"和"字"。再还有，无论是说"语文"或者"语言和文字"，都可以指一般的或者专指汉语，比如中学、小学里边的"语文"课专指汉语，可是说到"语文教学的原则"，那就指一般的语文，不限于哪一种语文了。《语文常谈》里的"语文"指语言和文字；"语言"和"文字"放在一块儿说的时候，"语言"指口语；单独说"语言"的时候，包括书面语。谈的主要是汉语，有时候也涉及一般的语言文字，有上下文不难决定。

怎么叫做"常谈"呢？首先，"常"是平常的意思，就是说，这里边没有什么新鲜玩意儿，没有什么"独得之秘"。其次，"常"又有家常的意思，就是说，这些文章不是什么论文，只是仿佛朋友们到一块儿聊点儿什么，聊完了把它写下来让别人看看。这种文章不容易写，我不敢说准有这份能耐，只是表示有这样一种希望罢了。

语言，也就是说话，好像是极其稀松平常的事儿。可是仔细想想，实在是一件了不起的大事。正是因为说话跟吃饭、走路一样的平常，人们才不去想它究竟是怎么回事儿。其实这三件事儿都是极不平常的，都是使人类不同于别的动物的特征。别的动物都吃生的，只有人类会烧熟了吃。别的动物走路都是让身体跟地面平行，有几条腿使几条腿，只有人类直起身子来用两条腿走路，把另外两条腿解放出来干别的、更重要的活儿。同样，别的动物的嘴只会吃东西，人类的嘴除了吃东西还会说话。

记得在小学里读书的时候，班上有一位"能文"的大师兄，在一篇作文的开头写下这么两句"鹦鹉能言，不离于禽；猩猩能言，不离于兽。"[1]我们看了都非常佩服。后来知道这两句是有来历的，只是字句有些出入。又过了若干年，才知道这两句话都有问题。鹦鹉能学人说话，可只是作为现成的公式来说，不会加以变化（所以我们管人云亦云的说话叫"鹦鹉学舌"）。只有人们的说话是从具体情况（包括外界情况和本人意图）出发，情况一变，话也跟着一变。人们的语言怎么能够这样"随机应变"呢？这得从信号怎样起作用说起，因为语言是一种信号系统。信号有简单和复杂之分。比如在十字路口安上红绿灯，红灯禁止通行，绿灯表示放行，这就是最简单的信号。假如我们规定：绿灯亮两下是让前进，红灯亮两下是让停止，先绿后红是让向左拐，先红后绿是让向右拐，这就复杂点儿了。假如让红绿灯的作用改变一下，不是管理一个十字路口，而是指示开车的人往哪条街上去，规定每亮两下停一下，每停一下表示到达另一个十字路口。这样，"绿红——绿绿——红绿"就表示：现在向左拐，到第二个十字路口还是向前进，到第三个十字路口向右拐，这就更复杂了。如果再规定：亮灯的时间分长短，长表示开慢车，短表示开快车，这就又复杂一层了。人类的语言当然比这还要复杂，但是这个例子已经足以比方语言的特征：它是由若干层次组成的系统，基本上是三个层次。①红灯或绿灯亮一下，犹如一个一个语音，本身没有意义，只是构成有意义的信号的手段。②连续亮两下——红绿、绿红、绿绿——是简单的信号，犹如语言里的一个一个"字"（语言学上叫"语素"）。③这种简单的信号在一定的情况下可以起全部作用（例如要达到的目的地就在附近），但是在多数情况下需要有一系列这样的信号才能起应有的作用，正如一句话多半不止一个字。相同的几个信号，组织的方式不同，意义也就不同。"绿红——绿绿——红绿"和"绿绿——绿红——红绿"的意思不同，正如语言里"向左，再向前，再向右"和"向前，再向左，再向右"的意思不同，或者"我等你"和"你等我"的意思不同。鹦鹉能让人教会说"客人来了"和"阿姨倒茶"，可是都是囫囵一块，各自适应一种情况。它不会分析，不会说"阿姨来了"或"客人倒茶"来适应另外的情况。这好比是前面说过的绿灯表示放行、红灯禁止通行那样的简单信号，不是由几个层次组成的复杂的信号系统，所以不是真正的语言。同样，猩猩的呼叫也是既没有分析又没有综合的简单的信号，算不了语言。

自从有了人类，就有了语言。世界上还没有发现过任何一个民族或者部落是没有语言的。至于文字，那就不同了。文字是在人类的文化发展到一定阶段的时候才出现的，一般是在具有国家的雏形的时候。直到现在，世界上还有很多语言是没有文字的，也可以说，没有文字的语言比有文字的语言还要多些。最早的文字也只有几千年的历史，而且就是在有文字的地方，直到不久以前，使用文字的也还是限于少数人。

文字起源于图画。最初是整幅的画，这种画虽然可以有表意的作用，可是往往意思含糊不清。比如画一个人骑在马上，可以表示"人骑马"，也可以表示"骑马的人"；如果是一个外出的人寄回家的信，可以表示他在外面已经得了一匹马，或者希望家里人骑马去接他，或者别的什么意思。看得懂看不懂这种图画的意思，取决于看画的人和画画的人生活上的联系或者其他条件，与他们是否说同一种语言无关。这种图画有人管它叫"图画文字"，其实只是图画，不是文字。

图画发展成为文字，必然表现出这些特点：①把整幅的画拆散成个别的图形，一个图形跟语言里的一个词（或者语素）相当。②许多抽象的意思得用转弯抹角的办法来表示，例如画一个人，再在他脚底下画一根地平线，表示"立"（会意）；或者用移花接木的办法来表示，例如画一面旗子代表同音的"骑"（假借）；或者为了避免误会，在旗子旁边再画上一匹马（形声，这里是为了便于举例，事实上"骑"字里的"奇"不是一面旗）。③这些图形必得作线性排列，它们的顺序得依照语言里的词的顺序，顺序不同，意思也就不同。例如先画一个人，再画一面旗，再画一匹马，这是"人骑马"；如果先画旗和马，再画人，那就是"骑马的人"。

到了这个阶段以后，为了便于书写，图形可以大大简化（图案化，线条化，笔画化），丝毫不损害原来的意思。从汉字形体变化的历史来看，甲骨文最富于象形的味道，小篆已经不太像，隶书、楷书就更不用说了。从形状上看，第二阶段的零碎图形和第一阶段的整幅画很相似，第三阶段的笔画化图形和第二阶段的象形图形可以差别很大。但是从本质上看，象形文字和表意画有原则上的区别，而象形文字和后来的笔画化的文字则纯粹是字形上的变化，实质完全相等。

图画一旦变成文字，就和语言结上不解之缘。一个字，甚至是最象形的字，也必然要跟一定的字音相联系；表示抽象意思的字，笔画化了的字，就更加离不开字音了。这样，语言不同的人看不懂彼此的文字，哪怕是象形成分最多的文字。假如一个人的语言里"骑"和"旗"不同音，他就不懂一面旗夹在一个人和一匹马中间是什么意思。

文字发展到了这种"词的文字"之后，仍然有可能进一步发展成纯粹表音的文字，这将来有机会再谈。这里所要强调的是：尽管文字起源于图画，图画是与语言不相干的独立的表意系统，只有在图画向语言靠拢，被语言吸收，成为语言的一种形式（用图形或笔画代替声音）之后，才成为真正的文字。

对于文字和语言的关系没有好好思考过的人，很容易产生一些不正确的理解。很常见的是把文字和语言割裂开来，认为文字和语言是并行的两种表达意思的工具。这种意见在我国知识分子中间相当普通，因为我们用的是汉字，不是拼音字。例如有人说。"文字用它自己的形体来表达人的思维活动、认识活动。当人们写一个文字的时候，目的在写它的思想而不仅为的是写语言；当人们看文字的时候，也只是看它所包含的内容，不一定把它当作语言；只有把它读出来的时候，才由文字转化为语言。"[2]这个话显然是不对的。文字必须通过语言才能表达意义；一个形体必须同一定的语音有联系，能读出来，才成为文字。如果一个形体能够不通过语音的联系，直接表达意义，那就还是图画，不是文字。代表语言，也就是能读出来，这是文字的本质，至于写的时候和看的时候读出或者不读出声音来，那是不关乎文字的本质的。事实上，教儿童认字总是要首先教给他读音；不通过语言而能够学会文字的方法是没有的。粗通文字的人看书的时候总是要"念念有词"，哪怕声音很小，小到你听不见，你仍然可以看见他的嘴唇在那儿一动一动。完全不念，只用眼睛看（所谓"默读"），是要受过相当训练才能做到的。

有人拿阿拉伯数字和科学上各种符号作为文字可以超脱语言的例子。这也是只看见表面现象，没有进一步观察。数字和符号也都是通过语言起作用的，不过这些符号是各种语言里通用，因此各人可以按照各自的语言去读罢了。例如"1，2，3"可以读成"一，二，三"，可以读成"один，Два，Три"，可以读成"one，two，three"，等等，但是不把它读成任何语言的字音是不可能的。而何况在任何语言的语汇里这种符号都只是极少数呢？

文字（书写符号）和字音不可分割，因而文字（书面语）和语言（口语）也就不可能不相符合。但是事实上文字和语言只是基本上一致，不是完全一致。这是因为文字和语言的使用情况不同。说话是随想随说，甚至是不假思索，脱口而出；写东西的时候可以从容点儿，琢磨琢磨。说话的时候，除了一个一个字音之外，还有整句话的高低快慢的变化，各种特殊语调，以及脸上的表情，甚至浑身的姿态，用来表示是肯定还是疑问，是劝告还是命令，是心平气和还是愤愤不平，是兴高采烈还是悲伤抑郁，是衷心赞许还是嘲讽讥刺，等等不一；写东西的时候没有这一切便利，标点符号的帮助也极其有限。因此，说话总是语汇不大，句子比较短，结构比较简单甚至不完整，有重复，有脱节，有补充，有插说，有填空的"呃、呃"，"这个、这个"；而写文章就不然，语汇常常广泛得多，句子常常比较复杂，前后比较连贯，层次比较清楚，废话比较少。这都是由不同的使用条件决定的。另一方面，语言和文字又互相作用，互相接近。语言里出现一个新字眼或者新说法，慢慢地会见于文字，例如"棒""搞""注点儿意"；文字里出现一个新字眼或者新说法，慢慢地也会见于语言，例如"问题""精简""特别是""在什么什么情况下"。剧作家和小说作者得尽可能把人物对话写得流利自然，生动活泼，虽然不能完全像实际说话。而一个讲故事或者做报告的人，却又决不能像日常说话那样支离破碎，即使不写稿子，也会更像一篇文章。所以一个受过文字训练的人，说起话来应该能够更细致，更有条理，如果有这种需要。一个原来善于说话也就是有"口才"的人，也应该更容易学会写文章。

一般说来，文字比语言更加保守。这是因为人们只听到同时代的人说话，听不到早一时期的人说话，可是不仅能看到同时代的文字，也能看到早一时期的文字，能模仿早一时期的文字，因而已经从口语里消失了的词语和句法却往往留存在书面语里。再还有一些特殊的著作，例如宗教经典、法律条文，它们的权威性叫人们轻易不敢改动其中的古老的字句；优秀的文学作品也起着类似的作用。在文字的保守力量特别强烈的场合，往往会形成文字和语言脱节的现象。中国、印度、阿拉伯国家、古代罗马都曾经出现过这种情况。这时候，书面语和口语的差别就不仅是风格或者文体的差别，而是语言的差别了。但是只有在文字的使用限于少数人，也就是多数人是文盲的条件下，这种情况才能维持。一旦要普及文化，这种情况就必定要被打破，与口语相适应的新书面语就必定要取古老的书面语而代之。

在人们的生活中，语言和文字都有很大的用处，也各有使用的范围。面对面的时候，当然说话最方便；除非方言不通，才不得不"笔谈"。如果对方不在面前，就非写信不可；如果要把话说给广大地区的人听，甚至说给未来的人听，更非写成文章不可。人们既不得不学会说话，也不得不学会写文章，也就是说，在语言文字问题上，不得不用两条腿走路。可是自从有了文字，一直就有重文轻语的倾向。为了学习写文章，人们不吝惜十年窗下的工夫，而说话则除了小时候自然学会的以外，就很少人再有意去讲究。这也难怪。在那时候，语言只用来料理衣、食、住、行，也就是只派低级用场；一切高级任务都得让文字来担任。可是时代变了。三天两天要开会，开会就得发言。工业农业的生产技术以及其他行业的业务活动都越来越复杂，交流经验、互相联系的范围越来越大，以前三言两语可了的事情，现在非长篇大论不成。语言不提高行吗？再还有传播语言的新技术。有了扩音器，一个人说话能让几千人听见；有了无线电广播，一个人说话能让几千里外面的人听见。很多从前非用文字不可的场合，现在都能用语言来代替，省钱，省事，更重要的是快，比文字不知快多少倍。语言文字两条腿走路的道理应该更受到重视了。可是人们的认识常常落后于客观形势。学校的"语文"课实际上仍然是只教"文"，不教"语"。是应该有所改变的时候了，不是吗？

[1]《礼记·曲礼》："鹦鹉能言，不离飞鸟；猩猩能言，不离禽兽。"

[2] 引自唐兰《论马克思主义与中国文字改革基本问题》。载《中国语文》1956 年 1 月。

【思考练习】

1. 结合自己的学习实际，谈一下对语文的认识。
2. 语言和文字之间是一种什么关系？

# 修辞与逻辑、语法的关系

林裕文

## 【文章导读】

作者林祥楣、胡裕树、张斌。"林裕文"是三位语言学家共用的笔名，各取一字，因而得名（林祥楣与胡裕树取其姓名中一字，张斌取其笔名"文炼"中"文"字）。三位语言大家联手发表有关语言学方面的多篇论著，是当时语言学界的一道美丽风景线，成为后来语言学者的楷模。林祥楣（1922—1992年），字孟章。浙江瑞安人。1944年毕业于浙江大学师范学院国文系。华东师范大学著名教授，《中国大百科全书·语言文字》卷汉语语法修辞分科副主编。致力于现代汉语语法研究，著有《词汇、语法、修辞》（合著）、《代词》。胡裕树（1918—2001年），笔名胡附，安徽绩溪人。1945年毕业于上海暨南大学中文系。复旦大学教授、博士生导师，中国语言学会常务理事，《辞海》（语言学部分）分科主编，《中国大百科全书·语言文字》卷编委，汉语语法修辞分科主编。著有《现代汉语语法探索》（合著）、《数词和量词》等。中国20世纪"现代汉语语法八大家"之一。张斌（1920—），笔名文炼，湖南长沙人。1943年毕业于旧国立师范学院。后任上海师范大学教授、博士生导师，《辞海》（语词部分）分科主编，《中国大百科全书·语言文字》卷编委，汉语语法修辞分科副主编。著有《现代汉语语法探索》（合著）、《处所、时间和方位》《汉语语法学》，与胡裕树等人提出"三个平面"的语法观。中国20世纪"现代汉语语法八大家"之一。

本文选自《语文知识》1957年第2期。其解决的是对平常所讲的话的判断标准问题。对一句话进行评价，通常说"对不对""通不通""好不好"。逻辑解决的是"对不对"的问题，语法解决的是"通不通"的问题，修辞则解决的是"好不好"的问题。逻辑研究思维的方法、规律，从说话的内容上考察思维的方法对头不对头；语法研究语言的结构规则；修辞学研究语言的表达效果。三者的性质不同，需严格区分开，但三者之间又存在密切的联系。语言与思维的关系是统一而不可分的，思维反映、认识客观世界的规律，语言表达这些规律的思想；语言是交际的工具，也是思维的工具，没有语言，就不可能有逻辑思维。语法和修辞都是语言的科学，逻辑、语法、修辞因此有着密切的联系。

我们常常碰到一种情形，就是搞不清修辞跟有关的科学的关系。这里只提出跟修辞关系最密切的逻辑和语法讨论一下。

逻辑研究思维的方法、规律；从说话的内容上考察思维的方法对头不对头，也就是反映、认识客观现实的方法正确不正确，这是逻辑的事。语法研究语言的结构规则，这是语法的事。修辞学研究语言的表达效果：一个意思，采用怎样的表达方法，可以提高表达效果？同一个意思，采用不同的表达方法，效果是不是也两样？运用不同表达效果的词、句、声音来表达我们的思想，就是运用了不同的修辞方法、修辞手段。修辞学的任务就是研究语言的修辞方法、修辞手段，找出运用的规律，也找出特定的格式，更进一步分析语体和风格，以提高语言的表达效果。所以话说得是不是明白、确切、生动、有力，是修辞的事。因此有人说，逻辑管的是"对不对"，语法管的是"通不通"，修辞管的是"好不好"。

三者的性质既不相同，就不能让它们混淆起来。我们不能将逻辑上的同一律、矛盾律、排中律等思维的规律看作语法现象或修辞现象，也不能把修辞上的比喻、借代、拟人等修辞的方法看作逻辑法则或语法规律。当然，这样明显的错误不容易发生，但是类似的情形是存在的。有的人把"符合逻辑"也作为一种修辞方法来对待，就是混淆了逻辑和语法的结果。

因为三者之间有区别，所以在不妨碍语言的交际职能，不会引起误解的范围内，为了提高表达效果，可以运用某些修辞手段，虽然这些修辞手段，以逻辑或语法的尺度去衡量，都成问题。比如杜甫《古柏行》中的两句诗，"双皮溜雨四十围，黛色参天二千尺"，沈括以逻辑去解释，批评说："四十围乃是径七尺，无乃太细长乎？"（见《梦溪笔谈》）黄朝英也从逻辑上解释，为杜甫辩护说："古制以围三径一，四十围即百二十尺。围有百二十尺即径四十尺矣；安得云七尺也？若以人两手大指相合为一围，则是一小尺，即径一丈三尺三寸，又安得云七尺也？武侯庙古柏，当从古制为定，则径四十尺，其长二千尺宜矣；岂得以细长讥之乎？"（见《渔隐丛话》）[1]沈括和黄朝英不懂这个道理，一定要用逻辑的尺度去衡量，反而闹了笑话。至于像李白《秋浦歌》中的"白发三千丈，缘愁似个长"，尽管想作逻辑的解释也不可能了。又如这样一些句子：

（1）枯藤老树昏鸦，小桥流水人家……

（2）鸡声茅店月，人迹板桥霜。

（3）林教头风雪山神庙。

例（1）还可以勉强解释成几个独语句的并列，但这样的句法在一般情况下是极少见的。例（2）（3）简直无法作语法的分析，无法指出哪个是主语，哪个是谓语。如果硬要用语法的尺度来衡量，那只能说它不合语法了。

逻辑、语法、修辞三者有区别，不能混同，并不是说三者彼此孤立，各不相关，更不能误解作修辞可以不管逻辑和语法。事实正相反，三者的联系是非常密切的。语言与思维的关系是统一而不可分的：思维反映、认识客观世界的规律，语言则表达关于这些规律的思想；语言是交际的工具，也是思维的工具，没有语言，也就不可能有逻辑思维。语法和修辞都是语言的科学，逻辑、语法、修辞因此有着密切的联系。

第一，在一般情况下，修辞要在合乎逻辑的基础上进行。修辞要求提高语言的表达效果，如果表达事理都不合，还需要提高什么表达效果呢？表达事理都不合，即使用尽一切修辞手段，当能掩盖逻辑上的错误？至于语法，乃是修辞所必须具备的初步条件。语法和修辞的关系有点像楷书和草体的关系，楷书都写不好，笔画还有弄错了的，就写草体自然不行；如果句子的结构还不能掌握，连正确的表达尚有困难，而一味追求"动人的辞句"，结果，自然除了自己以外，谁也不懂了。

第二，语法构造的特点，跟修辞的特点密切相关；而在语言发展的过程中，某些修辞现象又会转化为语法现象。

汉语修辞手段的特点决定于汉语各构成部分的特点。语法构造是语言的要素之一，修辞的特点因此跟语法构造密切相关。在俄语中，词序主要作为修辞的手段，而不是作为语法的手段，所以俄语的修辞手段之———词序，是比较单纯的；在汉语中，词序用作语法手段，却也用作修辞手段，所以汉语中利用词序作为修辞手段的情况，便比较复杂。汉语中的短句子，从表达效果看比较明确、灵活、有力；长句子一层套一层的结构则比较严密、细致，因此也就形成了不同的修辞手段。大致说来，日常谈话、文学作品中多用短句子，而政治、科学论述中多用长句子；轻松、活泼的叙述，具体、生动的描写，或者表现紧张情绪，或者要求说话斩钉截铁，都宜用短句子，而细致的描写，综合而集中的论述，复杂关系的分析，都宜用长句子。

在语言的历史发展过程中，有些现象是很复杂的。省略原是一种修辞的手段，因为常用，出现了一些固定的方法和格式，省略也就成为一种语法现象了。修辞有借代的方法，其中常用的一部分逐渐形成了固定的格式，也就转化为造句的方法了。汉语中的名量词可以作宾语，如"吃了两碗""喝了几杯"。"杯""碗"可以借代为吃喝的东西，是修辞的方法，但"名量"可以作宾语，则已成为一种语法的格式了。

第三，同样的语句，从它的结构规则着眼，是语法的事；从它所表达的思维方法着眼，是逻辑的事；至于从表达的效果着眼，便是修辞的事了。所以语言事实的分析，往往同时牵涉这三个方面。比如复句的各分句之间，有时要用上一些东西粘连一下，我们管这些东西叫"关联词语"；有时可以不用，我们管这种方法叫"意合法"。这是语法上要讨论的问题。但是"因为……所以"表示因果关系，"虽然……但是"表示让步关系，"如果……也"则表示条件，这些关联词语表示的关系不同，是逻辑分析的结果。至于为什么有的时候多用些关联词语，有的时候又多采用意合法，这就要依靠修辞来解释了。语句的错误，也常常要牵涉到这三个方面，比如"词的配合"问题，属于修辞的范围，可也不能不牵涉到逻辑和语法。

在学习和研究中，必须注意修辞与逻辑、语法的这种关系——既有区别，不容混同，又有联系，不能割裂，才能正确地认识和分析复杂的语言现象。

[1] 参阅陈望道的《修辞学发凡》第 132 页。

【思考练习】

1. 修辞与逻辑、语法之间是一种什么关系？
2. 判断一句话是否合格的依据是什么？如何权衡修辞与逻辑、语法的关系问题？

# 中国传统文化的核心

许嘉璐

【文章导读】

许嘉璐，教授，1937 年 6 月生于北京。祖籍江苏淮安。1959 年毕业于北京师范大学中文系。北京师范大学著名教授。1986年获国务院颁发的"有突出贡献的中青年专家"称号。1987～1994年历任北京师范大学副校长，中国训诂学研究会副会长、秘书长、会长，国家自然科学名词审定委员会副主任，国家教委全国高校古籍整理工作委员会副主任，国务院古籍整理出版规划小组成员，中国语言学会常务理事，北京语言学会副会长。1988年当选为北京市第七届政协副主席。1992年12月当选为民进第九届中央副主席。1994年4月任国家语言文字工作委员会主任。历任民进第十届、第十一届中央主席，第九届、第十届全国人大常委会副委员长。在古代汉语、训诂学、音韵学、古代文化学等方面有深入研究，撰有《古代文体常识》《中国古代衣食住行》《古语趣谈》等，主编《中国传统语言学辞典》《中国古代礼俗辞典》《古代汉语》《语言文字应用研究丛书》和《古今字汇释》等。

本文节选自许嘉璐在中国浦东干部学院的讲演稿《中国传统文化与现代文明》第二部分，主要阐述了伦理观、价值观和世界观的内涵。最初发表在2006年7月23日《文汇报》上。

中华文化的核心就是伦理观、价值观、世界观。

伦理观很多前人概括过：忠孝、仁爱、信义、和平，仁义礼智信等。我认为中华的伦理观是忠、孝、仁、义、信。忠孝是连在一起的，实际上也是一种仁。子曰："仁者爱人"。"仁"左边是单立人、是个人，右边是二，两个人相处的原则就是仁。孝由此而生，父慈，爱自己的孩子，孩子应该孝敬父母，这个爱在父子两代人之间是以孝来体现的。继而推广到国家，封建社会对国就叫忠。那么作为个人怎么处理和社会的关系、和国家的关系、和国君的关系？就是义。所谓义者，宜也，就是适当，就是自己处于什么位置上应尽力做好自己的事情，自己的那份心，就叫义，所以我们说的义务就是自己在这个位置上该尽力的事务。朋友之间要讲义气，古人说的义气就是作为朋友尽了朋友之道的风气。信，孔子说，人无信不立，人而无信不知其可也，一个人不讲诚信在社会上是站不住的，是要被淘汰的。古人讲立德、立言、立功，就是作为一种德性要留给社会，说的话要能对社会有用，还要做事情言行一致，要为社会立功。这是我们的伦理观。

我们的价值观是什么呢？就是：修身、齐家、治国、平天下。首先是自己要修养好，要学习，要深思。然后由己及人，及妻子（古代以男性为中心），及孩子，及兄弟。如果自己的修养三尺高也让其他人都达到三尺高，这就是所谓的齐家。为什么用齐字？齐就是等，自己修养好了让全家人都达到这个水平，就等同了。其次，要把家里的道德伦理治家的方法再扩大开去，要治国，国不是自己的，因此是去"治"。最后是平天下。平是什么意思？是均衡。不是要争夺天下，而是大家都平衡、平均，这样就和谐。

儒家特别强调君子慎独，就是独处无人监督的时候、没人教导的时候，自己提高自己。宋代理学大家概括了君子修身的方向，从那以后一千年成为知识分子的座右铭，即所谓"为天地立心，为生民立命，为往圣继绝学，为万世开太平"。什么叫"为天地立心"？天地是无知的，但是天地的规律、大自然的规律就是它的心，我们要总结大自然的规律，总结一切客观的包括社会的人事的规律。"为生民立命"，生民用的是诗经里面的词，就是老百姓，为老百姓立命。老百姓立命之本在哪里？应该帮助老百姓有一个生存的环境，有一个美好的追求，有一定的物质与精神条件。"为往圣继绝学"，这是讲传统。张载有感于古代原有一些精粹的儒家思想后来不大提了，所以他说要把往圣绝断的学说继承下来，让它传下去，主要指的是儒家的核心。最后，"为万世开太平"，不是为万世创太平，开太平是开个头，后人继续做。这就是中国人的价值观。

世界观就是一句话：唯物。中国的所谓天并不是神，更不是人格神。神是什么？就是大自然。中国的逻辑是，人就是人，天是大自然，人不是大自然生出来的，但是大自然的一部分。《论语》上记载，有学生请示孔子关于死的问题，孔子说："不知生，焉知死？"意思就是连活着的道理都没弄明白，还研究什么死。谈到鬼神问题，子曰："敬鬼神而远之""子不语怪、力、乱、神"，这四样东西孔子绝口不谈，不进入他的视野。

回过头分析一下我们文化的三个层次。底层是什么？就是刚才所说的伦理观、价值观、哲学观等等，其实就是"和合"，显然是农耕社会的特点，是超时空的。中层，在我们的风俗、礼仪、宗教、艺术、制度、法律里面都体现了底层。例如，过年过节走亲戚全家团圆，这就是和合。日常生活也有。中国菜好吃，全世界闻名，这是因为烹调任何一个菜都是酸甜苦辣咸俱备，就是古人所说的五味调和。中国讲五音和合，五味调和，五方和合。我们根本的东西在于中层和表层时时体现。今天来不及讲佛教，原始佛教传到中国，经过千年的改造到唐代形成了禅宗，禅宗也体现了中华文化，和合文化。

【思考练习】

1. 如何理解本文所讲的"和合"？
2. 作为青年学生应树立什么样的伦理观、价值观、世界观？

# 再别康桥

徐志摩

【文章导读】

徐志摩（1897—1931年），原名徐章垿，字槱森，浙江海宁人，现代诗人、散文家。年轻时在美国和英国留学，深受欧美浪漫主义和唯美派诗人的影响。回国后曾在北京大学等多所高校任教。1923年参与创建新月社，1928年创办《新月》月刊，是新月诗派的代表人物。1931年因飞机失事罹难。作品结集为《徐志摩全集》。

徐志摩年轻时曾在剑桥大学学习，思想发生极大转折。1928年重游故地，心中生出许多感慨，后来在归国途中创作了此诗。诗人将难以言说的情感融入金柳、青荇、潭水、星辉等景物中，以鲜明的节奏和优美的韵律，构造出一幅半现实半梦幻的晚景图。本诗充分体现了新月诗派的"三美"理论，即绘画美、建筑美、音乐美，是现代诗中的经典作品。本诗选自《徐志摩全集》。诗中的"康桥"今译剑桥，英国城市，剑桥大学所在地。

　　轻轻的我走了，
　　正如我轻轻的来；
　　我轻轻的招手，
　　作别西天的云彩。

　　那河畔的金柳，
　　是夕阳中的新娘；
　　波光里的艳影，
　　在我的心头荡漾。

　　软泥上的青荇[1]，
　　油油的在水底招摇；
　　在康河的柔波里，
　　我甘心做一条水草！

　　那榆荫下的一潭，
　　不是清泉，是天上虹；
　　揉碎在浮藻间，
　　沉淀着彩虹似的梦。

　　寻梦？撑一支长篙[2]，
　　向青草更青处漫溯；
　　满载一船星辉，
　　在星辉斑斓里放歌。

　　但我不能放歌，
　　悄悄是别离的笙箫；
　　夏虫也为我沉默，
　　沉默是今晚的康桥！

　　悄悄的我走了，
　　正如我悄悄的来；
　　我挥一挥衣袖，
　　不带走一片云彩。

一九二八年十一月六日作

［1］青荇（xìng）：即荇菜，浅水生草本植物。
［2］篙（gāo）：撑船的竹竿或木杆。

【思考练习】

1. 了解徐志摩的生平资料，体会《再别康桥》中诗人所要表达的情感。
2. 本诗是如何体现新月诗派"三美"理论的？

# 茶馆（第一幕）

## 老 舍

【文章导读】

　　老舍原名舒庆春，字舍予，满族人，生于北京。1918 年毕业于北京师范学校，分配到北京第十七小学当校长。1924 年夏应聘到英国伦敦大学东方学院当中文讲师。在英期间开始文学创作。长篇小说《老张的哲学》是第一部作品，1926 年 7 月起在《小说月报》杂志连载，震动文坛。以后陆续发表长篇小说《赵子曰》《二马》，奠定了老舍作为新文学开拓者之一的地位。1930 年老舍回国，先后在齐鲁大学和山东大学任教授。期间创作了《猫城记》《离婚》《骆驼祥子》等长篇小说，《月牙儿》《我这一辈子》等中篇小说，《微神》等短篇小说。1944 年开始，创作近百万字的长篇巨著《四世同堂》。

　　三幕话剧《茶馆》以北京一家大茶馆为背景，描写了清末、民初、抗战胜利以后三个历史时期的北京社会风貌。每一幕写一个时代。老舍通过以茶馆老板王利发为中心的三个时代几十个人物在茶馆里的生活片断，表现出一副气势宏伟的历史长卷，将旧中国必然要灭亡的历史规律展现在人们面前。全剧没有贯穿始终的故事情节，但深刻地写出了王利发等人的真实命运。

　　《茶馆》的人物塑造好，生活气息浓，语言精彩、简洁、生动、传神，达到了炉火纯青的艺术化境。它将深邃的思想寓于朴素无华的艺术之中，是现实主义戏剧的新开拓和巨大成就。

时间：一九九八年（戊戌）初秋，康梁等的维新运动失败了。早半天。
地点：北京，裕泰大茶馆。
人物：王利发 刘麻子 庞太监 唐铁嘴 康六 小牛儿 松二爷 黄胖子 宋恩子 常四爷 秦仲义 吴祥子 李三 老人 康顺子 二德子 乡妇 茶客甲、乙、丙、丁 马五爷 小妞 茶房一二人

　　［幕启：这种大茶馆现在已经不见了。在几十年前，每城都起码有一处。这里卖茶，也卖简单的点心与菜饭。玩鸟的人们，每天在蹓够了画眉、黄鸟等之后，要到这里歇歇

腿，喝喝茶，并使鸟儿表演歌唱。商议事情的，说媒拉纤的，也到这里来。那年月，时常有打群架的，但是总会有朋友出头给双方调解；三五十口子打手，经调人东说西说，便都喝碗茶，吃碗烂肉面（大茶馆特殊的食品，价钱便宜，作起来快当），就可以化干戈为玉帛了。总之，这是当日非常重要的地方，有事无事都可以来坐半天]

（在这里，可以听到最荒唐的新闻，如某处的大蜘蛛怎么成了精，受到雷击。奇怪的意见也在这里可以听到，像把海边上都修上大墙，就足以挡住洋兵上岸。这里还可以听到某京戏演员新近创造了什么腔儿，和煎熬鸦片烟的最好的方法。这里也可以看到某人新得到的奇珍——一个出土的玉扇坠儿，或三彩的鼻烟壶。这真是个重要的地方，简直可以算作文化交流的所在）

（我们现在就要看见这样的一座茶馆）

（一进门是柜台与炉灶——为省点事，我们的舞台上可以不要炉灶；后面有些锅勺的响声也就够了。屋子非常高大，摆着长桌与方桌，长凳与小凳，都是茶座儿。隔窗可见后院，高搭着凉棚，棚下也有茶座儿。屋里和凉棚下都有挂鸟笼的地方。各处都贴着"莫谈国事"的纸条）

[有两位茶客，不知姓名，正眯着眼，摇着头，拍板低唱。有两三位茶客，也不知姓名，正入神地欣赏瓦罐里的蟋蟀。两位穿灰色大衫的——宋恩子与吴祥子，正低声地谈话，看样子他们是北衙门的办案的（侦缉）]

（今天又有一起打群架的，据说是为了争一只家鸽，惹起非用武力解决不可的纠纷。假若真打起来，非出人命不可，因为被约的打手中包括着善扑营的哥儿们和库兵，身手都十分厉害。好在，不能真打起来，因为在双方还没把打手约齐，已有人出面调停了——现在双方在这里会面。三三两两的打手，都横眉立目，短打扮，随时进来，往后院去）

（马五爷在不惹人注意的角落，独自坐着喝茶）

（王利发高高地坐在柜台里）

（唐铁嘴趿拉着鞋，身穿一件极长极脏的大布衫，耳上夹着几张小纸片，进来）

**王利发** 唐先生，你外边溜达吧！

**唐铁嘴** （惨笑）王掌柜，捧捧唐铁嘴吧！送给我碗茶喝，我就先给您相相面吧！手相奉送，不取分文！（不容分说，拉过王利发的手来）今年是光绪二十四年，戊戌。您贵庚是……

**王利发** （夺回手去）算了吧，我送给你一碗茶喝，你就甭卖那套生意口啦！用不着相面，咱们既在江湖内，都是苦命人！（由柜台内走出，让唐铁嘴坐下）坐下！我告诉你，你要是不戒了大烟，就永远交不了好运！这是我的想法，比你的更灵验！

（松二爷和常四爷都提着鸟笼进来，王利发向他们打招呼。他们先把鸟笼子挂好，找地方坐下。松二爷文绉绉的，提着小黄鸟笼；常四爷雄赳赳的，提着大而高的画眉笼。茶房李三赶紧过来，沏上盖碗茶。他们自带茶叶。茶沏好，松二爷、常四爷向邻近的茶座让了让）

**松二爷** **常四爷** 您喝这个！（然后，往后院看了看）松二爷 好像又有事儿？

**常四爷** 反正打不起来！要真打的话，早到城外头去啦；到茶馆来干吗？

（二德子，一位打手，恰好进来，听见了常四爷的话）

**二德子**　（凑过去）你这是对谁甩闲话呢？

**常四爷**　（不肯示弱）你问我哪？花钱喝茶，难道还教谁管着吗？

**松二爷**　（打量了二德子一番）我说这位爷，您是营里当差的吧？来，坐下喝一碗，我们也都是外场人。

**二德子**　你管我当差不当差呢！

**常四爷**　要抖威风，跟洋人干去，洋人厉害！英法联军烧了圆明园，尊家吃着官饷，可没见您去冲锋打仗！

**二德子**　甭说打洋人不打，我先管教管教你！（要动手）

别的茶客依旧进行他们自己的事。王利发急忙跑过来。

**王利发**　哥儿们，都是街面上的朋友，有话好说。德爷，您后边坐！

（二德子不听王利友的话，一下子把一个盖碗搂下桌去，摔碎。翻手要抓常四爷的脖领）

**常四爷**　（闪过）你要怎么着？

**二德子**　怎么着？我碰不了洋人，还碰不了你吗？

**马五爷**　（并未立起）二德子，你威风啊！

**二德子**　（四下扫视，看到马五爷）喝，马五爷，您在这儿哪？我可眼拙，没看见您！（过去请安）

**马五爷**　有什么事好好地说，干嘛动不动地就讲打？

**二德子**　嗻！您说得对！我到后头坐坐去。李三，这儿的茶钱我候啦！（往后面走去）

**常四爷**　（凑过来，要对马五爷发牢骚）这位爷，您圣明，您给评评理！

**马五爷**　（立起来）我还有事，再见！（走出去）

**常四爷**　（对王利发）邪！这倒是个怪人！

**王利发**　您不知道这是马五爷呀？怪不得您也得罪了他！

**常四爷**　我也得罪了他？我今天出门没挑好日子！

**王利发**　（低声地）刚才您说洋人怎样，他就是吃洋饭的。信洋教，说洋话，有事情可以一直地找宛平县的县太爷去，要不怎么连官面上都不惹他呢！

**常四爷**　（往原处走）哼，我就不佩服吃洋饭的！

**王利发**　（向宋恩子、吴祥子那边稍一歪头，低声地）说话请留点神！（大声地）李三，再给这儿沏一碗来！（拾起地上的碎磁片）

**松二爷**　盖碗多少钱？我赔！外场人不做老娘们事！

**王利发**　不忙，待会儿再算吧！（走开）

（纤手刘麻子领着康六进来。刘麻子先向松二爷、常四爷打招呼）

**刘麻子**　您二位真早班儿！（掏出鼻烟壶，倒烟）您试试这个！刚装来的，地道英国造，又细又纯！

**常四爷**　唉！连鼻烟也得从外洋来！这得往外流多少银子啊！

**刘麻子**　咱们大清国有的是金山银山，永远花不完！您坐着，我办点小事！（领康

六找了个座儿)

[李三拿过一碗茶来]

**刘麻子** 说说吧，十两银子行不行？你说干脆的！我忙，没工夫专伺候你！

**康六** 刘爷！十五岁的大姑娘，就值十两银子吗？

**刘麻子** 卖到窑子去，也许多拿一两八钱的，可是你又不肯！

**康六** 那是我的亲女儿！我能够……

**刘麻子** 有女儿，你可养活不起，这怪谁呢？

**康六** 那不是因为乡下种地的都没法子混了吗？一家大小要是一天能吃上一顿粥，我要还想卖女儿，我就不是人！

**刘麻子** 那是你们乡下的事，我管不着。我受你之托，教你不吃亏，又教你女儿有个吃饱饭的地方，这还不好吗？

**康六** 到底给谁呢？

**刘麻子** 我一说，你必定从心眼里乐意！一位在宫里当差的！

**康六** 宫里当差的谁要个乡下丫头呢？

**刘麻子** 那不是你女儿的命好吗？

**康六** 谁呢？

**刘麻子** 庞总管！你也听说过庞总管吧？侍候着太后，红的不得了，连家里打醋的瓶子都是玛瑙作的！

**康六** 刘大爷，把女儿给太监做老婆，我怎么对得起人呢？

**刘麻子** 卖女儿，无论怎么卖，也对不起女儿！你糊涂！你看，姑娘一过门，吃的是珍馐美味，穿的是绫罗绸缎，这不是造化吗？怎样，摇头不算点头算，来个干脆的！

**康六** 自古以来，哪有……他就给十两银子？

**刘麻子** 找遍了你们全村儿，找得出十两银子找不出？在乡下，五斤白面就换个孩子，你不是不知道！

**康六** 我，唉！我得跟姑娘商量一下！

**刘麻子** 告诉你，过了这个村可没有这个店，耽误了事别怨我！快去快来！

**康六** 唉！我一会儿就回来！

**刘麻子** 我在这儿等着你！

**康六** （慢慢地走出去）。

**刘麻子** （凑到松二爷、常四爷这边来）乡下人真难办事，永远没个痛痛快快！

**松二爷** 这号生意又不小吧？

**刘麻子** 也甜不到哪儿去，弄好了，赚个元宝！

**常四爷** 乡下是怎么了？会弄得这么卖儿卖女的！

**刘麻子** 谁知道！要不怎么说，就是一条狗也得托生在北京城里嘛！

**常四爷** 刘爷，您可真有个狠劲儿，给拉拢这路事！

**刘麻子** 我要不分心，他们还许找不到买主呢！（忙岔话）松二爷（掏出个小时表来），您看这个！

**松二爷** （接表）好体面的小表！

刘麻子　　您听听，咯噔咯噔地响！

松二爷　　（听）这得多少钱？

刘麻子　　您爱吗？就让给您！一句话，五两银子！您玩够了，不爱再要了，我还照数退钱！东西真地道，传家的玩意！

常四爷　　我这儿正哑摸这个味儿：咱们一个人身上有多少洋玩意儿啊！老刘，就看你身上吧：洋鼻烟，洋表，洋缎大衫，洋布裤褂……

刘麻子　　洋东西可是真漂亮呢！我要是穿一身土布，像个乡下脑壳，谁还理我呀！

常四爷　　我老觉乎着咱们的大缎子、川绸，更体面！

刘麻子　　松二爷，留下这个表吧，这年月，戴着这么好的洋表，会教人另眼看待！是不是这么说，您哪？

松二爷　　（真爱表，但又嫌贵）我……

刘麻子　　您先戴两天，改日再给钱！

（黄胖子进来）

黄胖子　　（严重的沙眼，看不清楚，进门就请安）哥儿们，都瞧我啦！我请安了！都是自己弟兄，别伤了和气呀！

王利发　　这不是他们，他们在后院哪！

黄胖子　　我看不大清楚啊！掌柜的，预备烂肉面。有我黄胖子，谁也打不起来！（往里走）

二德子　　（出来迎接）两边已经见了面，您快来吧！

（二德子同黄胖子入内）

（茶房们一趟又一趟地往后面送茶水。老人进来，拿着些牙签、胡梳、耳挖勺之类的小东西，低着头慢慢地挨着茶座儿走；没人买他的东西。他要往后院去，被李三截住）

李三　　老大爷，您外边溜达吧！后院里，人家正说和事呢，没人买您的东西！（顺手儿把剩茶递给老人一碗）

松二爷　　（低声地）李三！（指后院）他们到底为了什么事，要这么拿刀动杖的？

李三　　（低声地）听说是为一只鸽子。张宅的鸽子飞到了李宅去，李宅不肯交还……唉，咱们还是少说话好（问老人）老大爷您高寿啦？

老人　　（喝了茶）多谢！八十二了，没人管！这年月呀，人还不如一只鸽子呢！唉！（慢慢走出去）

（秦仲义，穿得很讲究，满面春风，走进来）

王利发　　哎哟！秦二爷，您怎么这样闲在，会想起下茶馆来了？也没带个底下人？

秦仲义　　来看看，看看你这年轻小伙子会作生意不会！

王利发　　唉，一边作一边学吧，指着这个吃饭嘛。谁叫我爸爸死得早，我不干不行啊！好在照顾主儿都是我父亲的老朋友，我有不周到的地方，都肯包涵，闭闭眼就过去了。在街面上混饭吃，人缘儿顶要紧。我按着我父亲遗留下的老办法，多说好话，多请安，讨人人的喜欢，就不会出大岔子！您坐下，我给您沏碗小叶茶去！

秦仲义　　我不喝！也不坐着！

王利发　坐一坐！有您在我这儿坐坐，我脸上有光！

秦仲义　也好吧！（坐）可是，用不着奉承我！

王利发　李三，沏一碗高的来！二爷，府上都好？您的事情都顺心吧？

秦仲义　不怎么太好！

王利发　您怕什么呢？那么多的买卖，您的小手指头都比我的腰还粗！

唐铁嘴　（凑过来）这位爷好相貌，真是天庭饱满，地阁方圆，虽无宰相之权，而有陶朱之富！

秦仲义　躲开我！去！

王利发　先生，你喝够了茶，该外边活动活动去！（把唐铁嘴轻轻推开）

唐铁嘴　唉！（垂头走出去）

秦仲义　小王，这儿的房租是不是得往上提那么一提呢？当年你爸爸给我的那点租钱，还不够我喝茶用的呢！

王利发　二爷，您说的对，太对了！可是，这点小事用不着您分心，您派管事的来一趟，我跟他商量，该长多少租钱，我一定照办！是！嗻！

秦仲义　你这小子，比你爸爸还滑！哼，等着吧，早晚我把房子收回去！

王利发　您甭吓唬着我玩，我知道您多么照应我，心疼我，决不会叫我挑着大茶壶，到街上卖热茶去！

秦仲义　你等着瞧吧！

（乡妇拉着个十来岁的小妞进来。小妞的头上插着一根草标。李三本想不许她们往前走，可是心中一难过，没管。她们俩慢慢地往里走。茶客们忽然都停止说笑，看着她们）

小妞　（走到屋子中间，立住）妈，我饿！我饿！

（乡妇呆视着小妞，忽然腿一软，坐在地上，掩面低泣）

秦仲义　（对王利发）轰出去！

王利发　是！出去吧，这里坐不住！

乡妇　哪位行行好？要这个孩子，二两银子！

常四爷　李三，要两个烂肉面，带她们到门外吃去！

李三　是啦！（过去对乡妇）起来，门口等着去，我给你们端面来！

乡妇　（立起，抹泪往外走，好像忘了孩子；走了两步，又转回身来，搂住小妞吻她）宝贝！宝贝！

王利发　快着点吧！

（乡妇、小妞走出去。李三随后端出两碗面去）

王利发　（过来）常四爷，您是积德行好，赏给她们面吃！可是，我告诉您：这路事儿太多了，太多了！谁也管不了！（对秦仲义）二爷，您看我说的对不对？

常四爷　（对松二爷）二爷，我看哪，大清国要完！

秦仲义　（老气横秋地）完不完，并不在乎有人给穷人们一碗面吃没有。小王，说真的，我真想收回这里的房子！

王利发　您别那么办哪，二爷！

**秦仲义** 我不但收回房子，而且把乡下的地，城里的买卖也都卖了！

**王利发** 那为什么呢？

**秦仲义** 把本钱拢在一块儿，开工厂！

**王利发** 开工厂？

**秦仲义** 嗯，顶大顶大的工厂！那才救得了穷人，那才能抵制外货，那才能救国！（对王利发说而眼看着常四爷）唉，我跟你说这些干什么，你不懂！王利发 您就专为别人，把财产都出手，不顾自己了吗？

**秦仲义** 你不懂！只有那么办，国家才能富强！好啦，我该走啦。我亲眼看见了，你的生意不错，你甭再耍无赖，不涨房钱！

**王利发** 您等等，我给您叫车去！

**秦仲义** 用不着，我愿意溜达溜达！

（秦仲义往外走，王利发送）

（小牛儿搀着庞太监走进来。小牛儿提着水烟袋）

**庞太监** 哟！秦二爷！

**秦仲义** 庞老爷！这两天您心里安顿了吧？

**庞太监** 那还用说吗？天下太平了，圣旨下来，谭嗣同问斩！告诉您，谁敢改祖宗的章程，谁就掉脑袋！

**秦仲义** 我早就知道！

（茶客们忽然全静寂起来，几乎是闭住呼吸地听着）

**庞太监** 您聪明，二爷，要不然您怎么发财呢！

**秦仲义** 我那点财产，不值一提！

**庞太监** 太客气了吧？您看，全北京城谁不知道秦二爷！您比做官的还厉害呢！听说呀，好些财主都讲维新！

**秦仲义** 不能这么说，我那点威风在您的面前可就施展不出来了！哈哈哈！

**庞太监** 说得好，咱们就八仙过海，各显其能吧！哈哈哈！

**秦仲义** 改天过去给您请安，再见！（下）

**庞太监** （自言自语）哼，凭这么个小财主也敢跟我逗嘴皮子，年头真是改了！（问王利发）刘麻子在这儿哪？

**王利发** 总管，您里边歇着吧！

（刘麻子早已看见庞太监，但不敢靠近，怕打搅了庞太监、秦仲义的谈话）

**刘麻子** 喝，我的老爷子！您吉祥！我等了您好大半天了！（搀庞太监往里面走）

（宋恩子、吴祥子过来请安，庞太监对他们耳语）

（众茶客静默了一阵之后，开始议论纷纷）

**茶客甲** 谭嗣同是谁？

**茶客乙** 好像听说过！反正犯了大罪，要不，怎么会问斩呀！

**茶客丙** 这两三个月了，有些做官的，念书的，乱折腾乱闹，咱们怎能知道他们捣的什么呀！

**茶客丁** 得！不管怎么说，我的铁杆庄稼又保住了！姓谭的，还有那个康有为，不是说叫旗兵不关钱粮，去自谋生计吗？心眼多毒！

  茶客丙 一份钱粮倒叫上头克扣去一大半，咱们也不好过！

  茶客丁 那总比没有强啊！好死不如赖活着，叫我去自己谋生，非死不可！

  王利发 诸位主顾，咱们还是莫谈国事吧！

（大家安静下来，都又各谈各的事）

  庞太监 （已坐下）怎么说？一个乡下丫头，要两百银子？

  刘麻子 （侍立）乡下人，可长得俊呀！带进城来，好好地一打扮、调教，准保是又好看，又有规矩！我给您办事，比给我亲爸爸做事都更尽心，一丝一毫不能马虎！

（唐铁嘴又回来了）

  王利发 铁嘴，你怎么又回来了？

  唐铁嘴 街上兵荒马乱的，不知道是怎么回事！

  庞太监 还能不搜查搜查谭嗣同的余党吗？唐铁嘴，你放心，没人抓你！

  唐铁嘴 嗻！总管，您要能赏给我几个烟泡儿，我可就更有出息了！

（有几个茶客好像预感到什么灾祸，一个个往外溜）

  松二爷 咱们也该走了吧！天不早啦！

  常四爷 嗻！走吧！

（二灰衣人——宋恩子和吴祥子走过来）

  宋恩子 等等！

  常四爷 怎么啦？

  宋恩子 刚才你说"大清国要完"？

  常四爷 我，我爱大清国，怕它完了！

  吴祥子 （对松二爷）你听见了？他是这么说的吗？

  松二爷 哥儿们，我们天天在这儿喝茶。王掌柜知道：我们都是地道老好人！

  吴祥子 问你听见了没有？

  松二爷 那，有话好说，二位请坐！

  宋恩子 你不说，连你也锁了走！他说"大清国要完"，就是跟谭嗣同一党！

  松二爷 我，我听见了，他是说……

  宋恩子 （对常四爷）走！

  常四爷 上哪儿？事情要交代明白了啊！

  宋恩子 你还想拒捕吗？我这儿可带着"王法"呢！（掏出腰中带着的铁链子）

  常四爷 告诉你们，我可是旗人！

  吴祥子 旗人当汉奸，罪加一等！锁上他！

  常四爷 甭锁，我跑不了！

  宋恩子 量你也跑不了！（对松二爷）你也走一趟，到堂上实话实说，没你的事！

（黄胖子同三五个人由后院过来）

  黄胖子 得啦，一天云雾散，算我没白跑腿！

  松二爷 黄爷！黄爷！

  黄胖子 （揉揉眼）谁呀？

松二爷　我！松二！您过来，给说句好话！

黄胖子　（看清）哟，宋爷，吴爷，二位爷办案啊？请吧！

松二爷　黄爷，帮帮忙，给美言两句！

黄胖子　官厅儿管不了的事，我管！官厅儿能管的事呀，我不便多嘴！（问大家）是不是？

众　嚎！对！

（宋恩子、吴祥子带着常四爷、松二爷往外走）

松二爷　（对王利发）看着点我们的鸟笼子！

王利发　您放心，我给送到家里去！

（常四爷、松二爷、宋恩子、吴祥子同下）

黄胖子　（唐铁嘴告以庞太监在此）哟，老爷在这儿哪？听说要安份儿家，我先给您道喜！

庞太监　等吃喜酒吧！

黄胖子　您赏脸！您赏脸！（下）

（乡妇端着空碗进来，往柜上放。小妞跟进来）小妞：妈！我还饿！

王利发　唉！出去吧！

乡妇　走吧，乖！

小妞　不卖妞妞啦？妈！不卖啦？妈！

乡妇　乖！（哭着，携小妞下）

（康六带着康顺子进来，立在柜台前）

康六　姑娘！顺子！爸爸不是人，是畜生！可是叫我怎么办呢？你不找个吃饭的地方，你饿死！我不弄到手几两银子，就得叫东家活活地打死！你呀，顺子，认命吧，积德吧！

康顺子　我，我……（说不出话来）

刘麻子　（跑过来）你们回来啦？点头啦？好！来见见总管！给总管磕头！

康顺子　我……（要晕倒）

康六　（扶住女儿）顺子！顺子！

刘麻子　怎么啦？

康六　又饿又气，昏过去了！顺子！顺子！

庞太监　我要活的，可不要死的！

（静场）

茶客甲　（正与乙下象棋）将！你完啦！

——幕落

【思考练习】

1. 结合课文内容读读常四爷的台词，说说常四爷具有怎样的思想性格。

2. 课文的结尾"茶客甲"有一句话："将！你完啦！"这句话的潜台词是什么？文中从哪些地方反映了清朝末年黑暗腐朽、民不聊生的社会现实？

# 人间词话（节选）

王国维

## 【文章导读】

王国维（1877—1927 年），字伯隅，又字静安，号观堂，又号永观，谥忠悫，汉族，浙江省嘉兴市海宁盐官镇人，清末秀才，我国近代享有国际盛誉的著名学者、国学大师，"甲骨四堂"之一，集史学家、文学家、美学家、考古学家、词学家、金石学家和翻译理论家于一身，著述 62 种，批校古籍逾 200 种（收入其《遗书》的 42 种，以《观堂集林》最为著名）。

《人间词话》是王国维的一部文学批评著作，作于 1908～1909 年，最初发表在《国粹学报》。王国维接受过西洋美学思想的洗礼，在《人间词话》中以崭新的眼光对中国旧文学做出评论。表面看《人间词话》与中国相袭已久之诗话、词话一类作品在体例、格式上并无显著差别，实际上它已初具理论体系，是旧日诗词论著中屈指可数的佳作，许多人将它奉为圭臬，其论点作为词学、美学的根据。《人间词话》是晚清以来最有影响的著作之一。

王国维将多种多样的艺术境界划分为三种基本形态："上焉者，意与境浑；其次，或以境胜；或以意胜。"在中国文学批评史上第一次提出了"造境"与"写境""理想"与"写实"的问题。

古今之成大事业、大学问者，必经过三种之境界[1]："昨夜西风凋碧树。独上高楼，望尽天涯路[2]。"此第一境也。"衣带渐宽终不悔，为伊消得人憔悴[3]。"此第二境也。"众里寻他千百度，蓦然回首，那人却在，灯火阑珊处[4]。"此第三境也。此等语皆非大词人不能道。然遽以此意解释诸词[5]，恐为晏、欧诸公所不许也[6]。

[1] "三种之境界"：亦见《文学小言》："古今之成大事业、大学问者，不可不历三种之阶级……未有未阅第一、第二阶级，而能遽跻第三阶级者。文学亦然。此有文学上之天才者，所以又需莫大之修养也。"

[2] 独上高楼，望尽天涯路：引自北宋晏殊《蝶恋花》：槛菊愁烟兰泣露。罗幕轻寒，燕子双飞去。明月不谙离恨苦，斜光到晓穿朱户。昨夜西风凋碧树，独上高楼，望尽天涯路。欲寄彩笺兼尺素，山长水阔知何处。

[3] "衣带渐宽终不悔"二句：引自北宋柳永《凤栖梧》："伫倚危楼风细细，望极春愁，黯黯生天际。草色烟光残照里，无言谁会凭阑意。拟把疏狂图一醉，对酒当歌，强乐还无味。衣带渐宽终不悔，为伊消得人憔悴。"

[4] "众里寻他千百度"四句：引自南宋辛弃疾《青玉案》：东风夜放花千树。更吹落，星如雨。宝马雕车香满路。凤箫声动，玉壶光转，一夜鱼龙舞。蛾儿雪柳黄金缕，笑语盈盈暗香去。众里寻他千百度，蓦然回首，那人却在，灯火阑珊处。

[5] 遽（jù）：就，竟。

［6］晏：指晏殊。欧：指欧阳修。晏、欧：此处指代先贤，并非特指某一人或几人。许：赞许，
　　赞同。

【思考练习】

1. 作者采用什么修辞手法论述人生活动的境界？有什么好处？

2. 作者认为人生要成大事业、大学问，需要经历哪三种境界？你如何理解这三种
境界？

# 第五单元 外国文学

## 古希腊神话（节选）

### 【文章导读】

古希腊神话大约产生于公元前 8 世纪，是文字或口头上一切有关希腊人的神、英雄、自然和宇宙历史的神话。它是原始氏族社会的精神产物，是欧洲最早的文学形式，在《荷马史诗》和赫西奥德的《神谱》，以及古希腊的诗歌、戏剧、历史、哲学等著作中记录下来，后人将它们整理成现在的古希腊神话故事。

古希腊神话充满智慧和神奇色彩，讲述的是宙斯统治天国时期诸神和英雄们发生的曲折跌宕的故事，分为神的故事和英雄传说两部分。神的故事中地位最显赫的是居住在奥林匹斯山上的 12 个主神，主要包括关于开天辟地、神的产生、神的谱系、天上的改朝换代、人类的起源和神的日常活动等故事。在古希腊人的想象中，山川林木、日月海陆以至雨后彩虹、河畔水仙都是神的身影；生老病死、祸福成败都取决于神的意志。在神的家族中，宙斯是众神之父，波塞冬是海神，哈得斯是冥王，阿波罗是太阳神，阿尔忒弥斯是月神，阿瑞斯是战神，赫菲斯托斯是铁匠之神，赫耳墨斯是司商业之神，九个缪斯是文艺女神，三个摩伊拉是命运女神。神的故事生动地反映了古希腊人把强大的自然现象形象化的丰富想象力。英雄传说主要讲述的是半神半人的英雄故事，反映了远古时期人类的生存活动和与自然进行的顽强斗争。古希腊神话是人按照自己的形象来创造神，赋予神以人形、人性，甚至人的社会关系。

希腊神话以艺术和哲理的方式反映希腊氏族社会最本质的面貌。在艺术手法上既有浪漫主义的夸张和幻想，又有现实主义的真实描写。其哲理性显示了古代希腊人征服自然、改造自然的理想和愿望，是一种高层次、高水平的神话思维。古希腊神话是在漫长的历史时期内逐渐形成的，是希腊民族将世界理想化、将社会诗歌化、将人生艺术化的艺术表现，是"人类美丽童年的诗"。古希腊神话是整个西方文学的源头，它不仅孕育了欧洲的文学艺术，而且对整个世界文学艺术有着深远的影响。

### 潘多拉

偷窃天火之后，宙斯对人类的敌意与日俱增。一天，他令儿子赫菲斯托斯用泥塑一美女像，并请众神赠予她不同的礼物。其中，雅典娜饰之以华丽的衣裳，赫耳墨斯赠之以说谎的能力。世上的第一个女人是位迷人女郎，因为她从每位神灵那里得到了一样对男人有害的礼物，因此宙斯称她为潘多拉（pander：意为煽动）。宙斯决定把她作为礼物送给世间的男子。于是信使赫耳墨斯将她带给普罗米修斯的弟弟厄庇墨透斯。她姿容绝美，见者无不为之倾心。厄庇墨透斯兴高采烈地把她迎入屋内。普罗米修斯警告过他不得接受宙斯的任何馈赠，而他已将之忘于脑后。这一对夫妻有过一段幸福的生活，但不久灾难却降临人间。当普罗米修斯忙于教授人们生存之道的时候，他把一个桶托付给厄庇墨透斯。他警告过他的弟弟不要打开桶盖。潘多拉好奇心强。她的丈夫不允许她看桶中之物，这使她感到十分懊恼。一天趁厄庇墨透斯出门在外，她打开桶盖，从桶里跑出的是不和平与战争，瘟疫与疾病，偷窃与暴力，悲哀与忧虑，以及其他一些人类从此要遭受的不幸。只有希望被关在桶口，永远飞不出来，因此人们常常把希望藏于心中。

## 阿波罗

在众多的奥林匹斯山神中，主神宙斯和雷托之子阿波罗最受推崇。据希腊神话记载，雷托被天后赫拉驱赶得四处流浪。最终是海神波塞冬怜悯她并从海中捞起提落岛让她居住。在岛上，她生了孪生儿子阿波罗和阿尔特弥斯。阿波罗是太阳神。清晨他身着紫色袍，坐在那明亮的东方宫殿，准备开始每日穿越天空的旅行。白天，他驾着用金子和象牙制成的战车，给广阔无垠的大地带来光明、生命和仁爱。黄昏时分，他在遥远的西海结束了旅行，然后就乘上金船返回东方的家中。阿波罗是音乐神和诗神。他可唤起人们倾注于圣歌中的各种情感。在奥林波斯山上，他手拿金质里拉，用悦耳的音调指挥缪斯的合唱。当他帮助波塞冬建造特洛伊城墙时，里拉奏出的音乐如此动听，以致石头有节奏地、自动地各就其位。有一次他接受凡人音乐家马斯亚斯的挑战参加一次竞赛。战胜对方后，他将对手剥皮致死以惩罚他的狂妄自大。在另外一次音乐比赛中，因输给了潘神，他就将裁判迈尔斯国王的耳朵变成了驴耳朵。阿波罗的儿子俄耳甫斯继承了父亲这方面的才能。他的竖琴使人与动物皆受感动。阿波罗象征着青春和男子汉的美。金色的头发、庄重的举止、容光焕发的神态，这些足以使他受到世人的青睐。一位名叫克里提的美丽少女迷恋于他的英俊潇洒，跪在地上，从黎明到黄昏，双手伸向太阳神。她凝视着那辆金质马车在蔚蓝的天空驰骋。虽然她的爱并未得到回报，但她对阿波罗的痴情却从未改变。目睹这悲哀的场面，众神深受感动，将她变成了一株向日葵。

## 普罗米修斯

普罗米修斯是泰坦巨人之一。在宙斯与巨人的战争中，他站在新的奥林匹斯山神一边。他用黏土造出了第一个男人。雅典娜赋予了这个男人灵魂和神圣的生命。普罗米修斯还花费了很多时间和精力创造了火，并将之赠予人类。火使人成为万物之灵。在这之后，举行了第一次神与人的联席会议。这个会议将决定烧烤过的动物的哪一部分该分给神，哪一部分该给人类。普罗米修斯切开一头牛，把它分成两部分：他把肉放在皮下，将骨头放在肥肉下。因为他知道自私的宙斯爱吃肥肉。宙斯看穿了他的把戏。普罗米修斯偏袒人类，这使宙斯感到不快。因此，他专横地把火从人类手中夺走。然而，普罗米修斯设法窃走了天火，偷偷地把它带给人类。宙斯对他这种肆无忌惮的违抗行为大发雷霆。他令其他的山神把普罗米修斯用锁链缚在高加索山脉的一块岩石上。一只饥饿的老鹰天天来啄食他的肝脏，而他的肝脏又总是重新长出来。他的痛苦要持续三万年。而他坚定地面对苦难，从来不在宙斯面前丧失勇气。最后，海格立斯使普罗米修斯与宙斯恢复了他们的友谊，找到了金苹果，杀死了老鹰，因而解救了人类的老朋友。

## 厄洛斯（丘比特）

厄洛斯是爱神，它的拉丁名称丘比特更为人熟知。他是阿瑞斯和阿芙罗狄蒂的儿子，是一位小奥林波斯山神。他的形象是一个裸体的小男孩，有一对闪闪发光的翅膀。他带着弓箭漫游。他恶作剧地射出令人震颤的神箭，唤起爱的激情。给自然界带来生机，授予万物繁衍的能力。这位可爱而又淘气的小精灵有两种神箭：加快爱情产生的金头神箭和中止爱情的铅头神箭。另外，他还有一束照亮心灵的火炬。尽管有时他被蒙着眼睛，但没有任何人或神，包括宙斯在内，能逃避他的恶作剧。有一次这位淘气的精灵被自己的箭射中。对人间少女普赛克炽热的爱在他心中复苏，以至于他不顾他母亲的干预，鼓起勇气让宙斯给予公正评判。厄洛斯起了重大作用的另一个著名的故事是亚尔古英雄的远征。美狄亚，国王埃厄忒斯的女儿，被厄洛斯的神箭射中，和伊阿宋一起寻觅金羊毛，最后成为这位英雄的妻子。

## 雅典娜

有一次，宙斯得了严重的头痛症。包括药神阿波罗在内的所有山神都试图对他实施一种有效的治疗，但结果都是徒劳的。众神与人类之父宙斯只好要求火神赫斐斯托斯打开他的头颅。火神那样做了。令奥林波斯山诸神惊讶的是：一位体态婀娜、披坚执锐的女神从裂开的头颅中走了出来，光彩照人，仪态万方。她就是智慧与知识女神雅典娜，也是雅典的守护神。雅典娜成为雅典的守护神的传说和女神与波塞冬之间的争斗有关。当雅典首次由一个腓尼基人建成时，波塞冬与雅典娜争夺为之命名的荣耀。最后达成协议；能为人类提供最有用东西的人将成为该城的守护神。波塞冬用他的三叉戟敲打地面变出了一匹战马。而雅典娜则变出了一棵橄榄树——和平与富裕的象征。因战马被认为是代表战争与悲伤，因此雅典就以女神的名字命名。女神很快将该城纳入她的保护之中。雅典娜是艺术、工艺和妇女手工之神，双手灵巧，无法忍受别人的挑战。一位名叫阿瑞克妮的莉迪亚族少女，似乎瞧不起雅典娜的本领，并常吹嘘如有机会定能击败女神雅典娜。一气之下，女神装扮成一位老妇，劝告阿瑞克妮应谦虚一些。但那位愚昧无知的女手艺人，竟勇敢地向她发出挑战。女神卸去伪装，接受了挑战。两位妇女立刻着手创作各自的作品。女神设计的图案叙述了她与波塞冬争斗的故事，而阿瑞克妮则编织了一张精细的网。之后，阿瑞克妮吃惊地发现自己输了，因女神的作品要好得多。她感到非常羞耻，便用一根丝线自缢。但在咽气之前，女神将她变成了一只蜘蛛，让她永远地编织。

【思考练习】

谈谈对马克思关于"神话是通过人民的幻想，用一种不自觉的艺术方式加工过的自然和社会形态本身"这句话的理解。

# 乡 村

屠格涅夫

【文章导读】

伊凡·谢尔盖耶维奇·屠格涅夫（1818—1883 年），俄国 19 世纪批判现实主义作家、诗人、剧作家，具有世界声誉的现实主义艺术大师。

屠格涅夫是一位有独特艺术风格的作家，既擅长细腻的心理描写，又长于抒情。他创作的小说情节紧凑，人物形象生动，不仅反映了当时的俄国社会现实，而且塑造出许多栩栩如生的人物形象。他简洁、朴质、精确、优美的语言，为俄罗斯语言的规范化做出了贡献。

屠格涅夫的创作生涯始于大学时代。1834 年写成带有鲜明浪漫主义特色的处女作诗剧《斯杰诺》。1843 年发表的叙事诗《巴拉莎》标志着他从浪漫主义转向现实主义。此后逐渐转向散文创作。第一篇散文作品是《安德烈·柯洛索夫》。

1847 ~ 1851 年，他在《现代人》发表成名作《猎人笔记》。全书包括 25 个短篇故事，深刻揭露了地主表面仁慈、实际丑恶残暴的本性，充满了对劳动人民的同情。因该作品具有反农奴制倾向，故遭拘捕、放逐。在拘留过程中他写了著名的反农奴制短篇小说《木木》。之后，他陆续发表长篇小说《罗亭》（1856 年）、《贵族之家》（1859 年），中篇小说《阿霞》《多余人的日记》等。长篇小说《前夜》（1860 年）塑造出革命者英沙罗夫的形象。《父与子》刻画了贵族自由主义者同平民知识分子之间的思想冲突。

屠格涅夫还创作了许多剧本，如《食客》《贵族长的早宴》《单身汉》《村居一月》等。《猎人笔记》主题鲜明，影响较大，对封建农奴制进行了揭露和抗议。

六月里最后的一天。周围是俄罗斯的千里幅员——我亲爱的家乡。

整个天空一片蔚蓝。天上只有一朵云彩，似乎是在飘动，似乎是在消散。没有风，天气暖和……空气里仿佛弥漫着鲜牛奶似的东西！

云雀在鸣啭，大脖子鸽群咕咕叫着，燕子无声地飞翔，马儿打着响鼻、嚼着草，狗儿没有吠叫，温驯地摇尾站着。

空气里蒸腾着一种烟味，还有草香，并且混杂一点儿松焦油和皮革的气味。大麻已经长得很茂盛，散发出它那浓郁的、好闻的气味。

一条坡度和缓的深谷。山谷两侧各栽植数行柳树，它们的树冠连成一片，下面的树干已经皲裂。一条小溪在山谷中流淌。透过清澈的涟漪，溪底的碎石子仿佛在颤动。远处，天地相交的地方，依稀可见一条大河的碧波。

沿着山谷，一侧是整齐的小粮库、紧闭门户的小仓房；另一侧，散落着五六家薄板屋顶的松木农舍。家家屋顶上，竖着一根装上椋鸟巢的长竿子；家家门檐上，饰着一匹铁铸的扬鬃奔马。粗糙不平的窗玻璃，辉映出彩虹的颜色。护窗板上，涂画着插有花束的陶罐。家家农舍前，端端正正摆着一条结实的长凳。猫儿警惕地竖起耳朵，在土台上蜷缩成一团。高高的门槛后面，清凉的前室里一片幽暗。

我把毛毯铺开，躺在山谷的边缘。周围是整堆整堆刚刚割下、香得使人困倦的干草。机灵的农民，把干草铺散在木屋前面：只要再稍稍晒干一点，就可以藏到草棚里去！这样，将来睡在上面有多舒服！

孩子们长着卷发的小脑袋，从每一堆干草后面钻出来。母鸡晃动着鸡冠，在干草里寻觅着各种小虫。白唇的小狗，在乱草堆里翻滚。

留着淡褐色卷发的小伙子们，穿着下摆束上腰带的干净衬衣，蹬着沉重的镶边皮靴，胸脯靠在卸掉了牲口的牛车上，彼此兴致勃勃地谈天、逗笑。

圆脸的少妇从窗子里探出身来。不知是由于听到了小伙子们说的话，还是因为看到了干草堆上孩子们的嬉闹，她笑了。

另一个少妇伸出粗壮的胳膊，从井里提上一只湿淋淋的大桶……水桶在绳子上拌动着、摇晃着，滴下一滴滴闪光的水珠。

我面前站着一个年老的农妇，她穿着新的方格子布裙子，蹬着新鞋子。

在她黝黑、精瘦的脖子上，绕着三圈空心的大串珠。花白头发上系着一条带小红点儿的黄头巾。头巾一直遮到已失去神采的眼睛上面。

但老人的眼睛有礼貌地笑着，布满皱纹的脸上也堆着笑意。也许，老妇已有六十多岁年纪了……就是现在也可以看得出来：当年她可是个美人啊！

她张开晒黑的右手五指，托着一罐刚从地窖里拿出来的、没有脱脂的冷牛奶，罐壁上蒙着许多玻璃珠子似的水气；左手掌心里，老妇拿给我一大块还冒着热气的面包。她说："为了健康，吃吧，远方来的客人！"

雄鸡忽然啼鸣起来，忙碌地拍打着翅膀；拴在圈里的小牛犊和它呼应着，不慌不忙地发出哞哞的叫声。

"瞧这片燕麦！"传来我马车夫的声音。

啊，俄罗斯自由之乡的满足、安逸、富饶！啊，宁静和美好！

于是我想到：皇城里圣索菲亚教堂圆顶上的十字架以及我们城里人正孜孜以求的一切，算得了什么呢？

【思考练习】

结合你以前阅读过的描绘乡村风光的作品，分析屠格涅夫的写作特点。

# 高老头（节选）

[法] 巴尔扎克

## 【文章导读】

巴尔扎克（1799—1850 年），19 世纪法国伟大的批判现实主义作家，欧洲批判现实主义文学的奠基人和杰出代表。他生于法国大革命发生后十年，其童年和少年时期处于拿破仑帝国时期，之后又经历了王政复辟时期、七月王朝时期和 1848 年革命。这是法国由封建制度过渡到资本主义制度的时代，其作品深刻地反映了这一时代的社会生活各个方面。他创作的一系列共 94 部现实主义的长篇、中篇和短篇小说，合称《人间喜剧》。

19 世纪三四十年代是巴尔扎克创作最丰富的时期。在七月王朝的统治下，巴尔扎克对金融资产阶级和大资产阶级的不满表现在他的作品中。在这一时期他创作了包括 94 部长篇、中篇和短篇小说总集。这个创作计划开始于 30 年代初，巴尔扎克自称要做法兰西历史的"书记"，并且要把自己的作品连成一气，使之服从统一的构思。他以惊人的毅力和速度将这些现实主义小说创作出来，1842 年开始冠以《人间喜剧》的总书名。《人间喜剧》原计划 140 余部，最终完成 94 部。

《人间喜剧》有"社会百科全书"之称，真实反映了 19 世纪上半期法兰西社会生活的各个方面，揭露了资产阶级的贪婪、掠夺和一切建立在金钱基础上的社会关系。在《人间喜剧·导言》中巴尔扎克写道："法国社会将成为历史学家，我不过是这位历史学家的秘书而已。开列恶癖与德行的清单，搜集激情的主要事实，描绘各种性格，选择社会上主要的事件，结合若干相同的性格上的特点而组成典型，在这样做的时候，我也许能够写出一部史学家忘记的历史，即风俗史。"本文节选自《人间喜剧》之《高老头》第二章《两次访问》。

特·鲍赛昂夫人没有听见，她想得出神了。两人半天没有出声，可怜的大学生愣在那儿，既不敢走，又不敢留，也不敢开口。

"社会又卑鄙又残忍，"子爵夫人终于说。"只要我们碰到一桩灾难，总有一个朋友来告诉我们，拿把短刀掏我们的心窝，教我们欣赏刀柄。冷一句热一句，挖苦，奚落，一齐来了。啊！我可是要抵抗的。"她抬起头来，那种庄严的姿势恰好显出她贵妇人的身份，高傲的眼睛射出闪电似的光芒——"啊！"她一眼瞧见了欧也纳，"你在这里！"

"是的，还没有走。"他不胜惶恐的回答。

"嗳，拉斯蒂涅先生，你得以牙还牙对付这个社会。你想成功吗？我帮你。你可以测量出来，女人堕落到什么田地，男人虚荣到什么田地。虽然人生这部书我已经读得烂熟，可是还有一些篇章不曾寓目。现在我全明白了。你越没有心肝，越高升得快。你得不留情的打击人家，人家就怕你。只能把男男女女当做驿马，把它们骑得筋疲力尽，到了站上丢下来；这样你就能达到欲望的最高峰。不是吗，你要没有一个女人关切，你在这儿便一文不值。这女人还得年轻，有钱，漂亮。倘使你有什么真情，必须像宝贝一样藏起，永远别给人家猜到，要不就完啦，你不但做不成刽子手，反过来要给人家开刀了。有朝一日你动了爱情，千万要守秘密！没有弄清楚对方的底细，决不能掏出你的心来。你现在还没有得到爱情；可是为保住将来的爱情，先得学会提防人家。听我说，米盖尔[1]……（她不知不觉说错了名字）女儿遗弃父亲，巴望父亲早死，还不算可怕呢。那两姐妹也彼此忌妒得厉害。雷斯多是旧家出身，他的太太进过宫了，贵族社会也承认她了；可是她的有钱的妹妹，美丽的但斐纳·特·纽沁根夫人，银行家太太，却难过死了；忌妒咬着她的心，她跟姐姐貌合神离，比路人还不如；姐姐已经不是她的姐姐；两个人你不认我，我不认你，正如不认她们的父亲一样。特·纽沁根太太只消能进我的客厅，便是把圣·拉查街到葛勒南街一路上的灰土舐个干净也是愿意的。她以为特·玛赛能够帮她达到这个目的，便甘心情愿做他奴隶，把他缠得头痛。哪知特·玛赛干脆不把她放在心上。你要能把她介绍到我这儿来，你便是她的心肝宝贝。以后你能爱她就爱她，要不就利用她一下也好。我可以接见她一两次，逢到盛大的晚会，宾客众多的时候；可是决不单独招待她。我看见她打个招呼就够了。你说出了高老头的名字，你把伯爵夫人家的大门关上了。是的，朋友，你尽管上雷斯多家二十次，她会二十次不在家。你被他们撵出门外了。好吧，你叫高老头替你介绍特·纽沁根太太吧。那位漂亮太太可以做你的幌子。一朝她把你另眼相看了，所有的女人都会一窝蜂的来追你。跟她竞争的对手，她的朋友，她的最知己的朋友，都想把你抢过去了。有些女人，只喜欢别的女子挑中的男人，好像那般中产阶级的妇女，以为戴上我们的帽子就有了我们的风度。所以那时你就能走红。在巴黎，走红就是万事亨通，就是拿到权势的宝钥。倘若女人觉得你有才气，有能耐，男人就会相信，只消你自己不露马脚。那时你多大的欲望都不成问题可以实现，你哪儿都走得进去。那时你会明白，社会不过是傻子跟骗子的集团。你别做傻子，也别做骗子。我把我的姓氏借给你，好比一根阿里安纳的线，引你进这座迷宫[2]。别把我的姓污辱了，"她扭了扭脖子，气概非凡的对大学生瞧了一眼，"清清白白的还给我。好，去吧，我不留你了。我们做女人的也有我们的仗要打。"

"要不要一个死心塌地的人替你去点炸药？"欧也纳打断了她的话。

"那又怎么样？"她问。

他拍拍胸脯，表姊对他笑了笑，他也笑了笑，走了。那时已经五点；他肚子饿了，只怕赶不上晚饭。这一担心，使他感到在巴黎平步青云，找到了门路的快乐。得意之下，他马上给自己的许多思想包围了。像他那种年龄的青年，一受委屈就会气得发疯，对整个社会抢着拳头，又想报复，又失掉了自信。拉斯蒂涅那时正为了你把伯爵夫人家的大门关上了那句话发急，心上想："我要去试一试！如果特·鲍赛昂太太的话不错，如果我真的碰在门上，那么……哼！特·雷斯多夫人不论上哪一家的沙龙，都要碰到我。我要学击剑，放枪，把她的玛克辛打死——可是钱呢？"他忽然问自己，"那儿去弄钱呢？"特·雷斯多伯爵夫人家里铺张的财富，忽然在眼前亮起来。他在那儿见到一个高里奥小姐心爱的奢华，金碧辉煌的屋子，显而易见的贵重器物，暴发户的恶俗排场，像人家的外室那样的浪费。这幅迷人的图画忽然又给鲍赛昂府上的大家气派压倒了。他的幻想飞进了巴黎的上层社会，马上冒出许多坏念头，扩大他的眼界和心胸。他看到了社会的本相：法律跟道德对有钱的人全无效力，财产才是金科玉律。他想："伏脱冷说得不错，有财便是德!"

【注释】

［1］米盖尔是她的情人阿瞿达侯爵的名字。
［2］希腊神话：阿里安纳把一根线授给丹才，使他进入迷宫杀了牛首人身的米诺多，仍能逃出迷宫。

【思考练习】

1. 作者在小说中通过哪些方面揭露金钱的罪恶？
2. 小说刻画人物有何特点？

# 哈姆雷特（节选）

［英］ 莎士比亚

【文章导读】

莎士比亚（1564—1616 年），文艺复兴时期英国最伟大的诗人和剧作家，他所写的"四大悲剧"《李尔王》《奥赛罗》《哈姆雷特》和《麦克白》是当时英国文学界的瑰宝，尤其是《哈姆雷特》代表了伊丽莎白王朝戏剧的最高峰。

《哈姆雷特》写于 17 世纪初，是莎士比亚最主要的悲剧作品之一，是一部经典的代表作。哈姆雷特的故事，最早见于 12 世纪末丹麦历史学家萨克索所著的《丹麦史》，讲述的是发生在 8 世纪末丹麦历史故事，16 世纪末英国作家把它改编成戏剧，以复仇为主题，极为流行，但已失传。莎士比亚的作品一般公认是根据那部失传的悲剧改编的。莎士比亚在这个故事中加入新的活力，把这个中世纪复杂故事写成为一个具有新时代特点和深刻意义的，充满人文主义思想的悲剧。剧中所写的矛盾冲突和社会环境处处使人联想到 16 世纪末 17 世纪初的英国现实。此时正是英国封建关系瓦解，资本主义关系兴起的交替时代。一方面，君主专制进一步加强，并日益暴露出它的腐朽和反动；另一方面，资本主义的原始积累，也加紧了对农民的掠夺。

这本书在表面情节上与历史的传说并没有多大区别，讲的还是丹麦王子为父报仇的故事，其中充满了血腥、暴力和死亡。正如剧中人霍拉旭所说："你们可以听到奸淫残杀，反常无理的行为，冥冥中的判决，意外的屠戮，借手杀人的狡计，以及陷入自害的结局。"曲折跌宕的情节，紧紧围绕着复仇而展开。哈姆雷特从德国的威登堡匆匆赶回国内，是来参加他父亲的葬礼的。使他不能接受的是，他未赶上父亲的葬礼，却目睹了母亲与叔叔克劳迪斯的婚礼，这使哈姆雷特疑窦在心。夜晚，哈姆雷特在王宫城堡的露台上与父亲的亡魂相见，亡魂哀诉这桩暴行是哈姆雷特的叔叔所为，并要他为父报仇。

至此，他开始了艰难的复仇历程，与克劳迪斯展开了你死我活的较量，最终向克劳迪斯刺出了复仇之剑。该剧以中世纪丹麦宫廷为背景，通过哈姆雷特为父复仇的故事，真实描绘了文艺复兴晚期英国和欧洲社会的面貌，表现了作者对文艺复兴运动的深刻反思以及对人的命运与前途的深切关注。

《哈姆雷特》的结局是悲剧性的，善恶人物都遭到了毁灭。歌德说，哈姆雷特不是英雄，却要去完成英雄的业绩，所以毁灭。这也正是西方悲剧创作的特点，喜欢把伟大人物的死亡和美的毁灭作为悲剧的结局，这主要是因为西方的基督社会信奉人死后灵魂得救，把死看成是一种充满殉道者牺牲精神的高尚行为。莎士比亚要描写的悲剧核心在于"一件伟大的事业担负在一个不能胜任的人的身上"，这种不能胜任又无法推卸的使命，以其淋漓的鲜血和惨痛的场面震撼人心，深化了对生活本质的揭示，加强了对社会现实的摹刻和升华，完全符合西方的悲剧审美。《哈姆雷特》体现两个阶级的对抗，而此时哈姆雷特所代表的资产阶级的力量还不足以推翻克劳迪斯所代表的封建社会，因此，哈姆雷特的悲剧不仅是他个人悲剧，也是时代悲剧和当时资产阶级人文主义者的悲剧，这个悲剧有着丰富的社会内涵和深刻的时代意义，而它所具有的悲剧美更是悲剧中的典范。

## 第三幕　第一场

哈姆雷特（自言自语）

生存还是毁灭，这是个问题。

要做到高贵，究竟该忍气吞声来容受狂暴的命运矢石交攻呢，还是该挺身反抗无边的苦恼，扫他个干净？

死，就是睡眠。就这样，而如果睡眠就等于了结了，心痛以及千百种身体要担受的皮痛肉痛，那该是天大的好事，正求之不得啊！死，就是睡眠；睡眠，也许要做梦，这就麻烦了！

我们一旦摆脱了尘世的牵缠，在死的睡眠里还会做些什么梦，一想到就不能不踌躇。这一点顾虑正好使灾难变成了长期的折磨。

谁甘心忍受人世的鞭挞和嘲弄，忍受压迫者虐待，傲慢者凌辱，忍受失恋的痛苦，法庭的拖延，衙门的横暴，做埋头苦干的大才、受作威作福的小人一脚踢出去，如果他只消自己来使一下尖刀就可以得到解脱啊？

谁甘心挑担子，拖着疲累的生命，呻吟，流汗。要不是怕一死就去了没有人回来的那个从未发现的国土，怕那边还不知会怎样，因此意志动摇了，因此便宁愿忍受目前的灾殃，而不愿投奔另一些未知的苦难？

这样子，顾虑使我们都成了懦夫，也就这样子，决断决行的本色蒙上了惨白的一层思虑的病容；本可以轰轰烈烈的大作大为，由于这一点想不通，就出了别扭，失去了行动的名分。啊，别做声！

美丽的奥菲利亚——女神，你做祷告别忘记替我忏悔罪恶。

## 第四幕　第四场

哈姆雷特　……

我到处碰见的事物都在谴责我，鞭策我起来复仇！

一个人还算人吗，如果他至高无上的享受和事业，无非是吃吃睡睡？那就是畜生了。

上帝造我们，给我们这么多智慧，使我们能瞻前顾后，决不是要我们把这种智能、把这种神明的理性霉烂了不用啊。

可是究竟是由于禽兽的善忘呢，还是因为把后果考虑得过分周密了，想来想去，只落得一分世故，三分懦怯——

我实在不知道为什么一天天过下去，只管在口里嚷"这件事一定要做"，而明明有理由、有决心、有力量、有办法叫我动手啊。天大的榜样在教我呢。

看这支多么浩浩荡荡的大军，统领是一位娇生惯养的小王子，神圣的雄心鼓起了他的精神，断然蔑视了不能预见的结局，全然不顾吉凶未卜，安危难定，不惜拼血肉之躯，冒生命之险，哪怕就为了个鸡蛋壳！

要真是伟大，并非是没有大事情就轻举妄动，可是在荣誉要受到危害的关头，哪怕为一根草也就该大大地力争。

我呢，我父亲被害，我母亲受污，搅得我头脑冒火，血液沸腾，我却让一切都睡觉。我哪儿有面目看这么两万人却不惜一死，就要去为了一点点幻梦、一点点虚名，进坟墓只当上床铺，就要去争夺一块小地方，哪怕它小到容不下这些人当战场，也不够当坟地来埋葬阵亡的战士呢！

啊，从今以后，我的头脑里只许有流血的念头！

【思考练习】

1. 试分析哈姆雷特的人格特点和悲剧根源。
2. 试将《哈姆雷特》由剧本改写成小说体裁。

# 飞鸟集（节选）

［印］泰戈尔

【文章导读】

罗宾德拉纳特·泰戈尔（1861—1941年），印度诗人、作家、艺术家、社会活动家，第一位获得诺贝尔文学奖的亚洲人，世界十大文豪之一。出身于贵族书香世家，8岁开始写诗，12岁开始写剧本，15岁发表第一首长诗《野花》，17岁发表叙事诗《诗人的故事》。1913年凭借诗集《吉檀迦利》获诺贝尔文学奖，同年创作诗集《园丁集》《飞鸟集》。他的歌曲作品《人民的意志》被定为现在印度的国歌。

第一次世界大战爆发后，泰戈尔先后 10 余次远涉重洋，访问几十个国家和地区，传播和平友谊，从事文化交流。1919 年，阿姆利则惨案发生，英国军队开枪打死 1000 多印度平民，泰戈尔声明放弃爵士称号，以示抗议。他谴责意大利法西斯侵略阿比西尼亚（埃塞俄比亚），支持西班牙共和国政府反对法西斯头子佛朗哥。第二次世界大战爆发后，他写文章斥责希特勒的不义行径。他始终关心世界政治和人民命运，支持人类的正义事业。

《飞鸟集》，原名《Stray Birds》，是泰戈尔的代表作之一，也是世界上最杰出的诗集之一。它包括 325 首清丽的小诗。短小的诗句道出了深刻的人生哲理，引领人们探寻真理和智慧的源泉。

## 9

有一次，我们梦见大家都是不相识的。我们醒了，却知道我们原是相亲相爱的。

## 15

不要因为峭壁是高的，便让你的爱情坐在峭壁上。

## 45

他把他的刀剑当作他的上帝。当他的刀剑胜利的时候他自己却失败了。

## 67

神对那些大帝国会感到厌恶，却决不会厌恶那些小小的花朵。

## 71

樵夫的斧头，问树要斧柄，树便给了他。

## 82

使生如夏花之绚烂，死如秋叶之静美。

## 231

鸟翼上系上了黄金，这鸟便永不能再在天上翱翔了。

## 279

让死者有那不朽的名，让生者有那不朽的爱。

## 301

你的阳光对着我心头的冬天微笑，从来不怀疑它的春天的花朵。

325

"我相信你的爱。"让这句话做我最后的话。

【思考练习】

试分析这 10 首小诗中体现了诗人什么样的追求。

# 老人与海（节选）

海明威

## 【文章导读】

欧内斯特·米勒尔·海明威（1899—1961 年），出生于美国伊利诺伊州芝加哥郊外的一个医生家庭。第一次世界大战爆发后，他作为一名红十字会司机投身战场，领略了战争的残酷。后成为加拿大《星报》记者，驻巴黎近 10 年。1928 年离开巴黎，先后在美国佛罗里达州和古巴居住。"二战"期间作为随军记者再次参战。1961 年在家中自杀。代表作有长篇小说《太阳照常升起》《永别了，武器》和《丧钟为谁而鸣》，另有短篇小说集《在我们的时代里》《没有女人的男人》《胜者无所获》，以及札记《非洲的青山》等。中篇小说《老人与海》是他晚年最重要的作品。

这部作品 1951 年写于古巴，1952 年出版，描写老渔夫桑提亚哥出海捕鱼连遭厄运的故事，获得 1954 年诺贝尔文学奖。

故事发生于 20 世纪中叶的古巴，有一位风烛残年的老渔夫桑提亚哥，一连 84 天没有钓到一条鱼，但他不肯认输，终于在第 85 天钓到一条身长 18 尺、体重 1500 磅的大马林鱼。大鱼拖着船往海里走，他依然紧拉着不放，即使没有水，没有食物，没有武器，左手抽筋，也丝毫不灰心。经过两天两夜，桑提亚哥终于杀死大鱼，把它拴在船边。但许多鲨鱼立刻前来抢夺他的战利品，他一一杀死它们，直到只剩下一支折断的舵柄作为武器。然而他的大鱼仍难逃被吃光的命运。最终，桑提亚哥筋疲力尽地拖回一副鱼骨头，回到家躺在床上睡着了。故事中还有一个着墨不多的角色小孩马诺林，对情节发展也有重要作用。

这部作品突出的主题是表现了一种"作为人可以被消灭但是不能被打败"的"硬汉子"精神，捍卫"人的灵魂的尊严"，展示"一个人的能耐可以达到什么程度"（海明威语）。这也是海明威作品经常表现的主题。海明威作品中含蓄凝练、简约有力的叙事风格影响了许多欧美作家。

本文节选了小说结尾桑提亚哥与鲨鱼搏斗的部分，也是全书最精彩、最悲壮的部分。

老头儿看见它来到，知道这是一条毫无畏惧而且为所欲为的鲨鱼。他把鱼叉准备好，用绳子系住，眼也不眨地望着鲨鱼向前游来。绳子短了，少去了他割掉用来绑鱼的那一段。

老头儿现在的头脑是清醒的，正常的，他有坚强的决心，但是希望不大。他想：能够撑下去就太好啦。看见鲨鱼越来越近的时候，他向那条死了的大鱼望上一眼。他想：这也许是一场梦。我不能够阻止它来害我，但是也许我可以捉住它。"Dentuso[1]"，他想，去你妈的吧。

鲨鱼飞快地逼近船后边。它去咬那条死鱼的时候，老头儿看见它的嘴大张着，看见它在猛力朝鱼尾巴上面的肉咬的当儿它那双使人惊奇的眼睛和咬得格崩格崩响的牙齿。鲨鱼的头伸在水面上，它的脊背也正在露出来，老头儿用鱼叉攮[2]到鲨鱼头上的时候，他听得出那条大鱼身上皮开肉绽的声音。他攮进的地方，是两只眼睛之间的那条线和从鼻子一直往上伸的那条线交叉的一点。事实上并没有这两条线。有的只是那又粗大又尖长的蓝色的头，两只大眼，和那咬得格崩崩的、伸得长长的、吞噬一切的两颚。但那儿正是脑子的所在，老头儿就朝那一个地方扎进去了。他鼓起全身的气力，用他染了血的手把一杆锋利无比的鱼叉扎了进去。他向它扎去的时候并没有抱着什么希望，但他抱有坚决的意志和狠毒无比的心肠。

鲨鱼在海里翻滚过来。老头儿看见它的眼珠已经没有生气了，但是它又翻滚了一下，滚得自己给绳子缠了两道。老头儿知道它是死定了，鲨鱼却不肯承认。接着，它肚皮朝上，尾巴猛烈地扑打着水面，两颚格崩格崩响，像一只快艇一样在水面上破浪而去。海水给它的尾巴扑打得白浪滔天，绳一拉紧，它的身子四分之三都脱出了水面，那绳不住地抖动，然后突然折断了。老头儿望着鲨鱼在水面上静静地躺了一会儿，后来它就慢慢地沉了下去。

"它咬去了大约四十磅。"老头儿高声说。他想：它把我的鱼叉连绳子都带去啦，现在我的鱼又淌了血，恐怕还有别的鲨鱼会窜来呢。

他不忍朝死鱼多看一眼，因为它已经给咬得残缺不全了。鱼给咬住的时候，他真觉得跟他自个儿身受的一样。

他想：但是我已经把那条咬我的鱼的鲨鱼给扎死啦。我从来没看过这么大的"Dentuso"。谁晓得，大鱼我可也看过不少呢。

他想：能够撑下去就太好啦。这要是一场梦多好，但愿我没有钓到这条鱼，独自躺在床上的报纸上面。

"可是一个人并不是生来要给打败的。"他说。"你尽可把他消灭掉，可就是打不败他。"他想：不过这条鱼给我弄死了，我倒是过意不去。现在倒霉的时刻就要来到，我连鱼叉也给丢啦。"Dentuso"这个东西，既残忍，又能干，既强壮，又聪明。可我比它更聪明。也许不吧，他想。也许我只是比它多了个武器吧。

"别想啦，老家伙。"他又放开嗓子说。"还是把船朝这条航线开去，有了事儿就担当下来。"

"想点开心的事吧，老家伙。"他说。"一分钟一分钟过去，离家越来越近了。丢掉了四十磅鱼肉，船走起来更轻快些。"

他很清楚，把船开到海流中间的时候会出现什么花样。但是现在一点办法也没有。

"得，有主意啦。"他大声说。"我可以把我的刀子绑在一只桨把上。"

他把舵柄夹在胳肢窝里，用脚踩住帆脚绳，把刀子绑在桨把上了。

"啊。"他说。"我照旧是个老头儿。不过我不是赤手空拳罢了。"

这时风大了些，他的船顺利地往前驶去。他只看了看鱼的前面一部分，他又有点希望了。

他想：不抱着希望真蠢。此外我还觉得这样做是一桩罪过。他想：别想罪过了吧。不想罪过，事情已经够多啦，何况我也不懂得这种事。

我不懂得这种事，我也不怎么相信。把一条鱼弄死也许是一桩罪过。我猜想一定是罪过，虽然我把鱼弄死是为了养活我自己也为了养活许多人。不过，那样一来什么都是罪过了。别想罪过了吧。现在想它也太迟啦，有些人是专门来考虑犯罪的事儿的。让那些人去想吧。你生来是个打鱼的，正如鱼生来是条鱼。

他总喜欢去想一切跟他有关联的事情，同时因为没有书报看，也没有收音机，他就想得很多，尤其是不住地在想到罪过。他想：你把鱼弄死不仅仅是为了养活自己，卖去换东西吃。你弄死它是为了光荣，因为你是个打鱼的。它活着的时候你爱它，它死了你还是爱它。你既然爱它，把它弄死了就不是罪过。不然别的还有什么呢？

"你想得太多啦，老头儿。"他高声说。

他想：你倒很乐意把那条鲨鱼给弄死的。可是它跟你一样靠着吃活鱼过日子。它不是一个吃腐烂东西的动物，也不像有些鲨鱼似的，只是一个活的胃口。它是美丽的，崇高的，什么也不害怕。

"我弄死它为了自卫。"老头儿又高声说。"我把它顺顺当当地给弄死啦。"

他想：况且，说到究竟，这一个总要去杀死那一个。鱼一方面养活我，一方面要弄死我。孩子是要养活我的。我不能过分欺骗自己了。

他靠在船边上，从那条死鱼身上给鲨鱼咬过的地方撕下了一块肉。他嚼了一嚼，觉得肉很好，味道也香，像牲口的肉，又紧凑又有水分，可就是颜色不红。肉里面筋不多，他知道可以在市场上卖大价钱。可是他没法叫肉的气味不散到水里去，他知道倒霉透顶的事儿快要发生了。

风在不住地吹，稍微转到东北方去，他知道，这就是说风不会减退了。老头儿朝前面望了一望，但是他看不见帆，看不见船，也看不见船上冒出来的烟。只有飞鱼从船头那边飞出来，向两边仓皇地飞走，还有的就是一簇簇黄色的马尾藻。他连一只鸟儿也看不见。

他已经在海里走了两个钟头，在船艄歇着，有时候嚼嚼从马林鱼身上撕下来的肉，尽量使自己好好休息一下，攒些儿力气，这时他又看见了两条鲨鱼中间的第一条。

"呀，"他嚷了一声。这个声音是没法可以表达出来的，或许这就像是一个人在觉得一根钉子穿过他的手钉进木头时不由自主地发出的喊声吧。

"星鲨[3]。"他高声说。他看见第二条鱼的鳍随着第一条鱼的鳍冒上来，根据那褐色的三角形的鳍和那摆来摆去的尾巴，他认出这是两条犁头鲨[4]。它们嗅出了臭迹[5]以后就兴奋起来，因为饿得发呆了，它们在兴奋中一会儿迷失了臭迹，一会儿又找到了臭迹。但是它们却始终不停地向前逼近。

　　老头儿系上帆脚绳，把舵柄夹紧。然后他拿起了上面绑着刀子的桨。他轻轻地把桨举起来，尽量轻轻地，因为他的手痛得不听使唤了。然后，他又把手张开，再轻轻地把桨攥住，让手轻松一些。这一次他攥得很紧，让手忍住了疼痛不缩回来，一面注意着鲨鱼的来到。他看得见它们的阔大的、扁平的铲尖儿似的头，以及那带白尖儿的宽宽的胸鳍。这是两条气味难闻的讨厌的鲨鱼，是吃腐烂东西的，又是凶残嗜杀的。饥饿的时候，它们会去咬桨或者船舵。这些鲨鱼会趁海龟在水面上睡觉时就把它们的腿和前肢咬掉。它们饥饿的时候会咬在水里游泳的人，即使人身上没有鱼血的气味或者鱼的黏液。

　　"呀。"老头儿说。"星鲨，来吧，星鲨。"

　　它们来了。但是它们没有像鲭鲨那样地游来。一条鲨鱼转了一个身，就钻到船底下看不见的地方，它把那条死鱼一拉一扯，老头儿感觉到船在晃动。另一条鲨鱼用它裂缝似的黄眼睛望着老头儿，然后飞快地游到船跟前，张着半圆形的大嘴朝死鱼身上被咬过的部分咬去。在它那褐色的头顶和后颈上，在脑子和脊髓相连的地方，清清楚楚地现出了一条纹路，老头儿就用绑在桨上的刀子朝那交切点攒进去，又抽出来，再攒进它的猫似的黄眼睛里。鲨鱼放了它咬的死鱼，从鱼身上滑下去，死去的时候还吞着它咬下的鱼肉。

　　由于另一条鲨鱼正在蹂躏死鱼的缘故，船身还在晃荡，老头儿松开了帆脚绳，让船向一边摆动，使鲨鱼从船底下出来。一看见鲨鱼，他就从船边弯着身子把刀子朝它身上扎去。他要扎的只是肉，可是鲨鱼的皮很结实，好不容易才把刀子戳进去。这一下不仅震痛了他的手，也震痛了他的肩膀。鲨鱼又很快地露出头来，当它的鼻子伸出水面来靠在死鱼身上的时候，老头儿对准它的扁平的脑顶中央扎去，然后把刀子拔出，又朝同一个地方扎了一下。它依旧闭紧了嘴咬住鱼，于是老头儿再从它的左眼上戳进去，但它还是缠住死鱼不放。

　　"怎么啦？"老头儿说着又把刀子扎进它的脊骨和脑子中间去。这一次戳进去很容易，他觉得鲨鱼的软骨断了。老头儿又把桨翻了一个身，把刀放在鲨鱼的两颚中间，想把它的嘴撬开。他把刀子绞了又绞，当鲨鱼嘴一松滑下去的时候，他说："去，去，星鲨。滑到一英里深的水里去。去见你的朋友吧，也许那是你的妈妈呢。"

　　老头儿擦了一擦他的刀片，把桨放下。然后他系上帆脚绳，张开了帆，把船顺着原来的航线驶去。

　　"它们准是把它吃掉四分之一了，而且吃的净是好肉。"他大声说。"我真盼望这是一场梦，但愿我根本没有把它钓上来。鱼啊，这件事可真教我不好受。从头错到底啦。"他不再说下去，也不愿朝鱼看一眼。它的血已经淌尽了，还在受着波浪的冲击，他望了望它那镜子底似的银白色，它身上的条纹依然看得出来。

　　"鱼啊，我不应该把船划到这么远的地方去。"他说。"既不是为了你，也不是为了我。我很不好受，鱼啊。"

　　好吧，他又自言自语地说。望一望绑刀的绳子，看看断了没有。然后把你的手弄好，因为还有麻烦的事儿没有来到呢。

　　"有一块石头磨磨刀子该多好。"老头儿检查了一下绑在桨把上的绳子以后说。"我应该带一块石头来。"他想：好多东西都是应该带来的，但是你没有带来，老家伙。现在不是想你没有的东西的时候。想一想用你现有的东西可以做的事儿吧。

"你给我想出了很巧妙的主意。"他敞开了喉咙说。"可是我懒得听下去啦。"

他把舵柄夹在胳肢窝里，双手泡在水里，随着船往前漂去。

"天晓得，最后那一条鲨鱼撕去了我好多鱼肉。"他说。"可是船现在轻松些了。"他不愿去想给撕得残缺不全的鱼肚子。他知道，鲨鱼每次冲上去猛扯一下，就给扯去了好多的死鱼肉，现在死鱼已经成为一切鲨鱼追踪的途径，宽阔得像海面上一条大路一样了。

他想：这是把一个人养活一整个冬天的鱼啊。别那样想吧。歇一歇，把你的手弄好，守住剩下来的鱼肉。水里有了那么多的气味，我手上的血腥味也算不得什么，何况手上的血淌得也不多了。给割破的地方并算不了什么。淌血会叫我的左手不抽筋。

他想：我现在还有什么事儿可想呢？没有。什么也别去想它，只等着以后的鲨鱼来到吧。我希望这真是一场梦，他想。但是谁晓得呢？也许结果会很好的。

下一个来到的鲨鱼是一条犁头鲨。它来到的时候就活像一只奔向猪槽的猪，如果一只猪的嘴有它的那么大，大得连你的头也可以伸到它嘴里去的话。老头儿先让它去咬那条死鱼，然后才把绑在桨上的刀扎进它的脑子里去。但是鲨鱼一打滚就往后猛的一挣，那把刀子咔嚓一声折断了。

老头儿只管去掌他的舵，连看也不看那条大鲨鱼，它慢慢地沉到水里去，最初还是原来那么大，然后渐渐小下去，末了只有一丁点儿了。这种情景老头儿一向是要看得入迷的，可是现在他望也不望一眼。

"我还有鱼钩呢，"他说。"但是那没用处。我有两把桨，一个舵把，还有一根短棍。"

他想：这一回它们可把我打败了。我已经上了年纪，不能拿棍子把鲨鱼给打死。但是，只要我有桨，有短棍，有舵把，我一定要想法去揍死它们。

他又把手泡在水里。这时天色渐渐地向晚。除了海和天，什么也看不出来。天上的风刮得比先前大了些，马上他就希望能够看到陆地。

"你累乏啦，老头儿。"他说。"里里外外都累乏啦。"

直到太阳快落下去的时候，鲨鱼才又向他扑来。

老头儿看见两个褐色的鳍顺着死鱼在水里所不得不造成的那条宽阔的路线游着。它们甚至不去紧跟着鱼的气味，就肩并肩地直朝着小船扑来。

他扭紧了舵，把帆脚绳系好，从船艄下面去拿那根短棍。这是把一个断了的桨锯成二英尺半长左右的一个桨把子。因为那个桨把子有个把手，他用一只手攥起来才觉得方便，他就稳稳地把它攥在右手里，用手掌弯弯地握着，一面望着鲨鱼的来到。两条都是"星鲨[6]"。

他想：我要先让第一条鲨鱼把死鱼咬紧了，然后再朝它的鼻尖儿揍，或者照直朝它的头顶上劈去。

两条鲨鱼一道儿来到跟前，他看见离得最近的一条张开大嘴插进死鱼的银白色的肚皮时，他把短棍高高地举起，使劲捶下，朝鲨鱼的宽大的头顶狠狠地劈去。短棍落下的当儿，他觉得好像碰到了一块坚韧的橡皮，同时他也感觉到打在铁硬的骨头上。鲨鱼从死鱼身上滑下去的时候，他又朝它的鼻尖上狠狠地揍了一棍。

另一条鲨鱼原是忽隐忽现的，这时又张开了大嘴扑上来。当它咬住了死鱼、闭紧了嘴的时候，老头儿看得见从它嘴角上漏出的一块块白花花的鱼肉。他用棍子对准了它打去，只是打中了它的头，鲨鱼朝他望了一望，然后把它咬住的那块肉撕去。当它衔着鱼肉逃走的时候，老头儿又揍了它一棍，但是打中的只是橡皮似的又粗又结实的地方。

"来吧，星鲨！"老头儿说。"再来吧。"

鲨鱼一冲又冲上来，一闭住嘴就给老头儿揍了一棍。他把那根棍子举到不能再高的地方，结结实实地揍了它一下。这一回他觉得他已经打中了脑盖骨，于是又朝同一个部位打去，鲨鱼慢慢吞吞地把一块鱼肉撕掉，然后从死鱼身上滑下去了。

老头儿留意望着那条鲨鱼会不会再回来，可是看不见一条鲨鱼。一会儿他看见一条在水面上打着转儿游来游去。他却没有看到另一条的鳍。

他想：我没指望再把它们弄死了。当年年轻力壮的时候，我会把它们弄死的。可是我已经叫它们受到重伤，两条鲨鱼没有一条会觉得好过。要是我能用一根垒球棒，两只手抱住去打它们，保险会把第一条鲨鱼打死。甚至现在也还是可以的。

他不愿再朝那条死鱼看一眼。他知道它的半个身子都给咬烂了。在他跟鲨鱼格斗的时候，太阳已经落下去。

"马上就要天黑。"他说。"一会儿我要看见哈瓦那的灯火了[7]。如果我往东走得更远，我会看见从新海滩上射出的灯光。"

他想：现在离港口不会太远了。我希望没有人替我担心。只有那孩子，当然，他一定会替我担心的。可是我相信他有信心。好多打鱼的老头儿也会替我担心的。还有好多别的人。我真是住在一个好地方呀。

他不能再跟那条大鱼讲话，因为它给毁坏得太惨啦。这时他的脑子里突然想起了一件事。

"你这半条鱼啊。"他说。"你原来是条整鱼。我过意不去的是我走得太远，这把你和我都给毁啦。可是我们已经弄死了许多鲨鱼，你和我，还打伤好多条。老鱼，你究竟弄死过多少鱼啊？你嘴上不是白白地生了那个长吻的。"

他总喜欢想到这条死去的鱼，想到要是它能够随意地游来游去，它会怎么样去对付一条鲨鱼。他想：我应该把它的长吻儿砍掉，用它去跟鲨鱼斗。可是船上没有斧头，后来又丢掉了刀子。

话又说回来，当时要是我能够把它的长吻儿砍掉，绑在桨把上的话，那该是多好的武器呀。那样一来，我俩就会一同跟它们斗啦。要是它们在夜里窜来，你该怎么办呢？你有什么办法呢？

"跟它们斗。"他说。"我要跟它们斗到死。"

现在已经天黑，可是天边还没有红光，也看不见灯火，有的只是风，只是扯得紧紧的帆，他觉得大概自己已经死了。他合上两只手，摸一摸手掌心。两只手没有死，只要把两只手一张一合，他还觉得活活地痛哩。他把脊背靠在船艄上，才知道自己没有死。这是他的肩膀告诉他的。

他想：我许过愿，要是我捉到了这条鱼，我一定把所有的那些祷告都说一遍。但是我现在累得说不出了。倒不如把麻袋拿过来盖在我的肩膀上。

他躺在船艄，一面掌舵，一面留意着天边红光的出现。他想：我还有半条鱼。也许我有运气把前面半条鱼带回去。我应该有点儿运气的。可是没有呀，他说。你走得太远，把运气给败坏啦。

"别胡说八道啦。"他又嚷起来。"醒着，掌好舵。也许你的运气还不小呢。"

"我倒想买点儿运气，要是有地方买的话。"他说。

我拿什么去买运气呢？他自己问自己。我买运气，能够用一把丢掉的鱼叉，一把折断的刀子，一双受了伤的手去买吗？

"可以的。"他说。"你曾经想用海上的八十四天去买它。它们也几乎把它卖给了你。"

他想：别再胡思乱想吧。运气是各式各样的，谁认得出呢？可是不管什么样的运气我都要点儿，要什么报酬我给什么。他想：我希望我能见到灯光。我想要的事儿太多，但灯光正是我现在想要的。他想靠得舒服些，好好地去掌舵；因为觉得疼痛，他知道他并没有死。

大约在夜里十点钟的时候，他看见了城里的灯火映在天上的红光。最初只是辨认得出，如同月亮初升以前天上的光亮。然后，当渐渐猛烈的海风掀得波涛汹涌的时候，才能从海上把灯光看得清楚。他已经驶进红光里面，他想，现在他马上就要撞到海流的边上了。

他想，现在一切都过去了。不过，也许它们还要向我扑来吧。可是，在黑夜里，没有一件武器，一个人怎么去对付它们呢？

他现在身体又痛又发僵，他的伤口和身上一切用力过度的部分都由于夜里的寒冷而痛得厉害。他想：我希望我不必再去跟它们斗啦。我多么希望我不必再跟它们斗呀。

可是到了半夜的时候，他又跟它们斗起来，这一回他知道斗也不会赢了。它们是成群结队来的，他只看到它们的鳍在水里划出的纹路，看到它们扑到死鱼身上去时所放出的磷光。他用棍棒朝它们的头上打去，听到上下颚裂开和它们钻到船下面去咬鱼时把船晃动的声音。凡是他能够感觉到的，听见的，他就不顾一切地用棍棒劈去。他觉得有什么东西抓住了他的那根棍，随着棍就丢掉了。

他把舵把从舵上拽掉，用它去打，去砍，两只手抱住它，一次又一次地劈下去，但是它们已经窜到船头跟前去咬那条死鱼，一忽儿一个接着一个地扑上来，一忽儿一拥而上，当它们再一次折转身扑来的时候，它们把水面下发亮的鱼肉一块一块地撕去了。

最后，一条鲨鱼朝死鱼的头上扑来，他知道一切都完了。于是他用舵把对准鲨鱼的头打去，鲨鱼的两颚正卡在又粗又重的死鱼头上，不能把它咬碎。他又迎面劈去，一次，两次，又一次。他听到舵把折断的声音，再用那裂开了的桨把往鲨鱼身上戳去。他觉得桨把已经戳进去，他也知道把子很尖，因此他再把它往里面戳。鲨鱼放开鱼头就翻滚着沉下去。那是来到的一大群里最后的一条鲨鱼。它们再也没有什么东西可吃了。

老头儿现在简直喘不过气来，同时他觉得嘴里有一股奇怪的味道。这种味道带铜味，又甜。他担心了一会儿。不过那种味道并不多。

他往海里啐了一口唾沫，说："吃吧，星鲨。作你们的梦去，梦见你们弄死了一个人吧。"

他知道他终于给打败了，而且一点补救的办法也没有，于是他走回船艄，发现舵把的断成有缺口的一头还可以安在舵的榫头上，让他凑合着掌舵。他又把麻袋围在肩膀上，然后按照原来的路线把船驶回去。现在他在轻松地驶着船了，他的脑子里不再去想什么，也没有感觉到什么。什么事都已过去，现在只要把船尽可能好好地、灵巧地开往他自己的港口去。夜里，鲨鱼又来咬死鱼的残骸，像一个人从饭桌子上去捡面包屑似的。老头儿睬也不睬它们，除了掌舵，什么事儿都不睬。他只注意到他的船走得多么轻快，多么顺当，没有其重无比的东西在旁边拖累它了。

船还是好好的，他想。完完整整，没有半点儿损伤，只除了那个舵把。那是容易配上的。

他感觉到他已经驶进海流里面，看得出海滨居住区的灯光。他知道他现在走到什么地方，到家不算一回事儿了。

风总算是我们的朋友，他想。然后他又加上一句：不过也只是有时候。还有大海，那儿有我们的朋友，也有我们的敌人。床呢，他又想。床是我的朋友。正是床啊，他想。床真要变成一件了不起的东西。一旦给打败，事情也就容易办了，他想。我决不知道原来有这么容易。可是，是什么把你打败的呢？他又想。

"什么也不是，"他提高嗓子说。"是我走得太远啦。"

当他驶进小港的时候，海滨酒店的灯火已经熄灭，他知道人们都已上床睡去。海风越刮越大，现在更是猖狂了。然而港口是静悄悄的。于是他把船向岩石下面的一小块沙滩跟前划去。没有人来帮助他，他只好一个人尽力把船划到岸边。然后他从船里走出，把船系在岩石旁边。

他放下桅杆，卷起了帆，把它捆上，然后把桅杆扛在肩膀上，顺着堤坡往岸上走去。这时他才知道他已经疲乏到什么程度。他在半坡上歇了一会儿，回头望了一望，借着水面映出的街灯的反光，看见那条死鱼的大尾巴挺立在船艄后面。他看见鱼脊骨的赤条条的白线，黑压压一团的头，伸得很长的吻和身上一切光溜溜的部分。

[1] Dentuso：一种最凶猛的鲨鱼的名字。

[2] 攮（nǎng）：刺。

[3] 星鲨：原文为 Calano（加拉诺），意思是"杂色斑驳的"，是一种鲨鱼的俗称。星鲨是一种小鲨鱼。这里将"Calano"译作"星鲨"，表示老人对犁头鲨的轻蔑。

[4] 犁头鲨：鲨鱼的一种，体扁平，呈犁头状，长1米多。

[5] 臭（xiù）迹：气味的痕迹。

[6] "星鲨"：表示并非真的星鲨。

[7] 哈瓦那：古巴的首都。桑提亚哥是一位古巴渔民。

## 【思考练习】

1. 文中哪些描写直接表现了桑提亚哥的精神？他是一位怎样的老人？

2. 你如何看待桑提亚哥的"失败"？

# 中编 语文通识

## 第一章 语言文字基础知识

### 第一节 汉字的产生与发展

#### 一、汉字的起源

汉字是世界上使用时间最久、空间最广、人数最多的文字，汉字的创制和应用不仅推动了中华文化的发展，还对世界文化的发展产生了深远的影响。

汉字产生的时间难以断定。今天所能见到的最古老的文字是商代刻在龟甲和兽骨上的文字，叫甲骨文。商代的文字已很发达，文字的产生应在商以前的夏代或早于夏代。

大约距今六千年的半坡遗址等已出现刻画符号，达 50 多种。其整齐规范，且有一定的规律，具备了简单文字的特征，学者们认为这可能是汉字的萌芽。

汉字成为系统文字是在公元前 16 世纪的商朝。考古证实，在商朝早期，中国文明已发展到相当高的水平，主要特征之一就是甲骨文的出现。甲骨文是刻在龟甲和兽骨上的古老文字。在商代，国王在做任何事情之前都要占卜，甲骨就是占卜时的用具。使用甲骨之前，要先经过加工。首先把甲骨上的血肉除净，接着锯削磨平。然后，在甲的内面或兽骨的反面用刀具钻凿凹缺，这些凹缺的排列是有序的。占卜的人或者叫巫师，把自己的名字、占卜的日期、要问的问题都刻在甲骨上，然后用火烧甲骨上的凹缺。这些凹缺受热出现的裂纹就称为"兆"。巫师对这些裂纹的走向加以分析，得出占卜的结果，并把占卜是否应验也刻到甲骨上。经过占卜应验之后，这些刻有卜辞的甲骨就成为一种官方档案保存下来。

## 二、汉字的数量

汉字是语素文字，总数非常庞大，总共有多少字，到目前为止，尚无非常精确的数字。汉字的数量，通过古代的字书和辞书可以看出其发展情况。

秦代的《仓颉》《博学》《爱历》三篇共有 3300 字；汉代扬雄作《训纂篇》，有 5340 字；到东汉许慎作《说文解字》有 9353 字；晋宋以后，文字日渐增繁，据唐代封演《闻见记·文字篇》所记晋吕忱作《字林》，有 12824 字；后魏杨承庆作《字统》，有 13734 字；梁顾野王作《玉篇》有 16917 字；唐代孙强增字本《玉篇》有 22561 字；宋代司马光修《类篇》，多至 31319 字；到清代《康熙字典》，有 4.7 万多字；1915 年欧阳博存等编纂的《中华大字典》，有 4.8 万多字；1959 年日本诸桥辙次的《大汉和辞典》，收字 49964 个；1971 年张其昀主编的《中文大辞典》，有 49888 字。

随着时代的推移，《字典》中所收的字数越来越多。1990 年徐仲舒主编的《汉语大字典》，收字数为 54678 个。1994 年冷玉龙等的《中华字海》，收字多达 8.5 万字。实际上人们在日常使用的汉字不过六七千而已。

## 三、汉字的演变动因及其形体变迁

汉字从甲骨文以来发生了许多变化。根据史实，这些变化大致可以分为改革和自然流变两大类。汉字改革是指人们有意识地、主动地治理汉字的过程，而汉字的自然流变是指汉字自然的变化过程。汉字的改革一般是非连续的、剧烈的、短期内完成的；汉字的自然流变则是连续的、缓慢的、长期的。汉字的自然流变有时间上的因素，也有地理上的因素，它使得汉字的字形、字音、字义多样化，造成异体字越来越多，字音读法不同，字义发生变化，导致了汉字不统一、不规范。因此，经过一段时间的自然演变后，人们必须对汉字进行改革，使汉字规范化、统一化。汉字不可能一产生就很完美，就能满足各个时期生产力发展的需要，因此随着时代的进步，人们会主动改革汉字，使汉字满足生产力继续发展的需要。当改革的措施推广之后，汉字又开始新一轮的自然流变。

汉字的变化好像路的变化一样。路是人们走出来的；路走出来之后，人们隔一段时间就得修缮一次；修缮之后，路又渐渐发生一些变化，如变宽、变直、损毁，或者出现新的分支，需要再次修缮。修路相当于汉字改革，路渐渐自然变宽、变直、损毁、分支等变化，相当于汉字的自然流变。这两种变化过程有着不同的性质、趋势、规律和作用。

### （一）汉字的演变过程

汉字的演变过程可以简略归纳为声、形、象、数、理五个阶段。

1. "声"    "声"是任何一种语言的必要组成部分。在太古时代，人类从本能的"哭声、笑声"或模仿大自然的"鸟鸣、虫叫、兽吼、风声、雷声、雨声等"中逐渐分化出具有一定意义、代表一定事物的"声音"，这就是语音的进化。如"ma、ba"用于代表"妈、爸"可能是从哭声"啊"中分化出来。语音进化到现代已是一个十分复杂的系统，汉语中大约有 1600 种声音。语音的分化有其自身的规律，从现代语言中可以分辨出一些线索。例如，鹅、鸡、鸭、猫等家禽和家畜可能是依据其叫声而定其名的；"哈、喔、嘘、哎唷"等是直接表示人类在不同情绪下的自然发声。

2. "形"　　"形"是语言的第二个重要组成部分，但不是必要的。人类在与大自然和猛兽毒蛇等的斗争过程中，有时需要用"形"或"画"来表示事物。如远出狩猎，为了防止迷路，会在岩石或树干上做些标记；狩猎时会注意观察野兽足迹，以辨别野兽的特性；也可能出于对大自然的崇拜或对美的事物的追求，在岩洞壁上画上"日、月、人、山、木、动物、祖先"等图像。

3. "象"　　"象"是创造汉字和《易》说理预事的主要方法。"日、月"等属于象形文字，是造字的基本部件。这些基本部件相互组合，产生各种各样的"象"，创造出更多的字。

4. "数"　　"数"的概念是人类长期进化过程中逐渐形成的。人类首先掌握的概念可能是"无"和"有"。没水喝会渴，没东西吃就会饿。"有→ナ月"字中"ナ"表示手，"月"表示肉。"有"字原意"手下有肉"，有肉吃就不会挨饿。"有"进一步分化形成"一、二、三、多"等数的概念。

5. "理"　　"理"是"象、数"的扩展。汉字外延的演变主要是通过"理"来扩大的，即相"象"的事物，"理"也相通。如"明"的本意是明亮，延伸出"眼睛看得清楚、心里明白、事情变得明显"等。

汉字演变的五个阶段，也是汉字的 5 种基本造字方法，并能看到汉字演变的历史沿革。

## （二）汉字字体的演变

汉字字体的演变，根据时代和字体的对应，大体可分为以下几种字体。

1. 甲骨文　古代用写或刻的方式在龟甲、兽骨上所留下的文字。现在发现，最早的甲骨文出现在商朝盘庚时期，内容多为"卜辞"，少数为"记事辞"。甲骨文人部分是象形字或会意字，形声字只占 20% 左右。甲骨文象形程度高，且一字多体，笔画不定。这说明中国的文字在殷商时期尚未统一。

2. 金文　古代称铜为金，刻在青铜器上的文字叫金文，又叫钟鼎文、铭文。金文始见于商代二里岗的青铜器，数量较少，只有几件。殷墟出土的青铜器金文增多；至西周，青铜器上金文已较普遍。商代金文多为象形字和会意字。

3. 大篆　据传为周朝史籀所创，又称籀文、籀篆、籀书等。史籀是周宣王的史官。大篆散见于《说文解字》和后人所收集的各种钟鼎彝器中，其中以周宣王时所作石鼓文最为著名。大篆是古字向小篆过渡的一种汉字字体。

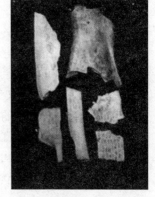

甲骨文

4. 小篆　秦始皇统一天下之后，对文字进行了统一，统一后的字称小篆。其上承东周时秦国器铭与刻石文字，融会各地书风而成。秦文是在"金文""籀文"（大篆）

的基础上发展起来的一种书体，又称"秦篆"，后人称之为"小篆"。

**5. 隶书** 隶书是小篆的简便写法，最早流行于秦代下层，相传为程邈在监狱中将其整理成一种新字体。隶书在汉代（前206—220年）得到了很大发展，变无规则的线条为有规则的笔画，奠定了现代汉字字形结构的基础。

**6. 楷书** 楷书出现于东汉（25—220年）末年，创始人钟繇。楷书笔画平直，字形方正，书写简便。直至今天，楷书仍是汉字的标准字体。

**7. 草书与行书** 草书和行书是两种快速书写的字体。草书主要有章草、今草和狂草3种。今草为东汉（25—220年）张芝所创。行书是介于今草和楷书之间的一种字体，始于楷书之后，盛于魏晋。王羲之的《兰亭集序》被誉为"天下第一行书"。

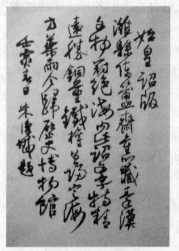

湖北出土的秦隶竹简

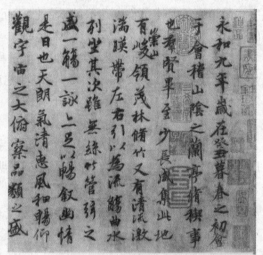

《兰亭集序》

## 四、汉字规范

小篆的统一、隶书的出现使汉字在一定程度上得到规范。东汉的许慎、唐代的颜元孙、宋代的郭忠恕和张有等都对字形做了一些规范工作。汉末的反切注音和魏晋的韵书为汉字读音的统一做出了一定贡献。

"五四"时期的新文化运动，推动了白话文的普及，废弃了许多汉字在文言文中特有的意义，使常用汉字的数量减少了很多。

新中国成立后，国家非常重视汉字的规范化：①清理和废除了异体字。②统一和规范了汉字的字形、笔画和笔顺。③统一和规范了汉字的读音。改革开放后，普通话的普及也进一步推进了汉字的规范化。

# 第二节 语音知识

## 一、什么是语音

语音，即语言的物质外壳，是语言符号系统的载体，是人类通过发音器官发出来的、具有一定意义的、目的是用来进行社会交际的声音。在语言的形、音、义三个基本属性当中，语音是第一属性，在语言中起着决定性的支撑作用。

人的发音器官及其活动情况是语音的生理基础。人的发音器官分 3 部分。①呼吸器官：包括肺、气管和支气管。肺是呼吸器官的中心，是产生语音动力的基础。②喉头和声带：是发音的震颤体。③口腔、咽腔、鼻腔：均是发音的共鸣器。

语音与其他各种各样声音的区别在于：①由人的发音器官发出。②不同的声音代表不同的意义。③其作用在于社会交际。其中最主要的区别就在于语音代表了一定的语义，是它的"社会性"。

## 二、语音的性质

**1. 语音具有物理属性**　一切声音都是由物体的振动发出的，物体振动，振荡它周围的空气，形成音波，音波扩散，刺激到人的听觉神经，人就听到了声音。任何声音都是由音高、音强、音长、音色 4 种要素组成的，语音也是如此。

（1）音高　音高即声音的高低。它决定于音波的频率，即发音体在每秒钟内振动的次数。振动的次数多，频率大，声音就高，反之就低。频率的大小与发音体（声带）的长短、厚薄、松紧有关。声带短、薄、紧，发音时音频就大，声音就高，反之就低。弦乐器弦细而短，音高；弦粗而长，就低。女人、儿童的声带每秒可振动 150～300 次，成年男子每秒 60～200 次。汉语的声调和语调主要由音高决定。

（2）音强（音量、音势、音重）　音强即声音的强弱。它与音波振幅的大小呈正比。振幅：发音体振动幅度的大小，即气粒子离开平衡位置最大的偏移度，与气压的大小呈正比。语音的强弱取决于说话时用力的大小，用力大，呼出的气体对声带冲击力强，振幅大，声音就强，反之就弱。

音强在汉语里有区别词义和一定的语法作用，轻声、重音可以区别意义，主要是音强决定的。

（3）音长　音长即声音的长短，决定发音体振动时持续时间的久暂。振动时间长，声音就长，反之就短。

（4）音色（音质、音品）　指声音的特色、个性，也可以说是声音的本质。它是由音波波纹的曲折形式不同造成的，是一个音素区别于其他音素的基本特征。

造成不同音色的条件主要有三种。

（1）发音体不同　如管乐器，弦乐器，打击乐器发音体都不一样。笛子和二胡同奏一个曲子，人们可以分辨出哪是笛子的声音，哪是二胡的声音，笛子的发音体是笛膜，二胡的发音体是蟒皮，而人类的发音体是声带。

（2）发音方法不同　同是弦乐器，手弹和弓拉发音不同。塞音、擦音、塞擦音发音方法也不同。

（3）共鸣器的形状不同　共鸣，又叫共振，一个静止的发音体，遇到一个频率与之振动频率相同或相近的声音时，会受到感染而发音，这种现象叫共鸣。这个受感染而振动的发音物体，叫共鸣器。乐器、人类的发音器官都是以空腔作共鸣器的。笛子和箫发音不同主要是因为共鸣器不同，同一把音叉插在不同的共鸣箱上，打击时发音不同。b 从口腔出气，m 从鼻腔出气，口腔和鼻腔形状不同，［ɑ］、［i］发音不同也是因为口腔形成的共鸣器的形状不同。口吹唢呐时以两手开合作拱状，也是在改变共鸣器的形状，以形成不同的声音。

每个人说话的声音不同主要是音色不同造成的。各人声带的长短、松紧、厚薄不同（发音体），各人的口腔、鼻腔的大小形状不同（共鸣器），各人的说话时用气的强弱、运气的方法、口腔舌头控制的情况等不同（发音方法），从而形成了各人的声音特色，这正像乐器的音乐一样。

**2. 语音具有生理性质**　人的发音器官可分为三大部分：①肺、气管、支气管：即动力部分。肺呼出的气体，通过支气管、气管到达喉头，振动声带，从而发声。②声带：即发音体。声带的厚薄、松紧、大小、长短不同，发出的声音就不同。③口腔和鼻腔：即共鸣器。每个人口腔和鼻腔的形状、大小都有差别，则说话的声音不同。

**3. 语音具有社会性质**　这是语音的本质属性，表现在两个方面。

（1）音义结合的固定性　什么声音表示什么意义、如何表示，是由使用某一语言的社会成员决定的。

（2）语音的系统性　音位的个数、音位的组合，各种语言、方言都有自己的系统。从物理、生理属性上看是相同的语音现象，但在不同的音系中表义不同。

## 第三节　词汇知识

### 一、什么是词汇

词汇又称语汇，是一种语言里所有的（或特定范围的）词和固定短语的总和。例如，汉语词汇、英语词汇，或一般词汇、基本词汇、文言词汇、方言词汇等；还可指某个人或某一作品所用的词和固定短语的总和，如"老舍的词汇""《鲁迅全集》的词汇"等。词汇是词的集合体，词汇和词的关系是集体与个体的关系、树林和树的关系。

### 二、词汇构成

词是由一个或几个语素构成的。构成语素分为两种，一种叫词根，是指意义实在、在合成词内位置不固定的不成词语素和成词语素。一种叫词缀，是指意义不实在、在合成词内位置固定在前或在后的不成词语素。如"桌子"中的"桌"是词根语素，"子"是词缀语素。

由一个语素构成的词叫作单纯词，由两个或两个以上词素构成的词叫合成词。单纯词包括连绵词、叠音词和音译的外来词。合成词有复合式、附加式和重叠式三种构词方式。

### 三、组成单位

**1. 语素**　语素是语言中最小的音义结合体。例如"书"，是一个语素，它的语音形式是"shū"，它的意义是"成本的著作"。"马虎"也是一个语素，它的语音形式是"mǎhu"，意义是"不认真"。它们都是最小的音义结合体，再不能分解成更小的有意义单位。

**2. 词** 词是由语素构成且比语素高一级的语言单位。词是最小的能够独立运用的语言单位。"独立运用"是指能够单说（单独成句）或单用（单独做句法成分或单独起语法作用）。

**3. 短语** 短语是词和词的语法组合，它和词都表示一定的意义，也是造句成分，可以单说或单用，但短语不是"最小的"能够独立运用的单位。它是可以分离的，中间往往能插入其他造句成分，而词是不能分离的，分离之后就不表示原来的意义了。

**4. 固定短语** 固定短语是词与词的固定组合，一般不能任意增减、改换其中词语。与之相对应的是自由短语。自由短语是词与词按表达的需要的临时组合，自由短语即一般的短语。

固定短语又可分为专名（专有名称）和熟语两类。

（1）专名 专名以企事业单位名称占绝大多数。如"中国人民政治协商会议""联合国世界卫生组织"等。召集会议，举办活动也可以用固定短语作专名，如"世界妇女和平大会""北京国际女子马拉松赛"。一般短语一旦用作书名、篇名、杂志名、电影或电视片名也是固定短语，如《鲁迅全集》《新华月报》等。如不是书名、杂志名、电影名等，便只是一般短语。

（2）熟语 熟语包括成语、惯用语、歇后语。

**5. 略语** 略语是语言中经过压缩和省略的词语。为了称说方便，人们常把形式较长的名称或习用的短语化短，成为略语。略语可分为简称和数字略语两类。

（1）简称 简称是较复杂的名称的简化形式，与全称相对而言。简称本来是全称的临时替代，在正式场合往往要用全称。但有些简称经长期使用，形式和内容都固定化了，便转化为一般的词，全称反而很少使用。如"地铁""空调"等。

（2）数字略语 对一些习用的联合短语，选择其中各项的共同语速加上短语包含的项数，即构成数字略语。如百花齐放、百家争鸣——双百。陆军、海军、空军——三军。

## 四、词汇的发展

现代汉语词汇是古代、近代汉语词汇的继续和发展。随着社会的不断发展与进步，随着人们实践领域的不断扩展，词也在不断发展变化，主要表现在新词不断产生，旧词逐渐消亡。同时，词的语义内容和词的语音形式也不断发生变化。

**1. 新词的产生**

（1）新词产生的原因

①社会的不断发展，新事物不断涌现，人们需要认识、指称这些新事物，需要给它们命名，以满足交际的需要，从而产生了新词。

②人们认识能力的提高，需要记录这些新认识，从而创造了新词。如火箭、中子、

电子、卫星、电视机等。

③现代汉语中双音节化的发展趋势，许多单音节或多音节词语取得了新的双音节形式，为语言增加了新词。如乘——乘坐、安——安装。

（2）新词的特点　新中国成立以来，新词成倍增加，主要有四个特点。

①绝大部分为双音节词，占新词总量的70％；也有不少三音节词，如电饭锅、计算机、两用衫、喇叭裤等。

②新词大多是复合式的，主要为偏正型、联合型、动宾型，如微机、倒爷、电脑、力度、股民、红专。

③附加式的新词明显增多，产生了一批新的词缀或准词缀，由它们构成一系列派生词。如化：田园化、标准化、老龄化、淡化；族：追星族、工薪族、打工族、上班族。

④词语的简称得到了空前发展。如空调（空气调节器）、电教（电化教育）、彩电（彩色电视机）。

**2. 旧词的逐渐消失和变化**　随着社会的发展，一些标志旧事物、旧观念的词语逐渐在语言中消失，有的逐渐缩小了使用范围。如丫鬟、童养媳、变工队、堡垒户、堡垒村。旧词是一个相对的概念，刚产生时是新词，随着社会的发展，有的很快变成旧词，如"大跃进""文革"中出现的一些词语、土高炉、文斗、武斗、红卫兵、黑五类、忠字舞等。

**3. 词义的演变**　词义演变的途径有词义的扩大、词义的缩小和词义的转移。

（1）词义的扩大　扩大旧词所概括对象的范围。如收获由专指"农业的收成"，扩大到指称"一切行为的收获"；健康由指称"（人体）生理机能正常、没有缺陷或疾病"，扩大到指称"事物情况正常，没有缺陷"。

（2）词义的缩小　是指缩小词所概括对象的范围。如"批判"，原义含有评论优点、指出错误两个方面，现只含"分析、批驳错误"一个方面。

（3）词义的转移　表示甲类对象的词转用指称与之有关的乙类对象。如"行李"，原义指两国往来的使者，现在转移指出门时所带的提包、箱子等。

## 第四节　语法知识

汉语语法最大的特点是没有严格意义的形态变化。名词没有格的变化，也没有性和数的区别。动词不分人称，也没有时态。这一不同于欧洲语言的特点，使得在历史上很长一段时间内，汉语被很多语言学家认为没有语法也没有词类。20世纪著名历史学家威尔·杜兰在《文明的故事》第一卷《东方的遗产》一书中仍然认为汉语没有语法和词类。现在有观点认为，汉语既有语法也有词类，只是它的语法不同于欧洲语言，一个词语存在多词性现象。汉语语法的另外一个特点是省略，不影响大概意思的词往往省略掉。

### 一、语素

语素是最小的语音语义结合体，是最小的语言单位。语素根据音节可分为单音节语素、双音节语素和多音节语素。

**1. 单音节语素** 如土、人、水、风、子、民、大、海。

**2. 双音节语素** 组成该语素的两个音节合起来才有意义,分开则没有与该语素有关的意义。双音节语素主要包括联绵字、外来词和专用名词。

（1）双声 声母相同的联绵字,如琵琶、乒乓、澎湃、鞑靼、尴尬、荆棘、蜘蛛、踯躅、踌躇、仿佛、瓜葛、忐忑、淘汰、饕餮、倜傥、含糊、慷慨、叮当、蹊跷、玲珑、犹豫。

（2）叠韵 韵母相同的联绵字,如从容、葱茏、葫芦、糊涂、匍匐、灿烂、蜿蜒、苍茫、朦胧、苍莽、邋遢、怂恿、螳螂、杪椤、倥侗、蜻蜓、轰隆、当啷、惝恍、魑魅、缥缈、奔拉。

（3）非双声叠韵联绵字 如蜈蚣、珊瑚、疙瘩、蚯蚓、惺忪、铃铛、奚落、褡裢、茉莉、蚂螂、窟窿、伉俪、蝴蝶、笊篱、狡猾、蛤蚧、蛤蜊、牡丹、磅礴。

（4）外来词 由汉语以外的其他语种音译过来的词语,如干部、涤纶、夹克、的士、巴士、尼龙、吉普、坦克、芭蕾。

（5）专用名词 主要是地名、人和事物名称,如纽约、巴黎、北京、苏轼、李白、孔子、萝卜、菠菜、番茄、红薯。

**3. 多音节语素** 主要是拟声词、专用名词和音译外来词,如喜马拉雅、珠穆朗玛、安迪斯、法兰克福、奥林匹克、白兰地、凡士林、噼里啪啦、淅淅沥沥、马克思主义、中华人民共和国。

## 二、词

词是由语素组成的最小的能够独立运用的语言单位。根据构成方式的不同,词可分为单纯词和合成词。单纯词是由一个语素组成的词,自由的单音节语素和所有的双音节、多音节语素都可以组成单纯词,如山、水、天、地、人、有、土、红、凑;仿佛、苍茫、蜈蚣、琉璃、参差、蹉跎;敌敌畏、阿司匹林、萨克斯、麦克风。合成词是由两个或两个以上的语素组成的词。

根据词性,词可分为实词和虚词两大类,每大类又各自分为很多小类。

**1. 实词** 即有实际意义的词,包括名词、动词、形容词、数词、量词和代词。

（1）名词 表示人或事物名称的词。

①人物名词:学生、群众、老头、妇女、同志、叔叔、维吾尔族、酒鬼。

②事物名词:笔、杉木、蜗牛、猎豹、棒球、战斗机、冥王星、思想、中学、物理、过程。

③时间名词:上午、过去、将来、午夜、三更、世纪。

④方位名词:东南、上面、前方、内部、中间。

（2）动词 表示动作行为、发展变化、可能意愿及心理活动的词。

①行为动词:跑、唱、喝、敲、吆喝、盯、踢、闻、听、摸。

②发展动词:生长、枯萎、发芽、结果、产卵。

③心理动词：喜欢、恨、气愤、觉得、思考、厌恶。

④存现动词：消失、显现、有、丢失、幻灭。

⑤使令动词：使、让、令、禁止、勒令。

⑥能愿动词：会、愿意、可以、能够、宁可。

⑦趋向动词：来、去、上、下。

⑧判断动词：是、为、乃。

（3）形容词　表示事物性质、状貌特征的词。

①表示形状：大、高、胖、瘦、细、壮。

②表示性质：甜、好、香、漂亮、圆滑、机智、单调。

③表示状态：快、浓、满、多、迅速、悄悄。

（4）数词　表示事物数目的词。

①确数词：1、2、3、一、二、三、壹、贰、叁、二分之一、3.45。

②概数词：几、一些、左右、以下、余。

③序数词：第一、第二、老大、老三、初九、初十。

（5）量词　表示事物或动作的单位。

①名量词：尺、寸、里、公里、斤、两、辆、角、元。

②动量词：把、次、趟、下、回、声、脚、幢、座。

③时量词：天、年、秒、小时、分（钟）。

（6）代词　能代替事物名称的词。

①人称代词：我、你、它、她们、大家、咱们。

②疑问代词：谁、什么、怎么、哪里、为什么、何以。

③指示代词：这、那、那里、那边，这边。

**2. 虚词**　指没有实在意义的词，包括副词、介词、连词、助词、叹词、拟声词。

（1）副词　起修饰或限制动词或形容词作用、表程度或范围的词。

①程度副词：很、极、非常、太、过分。

②时间副词：已、刚、才、将、要。

③范围副词：都、全、总、只、仅。

④情态副词：正好、果然、刚好、依然、全然、悄然。

⑤语气副词：准保、确实、不、没有、岂、难道、尤其、甚至、绝对。

⑥重复副词：又、再、还、仍。

（2）介词　用在名词、代词或名词性词组前边，合起来表示方向、对象等的词。如从、往、在、当、把、对、同、为、以、比、跟、被、由于、除了。

（3）连词　连接词、短语或句子的词，如和、同、跟、不但、并且、只要、而且、与其、尚且。

（4）助词　附着在别的词后面、独立性差、无实义的一种特殊的虚词。

①结构助词：的、地、得、所。

②时态助词：着、了、过。

③语气助词：呢、吧、吗、哟、哩、呀、啥。

（5）叹词 表示感叹或者呼唤答应的词，如啊、哎、哦、噢、哼、呸、呀。

（6）拟声词 模拟事物声音的词，如哗哗、轰隆隆、淅淅沥沥、咚咚、噼里啪啦、哗啦啦、滴答、喔喔、喵喵、唧唧、叽叽喳喳、啪啪。

**3. 一词多义、多用**

①他（人称代词）、怎么（疑问代词）、还（语气副词）、不（语气副词）、来（趋向动词）、呀（叹词）。

②下回（量词）、我（人称代词）。

③有（存现动词）、借（行为动词）、还（行为动词）、再（重复副词）、借（行为动词）、不（语气副词）、难（形容词）。

## 三、短语

短语也称词组，是词和词组合成的语言单位。

根据构成方式，短语可分为并列短语、偏正短语、动宾短语、动补短语、主谓短语、介宾短语、复指短语、连动短语、兼语短语、特殊短语等。

**1. 并列短语** 由两个或两个以上的名词、动词、形容词并列组成的短语，如老师和同学、调查研究、培养和提高、万紫千红、理直气壮、丰功伟绩、是非黑白。

**2. 偏正短语** 词和词按修饰关系构成的短语，由定语或状语加中心词组成，如我的老师、一个顾客、伟大的人民、世外桃源；小心观察、更加坚决、突然发现、非常壮观、相当迅速。

**3. 动宾短语** 词和词按照支配关系构成的短语，由动词和宾语组成，如吃晚饭、盖房子、歌唱祖国、顾全大局、关心集体、饱经风霜、理清思路等。

**4. 动补短语** 词和词按照补充关系构成的短语，由动词或形容词加上补语组成，如看明白、想得太多、送出去、住一宿、说两句、红得发紫、害怕得要命、好得很、漂亮极了。

**5. 主谓短语** 词和词按照陈述关系构成的短语，由主语和谓语组成，如心情舒畅、人声鼎沸、春光明媚、好人一生平安。

**6. 介宾短语** 由介词加上宾语组成的短语，如从山中、向沙漠、为人民、因下雨、在教室。

**7. 复指短语** 由两个所指意思基本一致的词构成的短语，如故乡四川、伟大领袖毛泽东、诗仙李白、智多星吴用、小明他们。

**8. 连动短语** 由动词或动词短语连用而成的短语，如踢球去、领书去、画蛇添足、守株待兔、买菜回来、打靶归来。

**9. 兼语短语** 由一个动宾短语和一个主谓短语套合构成的短语，如叫你不要讲话、让他把话说完、引狼入室、请君入瓮、引人入胜、使羊将狼、放虎归山。

**10. 特殊短语**

（1）"所"字短语 如所讲的、所见、所想、所不愿看到的。

（2）"的"字短语　如我们的、看见的、婆婆妈妈的、匪夷所思的。

（3）能愿短语　如能看见、会说话、愿意听命、可以出发、宁可缺席。

（4）数量短语　由数词和量词组合成的短语，如一群、一条、一箩筐、两趟、四十年。

根据语法功能，短语可分为名词短语、形容词短语、动词短语、主谓短语、介宾短语等。

## 四、句子

句子是由词或短语构成的语言单位，能表达一个相对完整的意思，能完成一次简单的交际任务，在语音上有一定的语调，表示陈述、疑问、祈使、感叹的语气，在书面上用句号、问号、感叹号表示出来。

### （一）单句

单句是由短语或单个的词构成的句子，有特定的语调，能独自表达一定的意思的语言单位，不可再分析出分句的句子。可分为主谓句非主谓句两类。

**1. 主语**　主语是谓语陈述的对象，指明说的是"什么人"或"什么事物"。

例句

①中国人民志气高。

②提高整个中华民族的科学文化水平是亿万人民群众的切身事业。

**2. 谓语**　谓语是陈述主语，说明主语的，说明主语"是什么"或"怎么样"。

例句

①满天乌云顿时消散了。

②树叶黄了。

③小王十六岁。

④鲁迅是中国现代文学的奠基人。

⑤明天星期日。

**3. 宾语**　宾语在动词后面，表示动作、行为涉及的人或事物，回答"谁"或"什么"一类问题。

例句

①什么叫信息？

②门口围着一群看热闹的。

③马克思认为知识是进行斗争和为无产阶级解放事业服务的手段。

**4. 定语**　定语是名词或代词前面的连带成分，用来修饰限制名词或代词，表示人或事物性质、状态、数量、所属等。

例句

①（那沉甸甸的）稻谷，像（一垄垄金黄的）珍珠。

②（三杯）美酒敬亲人。

③雪野中有（血红的）宝珠山茶，（白中隐青的单瓣）梅花。

④（中国的）历史有（自己的）特点。

**5. 状语**　状语是动词或形容词前面的连带成分，用来修饰、限制动词或形容词，表示动作的状态、方式、时间、处所或程度等。

例句

①他［已经］走了。

②咱们［北京］见。

③歌声［把王老师］带入深沉的回忆。

④科学［终于以伟大的不可抑制的力量］战胜了神权。

副词、形容词经常作状语，表时间、处所的名词经常作状语，一般名词不作状语。动词中除助动词外，一般动词很少作状语，介词短语常作状语。一般状语紧连在中心词的前边，但表时间、处所、目的的名词或介词短语作状语时，可以放在主语的前边，如［在杭州］我们游览［了］西湖胜景。

**6. 补语**　补语是动词或形容词后面的连带成分，一般用来补充说明动作、行为的情况、结果、程度、趋向、时间、处所、数量、形状等。

例句

①广大人民干得＜热火朝天＞。

②他写的字比原来不是好＜一点＞，而是好得＜多＞。

③他生＜于 1918 年＞。

④他坐＜在桌子旁＞。

## （二）复句

复句是由两个或两个以上的分句组成的句子。包括一重复句和多重复句。

**1. 一重复句**　只有两个分句的句子。主要有十种类型。

（1）**并列复句**　两个或两个以上的分句分别陈述几种事物，或者几种事情，或一种事情的几个方面，分句之间是平行相对的并列关系。常用的关联词有既……又……，还，也，同样，不是……而是……，是……不是……，同时，一方面……一方面……，有时……有时……，有的……有的……

例句

①它既不需要谁来施肥，也不需要谁来灌溉。

②我们不是要空话，而是要行动。

③从门到窗子是七步，从窗子到门也是七步。

（2）**承接复句**　两个或两个以上的分句，一个接着一个地叙述连续发生的动作，或者接连发生的几件事情。分句之间有先后顺序。常用的关联词有就，便，才，又，于是，然后，接着，首先（起初）……然后……，从而。

例句

①他们俩手拉着手，穿过树林，翻过山坡，回到草房。

②起初他们问我个人的情况，然后又问到有关革命形势的一些问题和镇头市敌驻军的动静。

③吃过了饭，老秦跟小福去场里打谷子。

（3）递进复句　后面分句的意思比前面分句的意思进了一层，分句之间是层进关系。常用的关联词有不但（不仅、不只、不光）……而且（还，也，又）……，尚且……何况（更不用说，还）……，况且。

例句

①这种桥不但形式优美，而且结构坚固。

②桥的设计完全合乎原理，施工技术更是巧妙绝伦。

③他这样胆小的人尚且不怕，我还怕吗？

（4）选择复句　两个或两个以上的分句，分别说出两件或几件事，并且表示从中选择一件或几件。分句之间构成选择关系。常用的关联词有与其……不如……，宁可……也不……，或者……或者……，不是……就是……，要么……要么……，或许……或许……，可能……可能……，也许……也许……

例句

①作为一个有骨气的男儿，与其跪着生，不如站着死。

②我们宁可挨批评，也不能昧着良心去搞假呀！

③武松这一去，或者把老虎打死，或者被老虎吃掉，别无选择。

（5）转折复句　后一分句的意思不是顺着前一个分句的意思说下去，而是作了一个转折，说出同前一分句相反、相对或部分相反的意思来。分句之间构成转折关系。常用的关联词有虽然（虽、尽管）……但是（但、可是、却、而、还是）……但是，但，然而，只是，不过，倒，竟然。

例句

①他小小年纪，胆量可不小啊。

②虽然我一见便知是闰土，但又不是我记忆上的闰土了。

③我们几个苦口婆心地给他讲道理，他竟然一句也没听进去。

（6）假设复句　前一个分句假设存在或出现了某种情况，后一个分句说出假设情况一旦实现产生的结果。两个分句之间是一种假定的条件与结果的关系。常用的关联词有如果（假如、倘若、若、要是、要、若要、假若、如若）……就（那么、那、便、那就）……，即使（就是、就算、纵然、哪怕、即便、纵使）……也（还、还是）……，再……也……

例句

①如果老王不能前去，那就让我去吧。

②即使天塌下来，这件事也得继续做完。

③谁如果要鉴赏中国的园林，苏州园林就不该错过。

（7）因果复句　前面分句说明原因，后面分句说出结果，可分为说明因果和推论因果。说明因果一个分句说明原因，另一分句说明由这个原因产生的结果，因和果是客观事实。常用的关联词有因为（因）……所以（便）……，由于……因而……，因此，故此，故而，之所以……是因为……

推论因果一个分句提出一个依据或前提，后一分句由此推出结论，结论是主观判定的，不一定是事实。常用的关联词有既然（既是）……就（那就、便、又何必）……

例句

①哥哥嫂嫂既然扔开他像泼出去的水，他又何必恋恋不舍呢?

②几房本家大约已经搬走了，所以很寂静。

③由于病魔缠身，两次体检未通过，他只好第二次踏进补习班的门槛。

（8）条件复句 前一个分句提出一个条件，后一个分句说明这个条件一旦实现所要产生的结果，分为充分、必要、完全三种类型。常用的关联词有只要……就……，只有……才……，除非……才（不）……，无论（不管，不论）……都……

例句

①衣服只要干净整齐，越朴素穿着越称心。

②只有具备了"明知山有虎，偏向虎山行"的胆识，才能昂首阔步于成功的大道之上。

③我们除非预先作了准备，这次行动绝无成功的可能。

（9）解说复句 一个分句说明一种情况，其他分句对这种情况进行解释、说明或总括。一般不用关联词。

例句

①纺线有几种姿势：可以坐着蒲团纺，可以坐着矮凳纺，也可以把纺车垫得高高的站着纺。

②一种是教条主义，一种是经验主义，两种都是主观主义。

（10）目的复句 一个分句表示实现或避免某种目的，一个分句表示为此而采取的行为。常用的关联词有为了，以便，以，用以，好，为的是，以免，免得，省得。

例句

①我在这里吃雪，正是为了我们祖国的人民不吃雪。

②这段时间校卫要好好检查校园设施，以免出现安全事故。

③答题之前，我们应仔细思考，省得过后又来修改。

**2. 多重复句** 结构上有两个或两个以上层次的复句叫多重复句。有两个层次的叫二重复句，有三个层次的叫三重复句，其余依次类推。多重复句是由一重复句扩展而成的。分析多重复句可采用符号法和框式图解法。

（1）符号法

例句

①有些人背上虽然没有包袱，‖（并列）②有联系群众的长处，‖（转折）③但是不善于思考，‖（并列）④不愿多动脑筋多想苦想，｜（因果）⑤结果仍然做不成事业。

①他后来还托他父亲带给我一包贝壳和几支很好看的鸟毛，‖（并列）②我也曾送

他一两次东西，|（转折）③但从此没有再见面。

（2）框式图解法

例句

①有些人背上虽然没有包袱，②有联系群众的长处，③但是不善于思考，④不愿多动脑筋多想苦想，⑤结果仍然做不成事业。

①他后来还托他父亲带给我一包贝壳和几支很好看的鸟毛，②我也曾送他一两次东西，③但从此没有再见面。

### 3. 几种复句的区别

（1）并列复句与承接复句的区别

并列复句的分句是相互对称的，成平行的雁行式排列。其基本格式是 A，B，C……分句的排列比较自由，有时可以前后对调。

例句

①他一边看报，一边听音乐，一边吃饭。

②小李十八岁，小王二十四岁，至于老陈嘛已是年过古稀了。

承接复句的分句排列次序是由分句所表示的时间和事理上的先后决定的，因此，分句的排列顺序不能前后对调。其基本格式是 A→B→C……成鱼贯式的排列。

例句

①见过了小李和小王，老陈便带着他们到田间去打谷子。

②看过报纸，听了两段音乐，他心满意足地去吃饭了。

（2）承接复句与连动句的区别　①承接复句的分句有语音停顿，书面上用逗号或分号标出这种停顿。连动句没有。②承接复句的分句可以有不同的主语，连动句只能共带一个主语。③承接复句在分句间可以用上关联词语，连动句则不能用。

例句

①过了那树林，船便弯进了汉港，于是赵庄便真在眼前了。（承接复句）

②他上街买菜去了。（连动句）

（3）假设复句与转折复句的区别　用"即使（就算、纵然、哪怕、纵使、就是）……也……"这组关联词语组合成的假设复句。含有转折意思（有的书称为转折式假设复句，有的称之为让步假设复句），它与用"尽管……还是……"这组关联词语组合成的转折复句最容易混淆，其区别是让步假设复句前后分句所说的事情都没有成为现实，"即使"表示撇开的是虚拟的事实，是做最大的假设罢了。转折复句前后分句所说的事情都已成为现实，"尽管"所撇开的是既成事实。

例句

①即使明天刮风下雨，我们也要到达山顶。（"刮风下雨"说不准）

②尽管今天刮风下雨，我们还是要到达山顶。（"刮风下雨"是确定的事实）

（4）条件复句与假设复句的区别

相同点：前后分句的关系都是条件与结果的关系，都是没有实现的事情。

不同点：条件复句着重于条件，假设复句着重于假设。

例句

①如果美国政府仍然一意孤行搞对抗，中国政府愿意奉陪到底。（假设复句）

②只要美国政府仍然一意孤行搞对抗，中国政府就要奉陪到底。（条件复句）

## 第五节 语言规范化

语言规范是指使用某种语言的人所应共同遵守的语音、词汇、语法、书写等方面的标准和典范。语言规范化指根据语言发展的规律，在某一种语言的语音、词汇、语法等方面分歧或混乱的现象中，找出甚至确定大家都应遵循的规范，指出那些不合规范的东西，通过语言研究的著作如语法书、词典、语言学著作等明文规定下来，并通过各种宣传教育的方法，推广那些合乎规范的现象，限制并逐渐淘汰那些不合规范的现象，使人们共同遵守语言规范而进行有效的交际，使语言循着一条统一的正确道路向前发展。

语言规范化是语言规划的一个重要内容，其具体工作有标准语的确定，制定正音法、术语的规范化、标准化，出版规范词典，制定正字法，字母或拼写法的改革，字符改革，出版规范语法等。在标准语形成和发展过程中，由于方言渗入、其他语言影响、古语残存及使用语言的人在习惯爱好、语言修养等方面的差异等原因，语言中往往存在一些不合规律的分歧和混乱现象，直接影响了人们之间的交际活动，这就是不合规范的现象。

**1. 在语音上的表现** 在汉语普通话里，读音上分歧很多，如血 xiě – xuè、削 xuē – xiāo、剥 bāo – bō、秘 mì – bì 等。

**2. 在词汇上的表现** ①表现在一个意义的不同说法，如"暖瓶"可以说成"热水瓶"，"看"可以说"瞧""瞅""睃"，"星期日"可以说"礼拜日"。②表现在异体词上，如煞车－刹车，稀罕－希罕，毋宁－无宁，执勤－值勤"，。③表现在生造词上，如某些小说中出现的"哑静、期盼、楞生、路道、土尘和乱"，简称如"男牛鞋"（男式牛皮鞋）、"政攻"（政治攻势）等。

**3. 在文字上的表现** 最突出的是繁体字和生造简化字。

**4. 在语法上的表现** 如"除非……"格式有两种用法，既可以说"除非男女双方同意，才能离婚"，也可以说"除非男女双方同意，不能离婚"，形成毫无益处的分歧。此外，如"和、同、跟、与、及"等词在用法上怎样详细分工至今没有解决。

语言规范必须有客观根据。标准语是一个民族经过加工、规范的共同语。它是在某个方言的基础上形成的。作为共同语根源的方言叫基础方言，成为基础方言的主要因素：①政治、经济、文化的中心所在地。②通行地区广，使用人口多。③代表整个语言发展的趋向。④如果有文字，往往有用这个方言写成的大量文献。

一种标准语的基础方言如果分布很广，各地语音有差别，需选一个最有影响的地点的语音作为标准音。现代汉语的标准语即汉语普通话是在北方方言的基础上形成的。这是因为我国的北方是历史上政治、经济、文化活动的主要地区。著名的古都北京、西安、洛阳、开封等都在这个地区。由于旧的书面语——文言跟口语日益脱节，十二三世纪以后，形成了一种与北方口语紧密结合的书面语——白话。许多重要的文学著作如《水浒》《儒林外史》《红楼梦》等都是用白话写的。不仅说这个方言的人占 70%，通行地区也约占说汉语的地区的 3/4，而且许多方言区的人也看得懂白话文，会写白话文。所有这些因素使北方方言成了汉语标准语的基础方言。北方方言分布很广，各地语音有差别，于是选择了北京语音为标准音。这是因为近六七百年以来，元、明、清三代都建都于北京，所以北方方言里的北京话影响最大。"五四"以来的白话文运动使北京语音成了"国音"。新中国成立后，北京成为全国政治、经济、文化的中心，北京话的威信进一步提高。党和政府根据汉语发展的客观规律，明确规定汉语标准语是以北京语音为标准音，以北方话为基础方言，以典范的现代白话文著作为语法规范的普通话。

语言规范是一个历史范畴，规范不是一成不变的。它不仅随着历史的发展而发展，还是历史发展到一定时期的产物。比如语言在某个历史时期是合乎规范的，但另一个历史时期就可能发生变化，不再是规范的了。这是因为语言在不断变化和发展，不论什么时候凡是符合发展规律的现象都是或将是规范的。

制定语言规范必须符合语言发展的内部规律。如我国 1977 年 12 月 20 日发表的《第二次汉字简化方案（草案）》，由于调查研究不够，没有认真贯彻"约定俗成"原则，把一些未在社会上广泛流行的简体字吸收了进来，破坏了汉字构造的规律，试用后不久就停止了。

语言规范主要是通过宣传、提倡、争鸣的形式引导人们自觉遵守，而不是像法律那样强制人们遵守。语言规范化需注意四个方面，即书面语言的规范化、广播语言的规范化、电影和戏剧语言的规范化、学校教育语言的规范化。其中学校的语文教育很重要，它可促进语言规范化的进行。

文艺作品使用的是文学语言，也是合乎规范的语言。但为了艺术需要，以及塑造人物典型会选择生活中常见的或某些不合规范的语言，有的甚至故意不正确使用词语和语法，其中喜剧和相声语言表现得更为突出。

规范并不是约束和限制语言的发展，而是促进语言在正常轨道上发展。新中国成立以来，党和政府十分重视现代汉语规范化工作。1951 年 6 月 6 日《人民日报》发表了《正确地使用祖国的语言，为语言的纯洁和健康而斗争》的社论。1955 年 10 月教育部和中国文字改革委员会联合召开"全国文字改革会议"，中国科学院随即召开"现代汉语规范问题学术会议"。党中央确定了"促进汉字改革、推广普通话、实现汉语规范化"的语言文字工作三大任务。经过 30 多年的努力，语言文字工作取得了显著成绩。

1. **普通话推广**  1955 年召开的全国文字改革会议和现代汉语规范问题学术会议，确定了民族共同语的标准，给普通话下了科学的定义，制定了"大力提倡，重点推行，逐步普及"的推广普通话的工作方针。1956 年国务院向全国发出《关于推广普通话的指示》，成立了中央推广普通话工作委员会和普通话审音委员会。后又出版了《普通话异读词三次审音总表初稿》。各省、市、自治区也相继成立了推广普通话的工作机构。教育部、广播局、中央人民广播电台联合举办了"普通话语音教学广播讲座"。教育部、中国科学院语言研究所联合举办了普通话语音研究班。从 1958 年起，多次召开

"全国普通话教学成绩观摩会"。1978 年教育部发出《关于加强学校普通话和汉语拼音教学的通知》。1985 年国家语言文字工作委员会、国家教育委员会、广播电影电视部正式公布了《普通话异读词审音表》。1982 年，第五届全国人民代表大会第五次会议通过的《中华人民共和国宪法》中明确规定，"国家推广全国通用的普通话"，使普通话的推广有了法律依据。

2. 文字方面　1952 年 2 月 5 日成立中国文字改革研究委员会，1954 年 12 月 23 日改组为中国文字改革委员会。1955 年 12 月，文化部和中国文字改革委员会公布《第一批异体字整理表》，淘汰重复多余的异体字 1055 个。1956 国务院公布《汉字简化方案》，分批公布的简化字共 2238 个，经过几年的实践，于 1964 年又总结、归纳成《简化字总表》。1958 年中国文字改革委员会拟订的《汉语拼音方案》经全国人民代表大会批准推行。1965 年，文化部和中国文字改革委员会公布《印刷通用汉字字形表》，规定了 6196 个汉字的通用字体的标准字形（包括笔画数目、笔画形状、结构方式和笔顺），为现代通用汉字提供了字形标准。此外，在汉字常用字、字频统计、汉字标准代码方面做了不少工作。1952 年 6 月教育部公布《常用字表》收一级字 1500 个，二级字 500 个。1981 年 5 月国家标准局公布《信息交换用汉字编码字符集（基本集）》，收一级字 3755 个、二级字 3008 个，共 6763 个。20 世纪 80 年代初，国家标准局和文字改革委员会联合组织力量用电子计算机对现代汉语字频进行统计，1985 年 3 月，得出《现代汉语用字频度表》。1988 年 1 月国家语言文字工作委员会汉字处公布《现代汉语常用字表》，收常用字 2500 个，次常用字 1000 个。

3. 词汇方面　1958 年文字改革出版社出版中国文字改革委员会词汇小组编《汉语拼音词汇》，收录以词和词组为拼写单位的现代汉语词汇，收词 20100 多条，包括单音词、双音词、三音词、三音节以上的词、词组和成语。词条按汉语拼音字母顺序排列，同音字都排在一起。能提供同音词资料和正词法初步规范。1963 年出版增订本，收词 59100 多条。1973 年 9 月出版中国社会科学院语言研究所词典编辑室编《现代汉语词典》，以记录普通话语汇为主，同时也收录一些常见的方言词语、常见的文言词语和常见的专门术语等，共 5.6 万余条。1978 年 12 月商务印书馆出版修订本。该词典是一本规范词典，对现代汉语词汇的规范化起了很大作用。

4. 语法方面　1951 年 6 月至 12 月，《人民日报》连载吕叔湘、朱德熙《语法修辞讲话》，推动了语法知识的普及和规范化。1954 年人民教育出版社草拟，经不断试教、讨论、修改，1956 年最后修改拟定了《暂拟汉语教学语法系统》。这是中国第一个统一的语法教学系统，它适应了新中国成立初期文化教育事业发展的客观需要，为中学语法教学提供了共同遵循的语法系统，对普及汉语语法知识、提高语法教学及语文教学质量起到了很大作用。1981 年 7 月 "全国语法和语法教学讨论会" 在哈尔滨召开，会上对《暂拟汉语教学语法系统》进行了增补和修订，产生了《中学教学语法系统提要》。

新中国成立 60 多年来，语言文字规范化工作取得了很大成绩。1986 年 1 月，国家教育委员会和国家语言文字工作委员会联合召开全国语言文字工作会议，规定了新时期语言文字工作的方针是 "贯彻执行国家关于语言文字工作的政策和法令，促进语言文字规范化、标准化，推动文字改革工作，使语言文字在社会主义现代化建设中更好地发挥作用。"主要任务是"做好现代汉语规范工作，大力推广和积极普及普通话；研究和整理现行汉字，制订各项有关标准；进一步推行《汉语拼音方案》，研究并解决它在实际使用中的有关问题；研究汉语汉字信息处理问题，参与鉴定有关成果；加强语言文字的基础研究和应用研究，做好社会调查和社会咨询服务工作。"其中，最重要的是促进语言文字规范化、标准化。

# 第二章 古代文化常识

## 第一节 天文与地理

### 一、中国古代天文

上古时代,人们把自然看得很神秘,认为帝王或上帝是天与地至高无上的主宰,又认为各种自然现象都有它的主持者。例如,风师谓之飞廉、雨师谓之萍翳、云师谓之丰隆、日御谓之羲和、月御谓之望舒等。这些带有神话色彩的名字一直沿袭下来,为历代作家所沿用,成为古典诗词歌赋中的辞藻。

我国古代天文学从原始社会开始萌芽。中国是世界上最早从事农耕的国家之一。农业生产要求掌握准确的农事季节,在生产力尚不发达的时期,国家的繁荣、稳定与农业生产的繁荣、稳定联系异常紧密,加上“天子受命于天”的观念根深蒂固,天象及受天象影响的气候与环境在相当程度上代表了天意,从黎民百姓到统治阶层,都十分重视对天象的观测与记录,这极大地促进了古代天文知识的普及与发展。

殷商时代的甲骨刻辞就有某些星名,以及日食、月食的记载。《尚书》《诗经》《春秋》《左传》《国语》《尔雅》等书中有许多关于星宿和天象的记录,《史记》有《天官书》,《汉书》有《天文志》,说明我们祖先的天文知识已相当普及。

公元前24世纪的帝尧时代已设有天文官,专门从事“观象授时”。公元前14世纪,我国已有世界上最早、最完整的天象记载。仰韶文化时期有对太阳形象和变化的记载,甚至有对太阳边缘大小如同弹丸、呈倾斜形状的太阳黑子的描绘。在公元2~16世纪的1000多年中,我国天文学在天象观察、仪器制作和编订历法方面取得了辉煌成就,是欧洲文艺复兴前天文现象最精确的观测者和记录的最好保存者,而同时期的欧洲天文学却因中世纪教廷对科学活动的严苛限制几乎处于停滞状态。

### (一)古代天象观测

**1. 七政与五纬** 古人将日、月与金、木、水、火、土五星合起来称为七政或七曜。除日、月以外,金、木、水、火、土五星是古人实际观测到的五个行星,它们又合称五纬。

日又称阳、太阳,中国古代神话说太阳神的名字叫曦和,驾着六条无角的龙拉的车子在天空驰骋，因为古人观测到太阳的运行轨迹在一天中是东升西落的，所以也用东曦指初升的太阳。《促织》中说"东曦既驾"，就是指东方的太阳已经出来了。

月是古诗文中经常被描写的对象。它有许多别称：因传说为月亮驾车之神名望舒，故称月亮为望舒；因初月如钩，故称银钩、玉钩；因弦月如弓，故称玉弓、弓月；因满月如轮如盘如镜，故称金轮、玉轮、银盘、玉盘、金镜、玉镜；因传说月中有兔和蟾蜍，故称银兔、玉兔、金蟾、银蟾、蟾宫；因传说月中有桂树，故称桂月、桂轮、桂宫、桂魄；因传说月中有广寒、清虚两座宫殿，故称广寒、清虚；因传说嫦娥住在月中，故称月亮为嫦娥；因人们常把美女比作月亮，故称月亮为婵娟。

金星古曰明星，因光色银白，亮度特强，又名太白。《诗经》云："子兴视夜，明星有烂。""昏以为期，明星煌煌。"这说的都是金星。金星一天之中因不同时候处于不同的方位，还有不同的称呼：黎明时分见于东方，谓之"启明"，黄昏时分见于西方，谓之"长庚"，故《诗经》又曰："东有启明，西有长庚。"木星古名岁星，简称为岁。古人认为，岁星12年绕天一周，每年行经一个特定的星空区域，并据以纪年。水星又名辰星。火星古名荧惑，被认为与战乱有关。土星古名镇星或填星。

七曜之说影响颇广，直到今天，日韩等国的日历上还在使用日、月、金、木、水、火、土来表示一周的七天。

先秦古籍中提到的星宿名称需仔细分析是指这五颗行星还是指恒星体系中的某个星宿。例如，《左传·庄公二十九年》"水昏正而栽"中的"水"并不是指今天的水星，而是指恒星中的定星（营室）。《诗经》"七月流火"中的"火"也不是指火星，而是大火星，即东方苍龙七宿中的心宿。

**2. 二十八宿与四象** 古代把星座称作星宿。古人观测七曜的运行是以恒星为背景的。这是因为，古人觉得恒星的相对位置恒久不变，可以作为标志来说明七曜的运行位置变化情况。经过长期观测，古人先后选择了黄道赤道附近的二十八个星宿作为坐标，称为二十八星宿，又简称为二十八宿，分别是东方苍龙七宿角亢氐房心尾箕；北方玄武七宿斗牛女虚危室壁；西方白虎七宿奎娄胃昴毕觜参；南方朱雀七宿井鬼柳星张翼轸。

古人将二十八宿按东、北、西、南顺序四个方向分为四组，每组七宿，分别是东方苍龙、北方玄武（龟蛇）、西方白虎、南方朱雀。这是古人对每一方七宿组合起来的形态与四种动物形象的联想，称为四象。古代文献中的"月离于毕""荧惑守心"，其实就是"月亮附丽于毕宿"（离，丽也）和"火星居于心宿"的意思。

二十八宿不仅是观测七曜位置的坐标，其中有些星宿也是古人判断岁时季节的参考。例如，上古时期，人们认为春季正月初昏时参宿在正南方，夏季五月心宿在正南方等。

有些星宿由于星象特殊，引人注目，成为古典诗歌描写的对象。《诗经》中有"维南有箕，不可以簸扬；维北有斗，不可以挹酒浆"的句子。这是基于箕宿和斗宿的特殊形状而写。古人将兄弟间不和睦比喻为参辰或参商，是因为这两组星宿一个居于西方，一个居于东方，出没两不相见。

**3. 北极星与北斗星** 北极星是北方天空的标志。古代天文学家对北极星非常尊崇，认为它固定不动，众星都绕着它转。事实上，因岁差的原因，北极星也在变。三千年前，周代以帝星为北极星，隋唐宋元明以天枢为北极星。

北斗星又称"北斗七星"，指北方天空排列成斗形（或杓形）的七颗亮星。七颗星的名称是天枢、天璇、天玑、天权、玉衡、开阳、摇光，因排列如斗杓，故称"北斗"。根据北斗星便能找到北极星，故又称"指极星"。屈原《九歌》云："操余弧兮反沦降，援北斗兮酌桂浆。"《古诗十九首》云："玉衡指孟冬，众星何历历。"玉衡是北斗星中的第五星。《小石潭记》中用"斗折蛇行"形容像北斗星的曲线一样弯弯曲曲。

## （二）古代天文仪器制作

我国最古老、最简单的天文仪器是土圭，也叫圭表。它是用来度量日影长短的。西汉的落下闳改制了浑仪，这种我国古代测量天体位置的主要仪器几乎历代都有改进。东汉的张衡创制了世界上第一架利用水利作为动力的浑象。元代的郭守敬先后创制和改进了 10 多种天文仪器，如简仪、高表、仰仪等。这些仪器为古代中国人观测天象运行、记录太阳黑子及哈雷彗星等特殊天象做出了重要贡献。

## （三）中国古代历法

古人观察日月星辰的位置及其变化的目的是掌握其规律性，用以确定四季，编制历法，为生产和生活服务。我国古代历法包括节气的推算、每月日数的分配、月和闰月的安排，以及日月食发生时刻和可见情况的计算和预报、五大行星位置的推算和预报等。

测定回归年的长度是历法的基础。我国古代历法特别重视冬至这个节气，准确测定连续两次冬至的时刻，它们之间的时间间隔，就是一个回归年。

郭守敬经过三年多两百次的测量，于 1280 年编订了《授时历》，采用 365.2425 日作为一个回归年的长度，并通过朔望周期定月、用置闰的办法使年平均长度接近太阳回归年。这个数值与现今世界上通用的公历值相同，比欧洲的格里高利历早了 300 多年。

我国长期采用的历法，因其安排了二十四节气以指导农业生产活动，故称农历，又叫中历、夏历，俗称阴历。古人根据太阳一年内的位置变化，以及所引起的地面气候的演变次序，将 365 又四分之一的天数分成二十四段，分列在 12 个月中，以反映四季、气温、物候等情况，这就是二十四节气。每月分为两段，月首叫"节气"，月中叫"中气"。节气是我国古代历法的重要组成部分。二十四节气的名称和顺序见表 2 - 1。

表 2 - 1　二十四节气表

| 月份 | 对应节气 |
| --- | --- |
| 正月 | 立春、雨水 |
| 二月 | 惊蛰、春分 |
| 三月 | 清明、谷雨 |
| 四月 | 立夏、小满 |
| 五月 | 芒种、夏至 |

续表

| 月份 | 对应节气 |
| --- | --- |
| 六月 | 小暑、大暑 |
| 七月 | 立秋、处暑 |
| 八月 | 白露、秋分 |
| 九月 | 寒露、霜降 |
| 十月 | 立冬、小雪 |
| 十一月 | 大雪、冬至 |
| 十二月 | 小寒、大寒 |

为了便于记忆，古人还编出了《二十四节气歌》：春雨惊春清谷天，夏满芒夏暑相连，秋处露秋寒霜降，冬雪雪冬小大寒。

我国古代历法不只是农历，而是建立在天文观测基础上的包括纪年、纪月、纪日等一系列纪时方法在内的一整套关于天文、季节、气象规律的科学体系。

## 二、中国古代地理

### （一）地名与行政区划

1. 地名　古籍中常见的地名往往以黄河、长江及重要的山脉为参照，命名规则是由复杂的地形地貌决定的。华夏大地西高东低，从高原、山地到大片平原和丘陵地带自西向东逐渐入海。其中，黄河、长江，以及喜马拉雅山、昆仑山、天山、太行山等山系及其支脉，是古人辨别地形的地理标志。在古代文献中，我们常常会看见"河西""江东""淮左"这样一些由地理标志加上方位名词组成的地名。

"河"指黄河，"江"指长江，"淮"指淮水。"河西"是指黄河以西，"江东"是指长江在安徽境内向东北方向斜流这一段以东，代表今天安徽芜湖以下的长江下游南岸地区，即今天的苏南、浙江及皖南部分地区，有时"江东"也指南京一带。古人以东为左，因此"江东"也被称为"江左"，"淮左"指淮水东面扬州一带。长江以南地区称为"江表"或"江南"。

古代地名中的"关"系地名很多。"关"古代指函谷关或潼关以东地区，近代指山海关以东的东北地区。曹操《蒿里行》中的"关东有义士，兴兵讨群凶"，是指潼关以东地区。"关西"指函谷关或潼关以西地区；"关中"习惯上指函谷关以西地区。

"山"系地名更为复杂。名山通常有较固定的称呼，并常作为方位的指代。"五岳"是五大名山的总称，即东岳泰山、西岳华山、中岳嵩山、北岳恒山、南岳衡山；"岭峤"是越城、都庞、萌渚、骑田、大庾五岭的别称。有些山系地名需非常熟悉古代山脉和文献涉及的地理方位才不易弄错。例如，"山东"中的"山"既可以是崤山，也可以是华山、太行山、泰山等，《汉书》曾提到"山东出相，山西出将"就是以崤山为标准。

此外还有西域（指今天新疆及以西地区）、朔漠（指北方的沙漠）、"百越"（又作百粤、诸越，今江、浙、闽、粤各地，也泛指当时远离中原文明中心的南方地区）等与中原正统文明距离较远的泛指地名。

随着时代的发展，逐渐出现了一些以历史事件为典故的地名。例如，"京畿"指国都及其附近的地区；"三辅"西汉时本指治理京畿地区的三位官员，后演变为对这三位官员管辖的地区的别称；"三秦"指潼关以西的关中地区，因项羽灭秦后曾将此地封给秦军三位降将得名；"三都"不同的朝代内涵不同，东汉指东都洛阳、西都长安和南都宛，唐代指东都洛阳、北部晋阳和京都长安。"两都"汉代指长安、洛阳，又叫"两京"。

**2. 行政区划** 古代表示行政区划的词不但指普天之下的统称，也有细分的一些小的行政区域。

泛指天下的，例如"中国""中华""中原""海内""四海""六合""八荒"等。

"中国"一词在古代文献中是一个多义性词组。从春秋战国至宋、元、明、清，多泛指中原地区，大致范围是黄河以南、长江以北、淮河以西、嘉峪关以东地区。如孟子《齐桓晋文之事》云："莅中国而抚四夷也。"司马光《赤壁之战》云："若能以吴、越之众与中国抗衡，不如早与之绝。""驱中国士众远涉江湖之间。"

"中华"因上古时期华夏族居四方之中的黄河流域一带得名，后泛指中原地区。如《三国志》云："其地东接中华，西通西域。"今已成为中国的别称。

"中原"又称中土、中州。狭义指今河南省一带，广义指黄河中下游地区或整个黄河流域。陆游《示儿》中的"王师北定中原日"的"中原"指的是整个黄河流域。

"海内""四海"用以代指全国，因古代传说我国疆土四面环海。

"六合"指上、下和四方，泛指天下；相似的有"八荒"，本意指四面八方遥远的地方，也用以指代天下。

"九州"和"神州"常用以指代天下。因为传说上古时期划分了九个行政区域，州名分别为冀、兖、青、徐、扬、荆、豫、梁、雍，后成为中国的别称。后又有十二州说，即从冀州分出并州，从青州分出营州，从雍州分出梁州。

古文中的"国"与今天的"国家"含义不同，古代的"国"指诸侯王的封域，是略大于郡的行政区，常"郡国"并称。

### （二）对自然地理的探索及在此基础上形成的地理学

"地理"一词最早见于《周易·系辞》。其云："仰天以观天文，俯以察于地理。"其中"地理"指地球表面之意。

我国最早的地理著作是《山海经》，由《山经》《海经》和《大荒经》组成。其中的《山经》是《山海经》一书中写作时间最早和地理价值最大的部分，大约战国前后成书。《海经》和《大荒经》是后人增补的，大约汉朝成书。《山海经》全书两万多字，承袭了古人所积累的地理知识。《山海经》记述了400多座山，先按南、西、北、东、中五区，每区分若干山系，每个山系又连接许多山岳，以山岳为纲，综合记述了水、动植物、矿产、特产、神话传说等。其中还提到潮汐与月亮的关系，记述范围远及黄河和长江流域以外的广大地区。《山经》虽不免有失实和错误之处，但仍堪称是一部有价值的地理著作。

《禹贡》是又一部重要的古代地理著作，大约成书于战国前后，与《山海经》中的《山经》大致同时。全书不足 1200 字，但作为一部地理著作，其学术价值远在《山经》之上。全书由"九州""导山""导水""水功"和"五服"五部分组成。"九州"假托大禹治水时划分的疆界，将全国分为冀、青、徐、扬、荆、豫、梁、雍、兖九州，实际上是以河流、山脉、海洋等自然分界划的，带有自然区划的萌芽。九州至今仍是中国的代称之一，有的州名现在仍沿用。"导山"记述山岳；"导水"专写河流；"水功"记述大禹治水的功绩；"五服"以都城为中心，由近及远，分甸、候、绥、要、荒五服，从区域角度记述政治和社会生活。

除专门的地理著作外，《尚书》《周易》《诗经》《周礼》《左传》《管子》《孙子兵法》等早期著作中也有不少地理方面的内容。如《管子》中的"地图篇""地员篇""度地篇"等，对土壤、生物、水文诸地理因素的关系进行了深刻论述，有"或高或下，各有草土"之说，是对土壤、生物空间地理规律的最早认识。这说明，最迟在春秋战国时期，我国的地理学已相当有成就。

秦汉以后，国家的统一为地理学的发展创造了有利条件，地理典籍和实践均居世界领先地位。

张骞奉汉武帝之命两次出使西域获得了丰富的地理知识。第一次从陇西（今甘肃临洮）经河西走廊、大宛（今费尔干纳盆地）、康居（今锡尔河流域）、大月氏、大夏（阿姆河以南，兴都库什山以北）取道昆仑山北麓回长安，中间两次被匈奴捉获，历尽千难万险，耗时 13 年之久。这次出使获得了丰富的地理知识。除亲身经历外，还间接了解到乌孙（伊犁河、巴尔喀什湖一带）、奄蔡（咸海、里海以北）、安息（伊朗高原）、条支（幼发拉底河、底格里斯河两河流域）等地的情况。张骞第二次出使西域，到乌孙后，分遣副使数十人分赴大宛、康居、大月氏、大夏、安息、身毒（印度）、于阗（今和田）、扜罕（即扜弥，今于田克里雅城）等地，公元前 115 年回长安。张骞西域之行对地理学的发展和人类文明进步产生了深远影响。

公元 97 年，班超（32—102 年）派甘英出使大秦（罗马）至波斯湾受阻。这是中国旅行家第一次到达波斯湾头。班超的儿子班勇继父志出使西域，几乎一生都在西域渡过，写成《西域记》一书，至今仍是研究西域历史地理的重要资料。

至汉朝，我国的地理视野已相当广阔，几乎对整个亚洲了如指掌。《汉书·地理志》记载了从广东到印尼、缅甸、印度、斯里兰卡的航线。东汉还开辟了从云南经缅甸去印度的陆上交通"永昌道"。《后汉书·东夷传》记载，日本"依山岛为居，凡百余国；土宜禾稻、麻纻、蚕桑；山多丹土。气温腰，冬夏生菜茹。"

司马迁（前 145—前 86 年）一生北起河套南至湖南，东起会稽西达川蜀，搜集了许多地理资料，《史记·货殖列传》称得上是我国最早的、完整的经济地理记述。《律书》《河渠书》等是气候、水文方面的自然地理专门记述。《大宛列传》《秦本记》中记述了外国地理和国内区域地理，在人物列传和其他部分也都有地理方面的记述。

晋代法显（337—422年），佛教徒，从长安出发，经玉门，至印度，又南下锡兰、苏门答腊，绕行南海回国，撰写《佛国记》一书，记述了西域、印度和南洋诸国的自然、社会经济情况。唐代玄奘（602—664年）西行求法，历时18年，足迹遍及110多个国家，行程5万余里，回国后口述汇编《大唐西域记》，全面介绍了所经诸邦和国家的面积、都城、气候、地形、水利、物产、交通及风俗习惯等，在中国地理学史乃至世界地理学史上都占有重要地位。

唐代强盛的国力、频繁的国际交往，促成了这一时期丰富的地理实践。

宋代罗盘用于航海，海上交通贸易更为发达，出现了《岭外代答》（周去非著）和《诸蕃志》（赵汝适著）这样的地理著作，范围涉及南海、东南亚、南洋群岛、南亚、西亚、非洲和西班牙等广大地域。

元代成吉思汗的远征促成了欧亚大陆交通的发展，一批游记体的地理文献在这一时期问世。

明代三宝太监郑和（1371—1434年）七下西洋，访问了南洋诸岛、印度、阿拉伯、东非等几十个国家。随行的马欢、费信和巩珍记述了这七次航行盛况和见闻。马欢的《瀛涯胜览》记载了十九国、费信的《星槎胜览》记载了四十国（其中亲见二十二国）、巩珍的《西洋番国记》记载了二十国的风土人情。这些记载的丰富程度是空前的。最后一次航行制作的《郑和航海图》是以南京为起点，最远到达非洲东岸的蒙巴萨，图中收入500多个地名，在当时的世界上称得上首屈一指。

# 第二节　科举与职官

## 一、科举制度

科举制度是封建时代选拔官吏的制度，始于隋，确立于唐，完备于宋明，兴盛于明清，废除于清末，历时1300余年。科举产生前，官员的选拔经长期发展，逐渐成熟。到了汉代，已形成由荐举、征辟等多种方式构成的察举制，以及在此基础上形成的九品中正制。

### （一）察举制

**1. 荐举**　荐举，又叫察举，由侯国、州郡的地方长官在辖区内随时考察、选取人才，推荐给上级或中央，经过试用考核，再任命官职。荐举的主要科目有孝廉、贤良、文学、茂才等。

**2. 征辟**　征是皇帝征聘社会知名人士到朝廷充任要职。辟是中央官署的高级官僚或地方政府的官吏任用属吏，再向朝廷推荐。汉代察举制的重要科目之一是孝廉。孝指孝顺父母，廉指办事廉正。

## （二）九品中正制

九品中正制也叫九品官人法，是盛行于魏晋南北朝时期的主要选官制度。这实际是两汉察举制度的一种延续和发展，或者说是察举制的另一种表现形式。其由魏文帝曹丕时的吏部尚书陈群创议。九品中正制以设置中正品第人物来选士，标准以家世、行状定品。该制度虽在一定程度上弥补了察举制的缺点，但受选拔标准设置的限制，也造成"上品无寒门，下品无士族"的局面。

## （三）科举制

自隋唐开始实施的科举制度，由采用分科取士的办法得名。明朝时期科举考试形成了完备的制度，共分四级：院试（即童试）、乡试、会试和殿试。考试内容基本是儒家经义，以"四书"文句为题，规定文章格式为八股文，解释必须以朱熹《四书集注》为准，故称"八股取士"。

童试也叫"童生试"，明代由提学官主持、清代由各省学政主持，包括县试、府试和院试三个阶段，院试合格后取得生员（即秀才）资格，方能进入府、州、县学习，所以又叫入学考试。应试者不分年龄大小都称童生。

乡试每三年在各省省城（包括京城）举行一次，因在八月举行，又称秋闱。主考官由皇帝委派。考后发布正、副榜，第一名叫解元，正榜所取的叫举人。

会试每三年在京城举行一次，因在春季举行，又称春闱。考试由礼部主持，皇帝任命正、副总裁，各省的举人及国子监监生皆可应考，录取三百名，第一名叫会元，其余称贡士。

殿试是科举制最高级别的考试，皇帝在殿廷上，对会试录取的贡士亲自策问，以定甲第。皇帝有时会委派大臣主管殿试，并不亲自策问。录取分为三甲：一甲三名，赐"进士及第"的称号，又称鼎甲，第一名称状元又称鼎元，第二名称榜眼，第三名称探花。二甲若干名，赐"进士出身"的称号。三甲若干名，赐"同进士出身"的称号。二甲、三甲第一名皆称传胪，一甲、二甲、三甲统称进士。进士是科举考试的最高功名。考上进士，称为"及第"，又叫"登科"，因古时考中进士要披宫袍，所以有时也以"披宫锦"代指中进士；应试未中的叫落第、下第。

每一级科举考试均以名列第一者为元，凡在乡、会、殿三试中连续获得第一名，被称为"连中三元"。

科举制的产生是历史的必然。它所坚持的是"自由报名，统一考试，平等竞争，择优录取，公开张榜"的原则，打破了血缘世袭关系和世族对政治的垄断，对我国古代社会的选官制度是一个直接有力的改革。它给中小地主阶级和平民百姓通过科举入仕提供了一个公平竞争的平台，使大批地位低下和出身寒微的优秀人才脱颖而出。然而由于考试这种形式本身的局限性，科举制度在明朝之后逐步成为一种僵化的模式，到了晚清已成为严重束缚知识分子的枷锁，暴露出种种弊端。1905 年清政府废除科举，1300 年的科举制度宣告结束。

## 二、古代职官

### （一）历代主要职官制度与名称

职官的设置随国家的产生而出现。始于夏代，历代建置不同，情况十分复杂。古代职官大致经历了三个发展时期。

**1. 夏、商时期**　这一时期前后大约一千年。（商）国君称"后"或"王"，手下主要官员称"史""巫"。商后期王族长老称"父师""少师"，对王负有辅佐之责，如箕子、比干。管理家务的臣仆称"臣""宰""尹"等。

**2. 西周到春秋时期**　这一时期大约六七百年。国君称"天子""天王"。王位继承人称"太子""东宫"。王妻称"后"。诸侯的封地叫国，大夫的封地叫邑，王室是中央政府，国和邑是地方政府；爵位有诸侯、大夫、士三级。

政府机构的划分大约从西周开始。西周有六个官职，即司徒、司马、司空、司寇、大行人、宗伯，分别代表六个部门。官职一般都是大夫。

中央政府除王以外，"三公"（太师、太傅、太保）职务最高，王年幼或缺位时他们可以代王行事。以卿士为首的政务部门管理军事、行政、司法、外事等职，以太史为首的教育文化部门管理神事、教育、秘书、历法等，金文并称之为"卿士寮""太史寮"。卿士之下有司徒、司马、司空三大夫，司徒掌管土地和役徒，司马掌管军赋和车马，司空掌管筑城修路等重大工程。太史之下有内史、御史、太卜、宗伯、乐师等职，内史掌管策命卿大夫之事，御史掌管档案并代行秘书和监官职责，太卜掌管占卜，宗伯掌管祭祀礼仪，乐师掌管音乐与教育。临时设置的辅导君主礼仪的称"相"，总管王家事务的称"宰"或"太宰""冢宰"，负责王宫警卫并教习武艺的称"师氏"或"师"，王宫的卫士称"虎贲"，王的近臣称"小臣"。地方政府设置大约与中央政府相同，不过执政的卿由周天子任命，并世代相袭，只能称"卿"或"政卿""正卿"，不能称"卿士"。

西周军政不分，统治者既管行政，也管军事，作战时军队分左、中、右三军。春秋时分上、中、下三军，三军将领称将上军、将中军（又称元帅）、将下军，此是武职设置之始。

西周以司成为掌学之官。当时的学校有大学、小学之分。天子的大学叫辟雍，诸侯的大学叫泮宫，以师氏掌教武艺，以乐正掌教诗书礼乐。

**3. 战国至清末**　这一时期长达2300多年。此时期的特点是君主的地位极大地提高了，权力高度集中；在国家机构中，巫史和宗室贵族不占重要地位，君主的臣仆和侍从则上升为主要地位；统治的地区越来越辽阔，机构越来越庞大，职务分工越来越细，变化复杂。

（1）**国君**　战国开始称"皇""帝"（帝本是至上神的称号，皇原本是形容帝的）。秦开始称"皇帝"，嬴政自称"始皇帝"。自他开始，中国封建社会的最高统治者一直称"皇帝"，直至辛亥革命才结束。

（2）宰相　辅助国君处理政务的最高官职，这个职务在夏商是巫史，在西周春秋是公卿，战国以后称宰相。宰相是从国君的家臣发展起来的，宰本是君主总管家的称呼，相是辅助的意思，用家臣的头目管理国事，这是宰相的实质。宰相的称呼最早见于《韩非子·显学篇》。宰相的官职起源更早，楚国设"令尹"，齐国、秦国设"相"，宋国设"大尹"，吴国设"太宰"即是。辅助齐桓公建立霸业的管仲是中国历史上第一个杰出的宰相。秦统一后，宰相之职称"丞相"。

汉武帝后，宰相的职权转到尚书台（尚书台本是皇帝私府中掌管收发文书的小机关），其长官叫尚书令（宦官担任称中书令）。东汉末年，权臣董卓、曹操等恢复丞相或相国之职，但是他们自任此职，实权在皇帝之上。魏晋以后，尚书台从内廷独立出来，成为中央执行政务的总机关。尚书台的长官、副长官都是宰相之职。尚书台由内廷文书机关变为外廷的行政机构以后，为收发文书、起草和传达诏令的需要，另设中书省为文书处理机关，其长官为中书监和中书令，中书监和中书令也是宰相之职。中书省因掌管机要，接近皇帝，其地位比尚书省更为重要，古时有"凤凰池"和"凤池"之称。魏晋南北朝时期的宰相之职，分属于尚书省、中书省、门下省，所以三省的长官并称宰相。

隋唐两代，宰相名称有所改变。中书令隋代称内史令、内书令，唐代称右相、凤阁令、紫微令等。尚书令因李世民为秦王时曾任此职，后来不置，所以唐代尚书省的长官只有左右仆射。

北宋另设中书内省于禁中，为宰相的办事机构，称"政事堂""中书门下""中书"等。宋代枢密院为最高军事机关，其长官枢密使、副使与福相称执政官，与宰相一起合称"宰执"。明代废除中书省及宰相等职，设立华盖殿、谨身殿、武英殿、文华殿、文渊阁、东格等大学士，为皇帝顾问。后来这些入阁大学士成为实际上的宰相，号称"辅臣"，首席大学士称"元辅""首辅"，职权最重，主持内阁大政。

各种官职中，宰相的变化最频繁，无定职、无定称、无定员，这是由君主专制的根本性质决定的。君主既离不开宰相，又最担心宰相权力过重，大权旁落，这是宰相官职不断变化的主要原因。

（3）中央各部门及其长官

①九卿：九卿是对中央各部门长官的一种尊称。君主家事与国事不分、政治事务与宫廷事务混杂在一起，是秦汉九卿的重要特点。

九卿之中太常（奉常）掌宗庙礼仪，属下太史令掌天象历法，太医令掌医疗，博士掌经学传授；郎中令掌宫殿门户的守卫，属下大夫掌议论，有谒者掌引见传达；卫尉掌宫门警卫；太仆掌皇帝车马，兼管中国的马政；廷尉为中国最高司法官；典客掌接待少数民族事；宗正掌皇族事务；治粟内史掌租税钱谷盐铁和国家的财政收支；少府掌皇家钱财、皇室用品供应及各项宫廷服务事宜。

九卿之外有执金吾掌京师治安，将作大匠掌宫室、宗庙、陵寝及其他土木营建，大长秋掌宣达皇后旨意与管理宫中事务。九卿加上此三卿即为十二卿。

②三省六部制：三省六部制是一套组织严密的中央官制。三省是指尚书省、中书

省、门下省。其中尚书省形成于东汉（时称尚书台）；中书省和门下省形成于三国，目的是分割和限制尚书省的权力。至隋才整齐划一为三省六部，主要掌管中央政令和政策的制定、审核与贯彻执行。魏晋以后，尚书机构迅速发展。尚书台的总人数由秦时的七人增到 60 多人，成为中央执行政务的总机关。以后尚书各曹逐渐变为部，到隋唐时确定为六部，唐代定名为吏、户、礼、兵、刑、工，一直沿用到清代。六部是隋唐以后主要的政务部门，主要职责如下。吏部掌管中国文职官吏的任免、考课、勋封等事；户部掌管中国户口、土地、赋税、钱粮、财政收支等事；礼部掌管礼仪、祭祀、科举、学校等事；兵部掌管武官选用及军事行政；刑部掌管中国司法行政；工部掌管各项工程、工匠、屯田、水利、交通等事。清代设大理寺、太常寺、光禄寺、太仆寺、鸿胪寺。明清时新设钦天监，掌天文历法。隋唐至清代还先后设太医院、宗人府等。

　　（4）武官　太尉（汉武帝时称大司马）掌军事行政。高级武官有大将军、骠骑将军、车骑将军、卫将军等。魏晋以后，权位最高的大臣出征时往往称"假黄钺"，有代表皇帝亲征之意；地方军政长官称"使持节"，给以诛杀中级以下官吏的权力。武职的幕僚称参军或参军事。唐朝都督带使持节的称节度使。中唐以后，朝廷组成新的中央禁军共十个：左右羽林军、左右龙武军、左右神策军、左右神武军、左右神威军（势力最强，中设护军中尉，由宦官担任，为禁军统帅），各置大将军、将军、龙武、神策、神武等为统军。

　　宋代正规军都称为禁兵，仁宗时达 80 多万人。禁兵由三衙统领，三衙长官分别称为殿帅、马帅、步帅，合称"三帅"。教练武艺的军官称都教头、教头，单称教头的地位很低。禁兵的调动权在枢密院，由皇帝直接控制。枢密院是军事行政机关，长官为枢密使。地方路、府、州设兵马总管，或兵马都监（简称都监），或提辖兵甲（简称提辖）。

　　明代军队实行卫所制。卫是基本的军事编制，下设千户所和百户所。其长官，卫称指挥使，所称千户、百户，旗下还有总旗、小旗。皇帝的亲军从十二卫增至二十六卫，锦衣卫是其中之一。

　　（5）监官与谏官　监官是代表君主监察各级官吏的官吏（耳目）。谏官是对君主的过失直言规劝并使其改正的官吏。监官和谏官古代并称台谏，也通称言官。秦与西汉设立御史府，首长是御史大夫，御史中丞为辅佐。在内廷保管档案并督促百官的称侍御史；出外监察郡县的称监御史。遇有特别紧急情况，皇帝临时派遣有诛杀之权的御史，称绣衣御史，或称绣衣直指。西汉末年，御史大夫改为大司空，御史府改为御史台，御史中丞为长官，转属少府，成为专门的监察机关，别称宪台。此后，御史为监察官的专称。魏晋以后，御史台从少府独立出来，成为全国性的监察机构。

　　唐代御史台分为三院：即台院、殿院和察院。明代改御史台为都察院。各省设提刑按察使司，以按察使为长官，掌司法与监察，有监司之称。

　　谏官的设置比监官早。春秋初年齐桓公设大谏，为谏官设置之始。晋国的中大夫、赵国的左右司过、楚国的左徒，都属于谏官性质。秦汉时有谏官之设，但是没有专门的谏官机构。汉代置光禄大夫、太中大夫、谏大夫、中散大夫、议郎等官职，都属光禄勋，掌议论，侍从皇帝，顾问应付。东汉侍中、中常侍成为正式官称，属少府。隋朝改侍中为纳言，武则天时增置左右拾遗与左右补阙。宋改补阙为司谏，改拾遗为正言，并置谏院，作左右谏议大夫为长官，司谏、正言为其所属。辽以后，谏官名存实亡，或名实俱亡。

(6) 君主的秘书与文学侍从　秘书是指在君主左右从事文字图书等工作的官员。君主的秘书是从史官的职务分化、发展出来的。战国时期君主的秘书有御史、主书、掌书、御书、尚书等不同的称呼；为备君主随时咨询的文学之士称为学士、博士、博闻师等。秦汉时的御史大夫为秘书之长，属兰台。兰台是宫内收藏图书和档案的地方。

西汉的麒麟阁、东汉的东观（guàn）都是禁中藏书之所，皇帝命别的官员入掌其事。东汉置秘书监，太史令仅掌天文历法，无修史之职。史书修撰由皇帝临时指定文学之士在东观进行，称为著作东观。汉宣帝召集名儒讲经于石渠阁，汉章帝召集名儒讲经于白虎观，此时为侍讲之始，有讲郎之称。记载皇帝的言行多由宫内女史担任，也有皇后亲自撰写的。

隋唐时以中书省之中书舍人掌制诰（撰拟诏旨）之职。中书舍人之职，隋至唐初称内史舍人、内书舍人，武则天时称凤阁舍人，简称舍人。

翰林院始于唐代，本为各种文艺技术内廷供奉之处，文学之士只是其中的一部分。唐玄宗初置翰林待诏，又改为翰林供奉，后改为学士，置学士院，入院的称翰林学士。

唐代的秘书省曾改称兰台、麟台。北齐始设史馆，唐太宗以史馆为宰相兼领职所，称为监修国史。唐又在门下省设起居郎，掌修起居注之事。唐初置弘文馆，掌四部书及其他图籍。开元年间，又设集贤殿书院，以宰相一人为学士，掌刊辑经籍、撰集文章，缮写御本等。弘文馆、集贤殿书院的学士也受命参与机密，草拟诏旨。中唐以后，皇帝对学士的礼遇常超过宰相。

宋代对学士尤为重视，学士院改称翰林学士院，或称翰苑、禁林，因地在宫禁，待遇优异，号称玉署、玉堂。北宋沿唐制，以史馆、昭文馆、集贤院为"三馆"，通名崇文院。后在此中建秘阁，设龙图阁、天章阁等十一阁，分藏太宗等皇帝的御书和御制文集。"三馆"和诸阁，统称馆阁。馆阁之选皆天下俊杰，必试而后命，一经此职，遂为名流。明代将制诰、著作、修史、图籍等职都合并于翰林院，别称词林，从此翰林才成为文学之士的专称，翰林院正式成为外朝官署。

(7) 学官　学官又称教官，是指主管学务的官员和官学教师。传说夏代就有学校。最早的学校叫庠、序、校，以教武艺为主。秦及汉初有博士官。汉武帝采纳公孙弘的建议，设五经博士，从此后博士专掌经学传授，成为一种教职。西汉有博士仆射为其首领，东汉改称博士祭酒。博士讲学的地方称太学，博士弟子称太学生，博士就是当时的大学教师之称。郡县也普遍设立学校，郡国曰学，县邑曰校，乡曰庠，聚曰序。

北齐始立中央专门的教育机构，称为国子寺，主官为祭酒。隋炀帝改国子寺为国子监，所属有国子学、太学、四门学、书学、算学等，各置博士。藏书与讲学相结合的书院出现在五代，兴盛于宋代，创办者或为私人，或为官府，受业者称创办者为山长。明国子监与国子学合一。

（8）宫廷事务官　宫廷事务官是指为君主及其家室服务的职官，起源于君主的家臣，夏商已有臣、尹、宰等家臣之称。

明代无总管宫廷事务的机构，宫廷事务由宦官和女官分掌。宦官有十二监、四司、八局等共二十四衙门，各有提督太监、掌印太监等官。

（9）地方长官　西周实行分封制，地方长官为诸侯和大夫两级，诸侯的封地叫国，大夫的封地叫邑。战国时期，郡的长官称守（或太守），县的长官称令。

秦统一后，万户以上的县称令，万户以下的县称长。汉代列侯所食县叫国，皇太后、皇后、公主所食叫邑。侯国的行政长官称相。汉武帝初置十三州，为监察区，每州设刺史（有时称牧）。北齐县分九等，长官都称令，郡长官仍称太守，州长官称刺史。唐初置十道，玄宗时增至十五道，为监察区，每道设观察使（按察使、采访使）。唐代的军区置都督府，都督加使持节称节度使。节度使初设于边镇，后遍设于内地。节度使一身兼军事、行政、督察三种职务，成为权力很大的地方军政长官。宋代的地方行政又有新的变化。朝廷派朝官知（主持）某县事，简称知县；州的行政长官称权知某州军州事，简称知州。

明代省的下一级政区为府，府的地位相当于汉代的郡、唐代的州。府的长官称知府，京府称府尹。州有两种：一种是直隶州，与府同级；一种是散州，与县同级。州的长官称知州，县的长官称知县。

（10）佐官、属官与胥吏　协助长官处理各种具体事务的官员为佐吏、属吏或胥吏。秦汉从中央到地方的官署大都设丞，为最重要的佐官。魏晋南北朝时，尚书省、门下省、秘书省等部门的佐官或属官多称郎、侍郎、郎中、员外郎等。秘书省有秘书郎、著作郎、校书郎等。宋代在州、府衙门里设置通判，即共同处置政务之意。宋宫廷中有一种供奔走使令的吏役，称为快行，也叫快行家。在内外衙署，又有叫作孔目、押司的吏职。

明地方官府衙门的吏役有所谓"三班六房"。"三班"指快、壮、皂，为杂役，快专管缉捕。"六房"指吏、户、礼、兵、刑、工，为办理具体事务的书史。从督、抚到州、县，还要聘请若干有学识的人才，帮助自己处理各种事务，称为幕僚，也称为幕客、幕友、幕宾、师爷等。

（11）试官、加官与赠官　汉代职官制度有规定：职官初任都要试用一年，称守。以职位低的人暂代较高的职务称行。一个人同时担任两种职务叫兼。以较高职务的人兼管较低职务的事叫领或平。在本官之外加特定官号和增加新的职务的叫加官。魏晋南北朝时期，奉命征讨的军政长官，加"假黄钺""使持节""持节""假节"等称号的权任更重。驸马都尉原是侍从官的一种，魏晋以后，皇帝的女婿照例加此称号，简称驸马。唐代加官、加职、加衔等制度运用得更加普遍。唐代无固定的加官称号，凡在正式官职之前加"检校"二字的一般都是加官。唐见习、试用之职称里行使（或称里行）。官阶低的人任较高职务的称"守某官"，官阶高的人任较低职务的称"行某官"。宋代的职是指殿、阁大学士、学士、直学士、待制等荣衔，通称为侍从官。官员以加学士等衔号为荣。龙图阁的学士等衔当时各有俗称，学士称老龙，直学士称大龙，待制称小龙，直龙图阁为假龙。宋代的官场风气与魏晋南北朝时期相反，重文抑武。

（12）爵、勋、品、阶　爵、勋、品、阶表示职官的等级　爵一般称爵位，是表示社会地位和物质待遇的一种尊号，多根据血缘亲疏或功劳大小来授给，长期不变，大多数情况下可以世袭。

战国时期各国的爵位有君、侯、卿、大夫等。执圭是楚国特殊的爵称。战国时的爵称大都与官职分开，有的只有爵称而无官职。汉代宗室封爵有王、侯二等，功臣封爵有二十等。魏晋以后，历代宗室和功臣的封爵大多以王、公、侯、伯、子、男为号。王有亲王、嗣王、郡王之分。亲王只分给皇子和皇帝的兄弟，嗣王指亲王嫡子继承者，郡王次亲王一等。汉时，皇帝之女称公主，皇帝的姐妹称长公主。唐代诸王之女称郡主。公主的丈夫，魏晋以后皆加驸马称号。

勋通称勋官，是为奖赏有功人员而定的称号。其制始于北周，本以奖励作战有功的战士，后渐及朝官。到唐时定制，共有十二转，转多为贵，受勋者即称勋官。明代有文勋十级，武勋十二级。

品是指官的等级。西周时官有九命之别，九命最高，一命最低。汉代以禄秩的多少表示官的等级，如万石、两千石、千石、八百石等级别。每一种官职都有固定的俸禄级别，所以有时以俸禄级别指官职，如郡守俸禄为两千石，两千石遂为郡守的通称。魏晋开始，官分九品，以一品为高。隋代自九品至一品官，称为流内，不入九品的称为流外。流外也有品级，用以安排胥吏，明清则总称为不入流。阶即阶官，又称散官，宋朝称寄禄官，是表示官员实际等级的阶位和称号。有些官称并无实际职务，只是授予年老有病的旧臣或有一定勋劳的人，只作为领取俸禄和享受某种礼遇的依据，而不负实际责任，叫作散官。

## （二）职官的变动

"三省六部"制出现以后，官员的升迁任免由吏部掌管。阅读古代文献时常会发现一些表示职官变动的词语。

**1. 拜**　用一定的礼仪授予某种官职或名位。

**2. 除**　拜官授职。

**3. 擢**　提升官职。

**4. 迁**　调动官职，包括升级、降级和平级转调三种情况。为易于区分，人们常在"迁"字前面或后面加一个字，升级叫迁升、迁授、迁叙，降级叫迁削、迁谪、左迁，平级转调叫转迁、迁官、迁调，离职后调复原职叫迁复。

**5. 谪**　降职贬官或调往边远地区。

**6. 黜**　黜与罢、免、夺都是免去官职。

**7. 去**　解除职务，有辞职、调离和免职三种情况。辞职和调离属于一般情况和调整官职，免职是削职为民。

**8. 乞骸骨**　年老了请求辞职退休。

# 第三节 纪时方法

中国古人很早就通过观测天象、记录和推演天体运行规律，形成了一套实用的历法，这其中包括一套中国特有的纪时方法。中国的纪时法主要包括纪年法、纪月法、纪日法和纪时法。

## 一、纪年法

我国古代纪年法主要有四种。

**1. 王公即位年次纪年法** 这是以王公在位年数来纪年。如《左传·殽之战》："三十三年春，秦师过周北门。"指鲁僖公三十三年。《廉颇蔺相如列传》："赵惠文王十六年，廉颇为赵将。"

**2. 年号纪年法** 汉武帝起开始有年号。此后每个皇帝即位都要改元，并以年号纪年。如《岳阳楼记》"庆历四年春"、《琵琶行》"元和十年"、《游褒禅山记》"至和元年七月某日"等。

**3. 干支纪年法** "干支"是天干地支的合称。

天干：甲、乙、丙、丁、戊、己、庚、辛、壬、癸。地支：子、丑、寅、卯、辰、巳、午、未、申、酉、戌、亥。十干和十二支依次相配，组成六十个基本单位，称为"一甲子"，古人以此作为年、月、日、时的序号，叫"干支纪年法"。见表2-2。

表2-2 干支纪年法

| 甲子 | 乙丑 | 丙寅 | 丁卯 | 戊辰 | 己巳 | 庚午 | 辛未 | 壬申 | 癸酉 |
|------|------|------|------|------|------|------|------|------|------|
| 甲戌 | 乙亥 | 丙子 | 丁丑 | 戊寅 | 己卯 | 庚辰 | 辛巳 | 壬午 | 癸未 |
| 甲申 | 乙酉 | 丙戌 | 丁亥 | 戊子 | 己丑 | 庚寅 | 辛卯 | 壬辰 | 癸巳 |
| 甲午 | 乙未 | 丙申 | 丁酉 | 戊戌 | 己亥 | 庚子 | 辛丑 | 壬寅 | 癸卯 |
| 甲辰 | 乙巳 | 丙午 | 丁未 | 戊申 | 己酉 | 庚戌 | 辛亥 | 壬子 | 癸丑 |
| 甲寅 | 乙卯 | 丙辰 | 丁巳 | 戊午 | 己未 | 庚申 | 辛酉 | 壬戌 | 癸亥 |

近世还常用干支纪年表示重大历史事件，如"甲午战争""戊戌变法""庚子赔款""辛丑条约""辛亥革命"。

**4. 年号干支兼用法** 纪年时皇帝年号置前，干支列后。如《核舟记》中的"天启壬戌秋日"。"天启"是明熹宗朱由校的年号，"壬戌"是干支纪年。《祭妹文》中的"旷乾隆丁亥冬"，"乾隆"是清高宗爱新觉罗·弘历的年号，"丁亥"是干支纪年。《梅花岭记》中的"顺治二年乙酉四月"，"顺治"是清世祖爱新觉罗·福临的年号，"乙酉"是干支纪年。

## 二、纪月法

我国古代纪月法主要有三种。

**1. 序数纪月法**　如《采草药》："如平地三月花者，深山中则四月花。"《谭嗣同》："今年四月，定国是之诏既下。""八月初一日，上召见袁世凯。""以八月十三日斩于市。"

**2. 地支纪月法**　古人常以十二地支配称12个月，每个地支前要加上特定的"建"字。如杜甫《草堂即事》诗："荒村建子月，独树老夫家。""建子月"按周朝纪月法指农历十一月。庾信《哀江南赋》："以戊辰之年，建亥之月，金陵瓦解。""建亥"即农历十月。十二地支与相应农历月份的对应关系见表2-3。

表2-3　十二地支与相应农历月份的对应关系

| 十二地支 | 子 | 丑 | 寅 | 卯 | 辰 | 巳 | 午 | 未 | 申 | 酉 | 戌 | 亥 |
|---|---|---|---|---|---|---|---|---|---|---|---|---|
| 对应农历月份 | 十一 | 十二 | 一 | 二 | 三 | 四 | 五 | 六 | 七 | 八 | 九 | 十 |

**3. 时节纪月法**　古人将一年分四季，每季三个月，按照人的序齿方法分为孟、仲、季（表2-4）。《古诗十九首》云："孟冬寒气至，北风何惨栗。""孟冬"代农历十月。陶渊明的《拟古诗九首》云："仲春遭时雨。""仲春"代农历二月。见表2-4。

表2-4　时节纪月法

| 春 | 孟春 | 仲春 | 季春 |
|---|---|---|---|
| | 农历一月（正月） | 农历二月 | 农历三月 |
| 夏 | 孟夏 | 仲夏 | 季夏 |
| | 农历四月 | 农历五月 | 农历六月 |
| 秋 | 孟秋 | 仲秋 | 季秋 |
| | 农历七月 | 农历八月 | 农历九月 |
| 冬 | 孟冬 | 仲冬 | 季冬 |
| | 农历十月 | 农历十一月（冬月） | 农历十二月（腊月） |

## 三、纪日法

我国古代纪日法主要四种。

**1. 序数纪日法**　如《梅花岭记》云："二十五日，城陷，忠烈拔刀自裁。"《项脊轩志》云："三五之夜，明月半墙……""三五"指农历十五日。

**2. 干支纪日法**　如《殽之战》云："夏四月辛巳，败秦军于殽。""四月辛巳"指农历四月十三日。《石钟山记》云："元丰七年六月丁丑。"即农历六月九日。《登泰山记》云："是月丁未。"指这个月的十八日。古人还单用天干或地支表示特定的日子。如《礼记·檀弓》云："子卯不乐。""子卯"代指恶日或忌日。

**3. 月相纪日法**　指用"朔、朏、望、既望、晦"等表示月相的特称来纪日。每月第一天叫朔，每月初三叫朏，月中叫望（小月十五日，大月十六日），望后这天叫既望，每月最后一天叫晦。如《祭妹文》："此七月望日事也。"《五人墓碑记》："在丁卯三月之望。"《赤壁赋》:"壬戌之秋,七月既望。"《与妻书》:"初婚三四个月,适冬之望日前后。"

**4. 干支月相兼用法** 干支置前,月相列后。如《登泰山记》:"戊申晦,五鼓,与子颍坐日观亭。"

### 四、纪时法

太阳周而复始的东升西落,使人类形成了"日"这个基本时间单位,通过对一日时间的划分,形成了日常生活的规律,纪时法便是用以划分"一日"时间的方法。

**1. 时辰** 大约在商代,古人已经有了黎明、清晨、中午、午后、下午、黄昏和夜晚这种粗略划分 1 天的时间概念。古人最初是根据天色的变化将一昼夜划分为 12 个时辰,分别以夜半、鸡鸣、平旦、日出、食时、隅中、日中、日昳、晡时、日入、黄昏、人定来命名,又将这 12 个天色描述分别对应于十二地支,见表 2-5。

表 2-5 天色纪时、地支纪时与现代 24 小时制对应表

| 天色 | 夜半 | 鸡鸣 | 平旦 | 日出 | 食时 | 隅中 | 日中 | 日昳 | 晡时 | 日入 | 黄昏 | 人定 |
|---|---|---|---|---|---|---|---|---|---|---|---|---|
| 地支 | 子 | 丑 | 寅 | 卯 | 辰 | 巳 | 午 | 未 | 申 | 酉 | 戌 | 亥 |
| 现在 | 23~1点 | 1~3点 | 3~5点 | 5~7点 | 7~9点 | 9~11点 | 11~13点 | 13~15点 | 15~17点 | 17~19点 | 19~21点 | 21~23点 |

天色法与地支法是古代诗文中常见的两种纪时方法。如《孔雀东南飞》云:"鸡鸣入机织,夜夜不得息。""奄奄黄昏后,寂寂人定初。"《李愬雪夜入蔡州》云:"夜半雪愈急……愬至城下……鸡鸣,雪止……晡时,门坏。"《芙蓉楼送辛渐》云:"寒雨连江夜入吴,平明送客楚山孤。"平明是平旦的别称。如《失街亭》云:"魏兵自辰时困至戌时。"《景阳冈》云:"可教往来客人于巳、午、未三个时辰过冈。"《祭妹文》云:"果予以未时还家,而汝以辰时气绝。"《群英会蒋干中计》云:"从巳时直杀到未时。"

古人还曾使用二十四时辰、十时辰制等。宋以后将二十时辰中的每个时辰平分为初、正两部分,这样子初、子正、丑初、丑正……依次下去,恰为二十四时辰,与现在的 1 天 24 小时时间一致。十时辰制出现于先秦,昼夜各五分。据《隋书·天文志》载,昼为朝、禺、中、晡、夕,夜为甲、乙、丙、丁、戊(后用五更来表示)。

**2. 刻制** 按十二时辰划分时间,每个时辰之间跨度较大,从西周时期开始,时辰制开始与百刻制并用纪时。百刻纪时法是最古老、使用时间最长的纪时制。大约西周前(前 11 世纪),古人就把一昼夜均分为一百刻(一刻等于 14.4 分)。汉代(前 206—220 年)除使用百克制外,还应用以太阳方位纪时的方法,到隋唐(581—907年)时,太阳方位纪时衍生为 12 时辰纪时,百刻制与 12 时辰纪时法并用。直到明末清初(17 世纪),西方机械钟表传入后,我国才改用一天 24 小时的纪时法,但 12 时辰仍沿用,每个时辰两小时。为与 24 小时纪时法一致,我国古老的百刻制演变为 96 刻制,一个时辰内分为 8 刻、1 小时内分为 4 刻,这样一昼夜就为 96 刻,与世界通用的纪时法一致。

一个时辰分作 8 刻，每刻等于现时的 15 分钟。旧小说有"午时三刻开斩"之说，意即在午时三刻钟（差 15 分钟到正午）时开刀问斩，此时阳气最盛，阴气即时消散，此罪大恶极之犯，应该"连鬼都不得做"，以示严惩。

刻以下为"字"，关于"字"，广东广西的粤语地区至今仍然使用，如"下午三点十个字"，其意即"十五点五十分"。"字"以下的分法不详，据《隋书律历志》载，秒为古时间单位，秒以下为"忽"；如何换算，书上没说清楚，只说"'秒'如芒这样细；'忽'如最细的蜘蛛丝"。

**3. 夜更**　"更"是我国古代独特的夜间纪时方法。一夜分五更，一更等于现在的两个小时，从 19 点开始起更，一更指 19～21 点，二更指 21～23 点，三更指 23 点至次日凌晨 1 点，四更指 1～3 点，五更指 3～5 点。"三更"对应 12 时辰制的子时，正是夜半时分，故有"三更半夜"的说法。为了更加准确地描述时间，古人又将每更分为五点，每点约等于现代的 24 分钟。

古人还以白天和晚上不同的报时工具指代白天和晚上的时间。古时城镇多设钟鼓楼，晨起（辰时，今之七点）撞钟报时，所以白天说"几点钟"；暮起（酉时，今之19 点）鼓报时，故夜晚又说是几鼓天。古时夜间以滴漏纪时穿更，因此"更漏"常常并称，《红楼梦》中就用"挨不尽的更漏"来描述长夜漫漫。见表 2-6。

表 2-6　夜更时刻名称与现代 24 小时制对应表

| 夜间时辰 | 五更 | 五鼓 | 五夜 | 对应现代时间（点） |
| --- | --- | --- | --- | --- |
| 黄昏 | 一更 | 一鼓 | 甲夜 | 19～21 |
| 人定 | 二更 | 二鼓 | 乙夜 | 21～23 |
| 夜半 | 三更 | 三鼓 | 丙夜 | 23～1 |
| 鸡鸣 | 四更 | 四鼓 | 丁夜 | 1～3 |
| 平旦 | 五更 | 五鼓 | 戊夜 | 3～5 |

# 第四节　饮食与器物

## 一、博大精深的古代饮食文化

"民以食为天"，自人类产生的那一刻起，饮食便是人类生活中不可或缺的一部分。五千年的悠久历史形成了中国灿烂丰富、博大精深的饮食文化；中国人注重"天人合一"，中餐具有以食表意、以物传情的特点。正因为如此，中国传统的传统美食都"食出有门"。例如，中华饮食文化理论奠基人孔子在《论语》中就有关于饮食"二不厌、三适度、十不食"的论述，直至今天仍具有极高的理论指导性。中华茶道始祖陆羽认为，茶道在中华饮食文化中的地位几乎与酒等量齐观。中华食文化之圣袁枚的《随园食单》历经 50 年而成，成为中华饮食史上光前裕后之作，也有中华饮食文化"食经"的美誉，还有以味道治国的大臣——伊尹将饮食的"色、香、味、形"与治国相融合，所以就有了"治大国若烹小鲜"之说。

中国饮食文化博大精深，从沿革看，绵延 170 多万年，分生食、熟食、自然烹饪、科学烹饪 4 个发展阶段，有"烹饪王国"之美誉。从内涵看，涉及食源的开发与利用、食具的运用与创新、食品的生产与消费、餐饮的服务与接待、餐饮业与食品业的经营与管理，以及饮食与国泰民安、饮食与文学艺术、饮食与人生境界的关系等。从特质看，中国饮食文化讲究"色、香、味"俱全，直接影响了日本、蒙古、朝鲜、韩国、泰国、新加坡等国家，间接影响了欧洲、美洲、非洲和大洋洲，惠及全世界数十亿人。

中华饮食讲究料、作、食等的精细，可简单概括成精致、悦目、坠情、礼数八个字。中华饮食文化具有其独到的特点。

## （一）风味多样，五味调和

中国幅员辽阔，地大物博，各地气候、物产、风俗习惯存在着差异，故饮食上形成了许多风味。中国一直有"南米北面"的说法，口味上有"南甜北咸东酸西辣"之分，形成了八大菜系，主要是巴蜀、齐鲁、淮扬、粤闽四大风味。

调味是烹调的一种重要技艺，所谓"五味调和百味香"。调味的作用在于矫除原料异味，无味者赋味，确定肴馔口味，增加食品香味，赋予菜肴色泽，以及杀菌消毒。

## （二）食医一体，岁时而变

中国的烹饪技术与医疗保健有密切的联系，有"医食同源""药膳同功"的说法，认为恰当的饮食可以令身体强健乃至延年益寿。因此，中国自古就有利用食物原料的药用价值，做成各种美味佳肴，以防治某些疾病的做法。民间食疗则讲究"以形补形""四时不同"等。

古人相信身体的某一器官较为虚弱时，可以通过食用动物的相同器官，或是与该器官形状相似的植物来得到补益。例如，肾气虚弱可通过动物肾脏或豆类（因其形如肾）进行补益，用脑过度者可以通过食用动物脑髓进行补益。此外，以药入食，将山药、天麻、黄芪、党参、枸杞等药材用于烹饪，做成药膳。

古人讲求一年四季按季节饮食，这是中国烹饪又一大特征。如冬天味醇浓厚，夏天清淡凉爽；冬天多炖焖煨，夏天多凉拌冷冻。这一观点直接影响了日、韩等亚洲国家，日本的怀石料理便是严格按照季节时令使用食材的。

## （三）力求精良，精益求精

中国饮食的"精良"体现在食材和技艺两方面。

食材的精良是做好一品中国菜肴美食的基础，每种菜肴美食所取的原料，包括主料、配料、辅料、调料等都有一定之规。概而言之，则是精、细二字，即孔子所说的"食不厌精，脍不厌细"。"精"指所选取的原料要考虑其品种、产地、季节、生长期等特点，以新鲜肥嫩、质料优良为佳；"细"是指料理食材的方法和技艺。

刀功是烹调技艺的体现。经过反复实践，厨师们创造了丰富的刀法，如直刀法、片刀法、斜刀法、剞刀法和雕刻刀法等，将原料加工成片、条、丝、块、丁、粒、茸、泥等多种形态和丸、球、麦穗花、蓑衣花、兰花、菊花等多样花色，还可镂空成美丽的图案花纹，雕刻成"喜""寿""福""禄"字样，增添喜庆筵席的欢乐气氛。特别是将刀技与拼摆手法相结合，把熟料和可食生料拼成艺术性强、形象逼真的鸟、兽、虫、鱼、花、草等花式拼盘，如"龙凤呈祥""孔雀开屏""喜鹊登梅""荷花仙鹤""花篮双凤"等。

火候是烹调技艺的另一体现，经过几千年的烹调实践，中国古代厨师创造出了炒、爆、炸、烹、溜、煎、贴、烩、扒、烧、炖、焖、汆、煮、酱、卤、蒸、烤、拌、炝、熏，以及甜菜的拔丝、蜜汁、挂霜等不同的烹饪技法，使中华饮食花样繁多，口味丰富，展现出不同的风味和特色。

### （四）讲究美感，注重情致

中国烹饪注重食物色、香、味、形、器的协调一致，给人以精神和物质高度统一的特殊享受，主要表现在精良的食具、独具韵致的菜名、和谐统一的进餐环境三个方面。

中国食具之美主要包括陶器、瓷器、铜器、金银器、玉器、漆器、玻璃器几大类。彩陶的粗犷、瓷器的清雅、铜器的庄重、漆器的透逸、金银器的辉煌、玻璃器的亮丽都曾给使用它的人以美好的享受，是美食之外的又一种美的享受。

中国的饮食文化还讲究菜肴的命名、进餐时的节奏等。菜肴名称既有根据主、辅、调料及烹调方法的写实命名，也有根据历史掌故、神话传说、名人食趣、菜肴形象命名的，如"全家福""将军过桥""狮子头""龙凤呈祥""鸿门宴""东坡肉"。进餐讲究环境与行为和谐统一，竹林、水榭、花园、亭台楼阁皆可为用餐之所，关键在"应景合情"。

## 二、中国古代器物

古代器物分为日用器物和礼器，与中国古代的哲学、宗教及政治制度有着密切的关系。

### （一）日用器物的产生

人类最初制造的器物首先是生产工具，如粗糙的烹饪、缝制、击打器，直至进入新石器时代后出现了磨制石器、制陶和纺织工艺。制陶工艺的出现使人类找到了制造日用器物最便当、最广阔的一种途径，直至当代人类也离不开它。这个时期，竹木器和牙骨器的制作也取得了很大的进步。

新石器时代，玉器工艺特别是铜器工艺兴起，表明我们的祖先已开始认识金属的可熔性和延展性，掌握了煅打或冶炼金属的初步方法。

春秋战国之际出现了铁器；商代出现了原始瓷器，至东汉时期成熟；自新石器时代即已萌芽的漆器，经商周至战国也臻于精美。这些器种均为古代日用器物的发展提供了更广阔的天地，也为新材质如玻璃器、金银器、珐琅器等器种开辟了前所未有的发展道路。

### （二）礼器的产生

礼器一般认为是古代贵族进行祭祀、丧葬、朝聘、征伐、宴享和婚冠等活动时举行礼仪所使用的器皿，指青铜器中的鼎、簋、瓿、豆、钟和镈等。

礼器随着礼仪的出现而产生。"礼"之兴起是为了致敬于鬼神，说明礼与原始宗教有密切关系。原始宗教最初表现为迷信灵魂，进而发展到认为"万物有灵"及图腾主义，最后几乎无所不拜，如"生殖崇拜""工具崇拜"，以及对日、月、山、川、风、雨、水、火等自然物象的"自然崇拜"。

私有制的确立使氏族家长和氏族部落首领的权力越来越大，他们一面把尽可能多的财富攫为己有，同时日益乞灵于宗教，以巩固自己的地位。在敬奉鬼神、祖先以及百神、天地当中，一些特用器物也罩上了灵光。《周礼·春官·大宗伯》载："以苍璧礼天，以黄琮礼地"。这些祭祀天地的琮、璧及礼仪上用的玉斧、玉铲、玉刀，说明在新石器时代晚期，礼器随着阶级的分化而出现，并达到了较高的水平。

进入奴隶社会后，奴隶主政权进一步被神化，其统治秩序尤其是等级制度进一步礼制化，作为这一秩序和制度的体现物，礼器日趋完备和制度化。我国早期的青铜时代文化遗址二里头文化遗址已出现了青铜礼器爵和斝，而且爵的数量较多，它们是目前已知最早的青铜容器和礼器，同时还发现了珪、璋、琮、钺、戈、柄形器等玉质礼器。珪、璋的出现反映着礼制和礼器又有了发展。

至商代早期，使用礼器采取系列化配合形式，青铜礼器往往成套使用。这时的礼器主要有鼎、鬲、盘、尊、罍、爵、斝、瓿。商代晚期至西周时期，奴隶制臻于典型阶段，青铜礼器也伴随着礼制的隆盛而日益考究，不仅器类更加丰富，各种器物的组合也明显礼制化。西周前期用鼎已经出现了多个大小相次的组合，后期则愈为完备，各级鼎的盛放物品也各有规定。如天子的第一鼎盛牛，以下盛羊、猪、鱼、肉脯、肠胃、肤、鲜鱼、鲜腊。诸侯的鼎内则去后二味。卿大夫的第一鼎盛羊，以下有猪、鱼、腊、肠胃等。士则仅有猪、鱼、腊。这就是所谓"名位不同，礼亦异数"。

礼器最主要的用途是祭祀。奴隶主将礼器中在宗庙祭祀时最常用而又特别重要、特别宝贵的礼器视为祖宗和社稷的化身。生产力的发展和新的生产关系的出现，使奴隶制度"礼崩乐坏"，青铜礼器随之发生重大变化。一是使用的规格打破了旧的礼数。春秋以来诸侯们的"僭越"行为日益普遍，大夫越用诸侯之制司空见惯，有的诸侯所用礼器比天子还要豪华，所用礼器的数目比天子还要多。二是形制上出现新的式样。奴隶主阶级礼器的属性渐渐消失，日用生活器物增多。鉴、缶、敦、杯及扁壶等是这个时期的新型器物，且多为日用。铜镜、带钩、铜灯成为战国时期连平民都使用的生活用器。

### （三）日用器物和礼器的演变

**1. 日用器物的演变**　古代日用器物涉及古代生活的方方面面。

（1）饮食与厨用器物

①灶（炉）器：古人用于日常存放、使用和控制火源的器物。

人类最早的"灶具"是一个火堆或火塘，直至发明固化的容器之后，才有了用三块或多块石块围拢起来的"灶"，以后逐渐发明了高出地面的土灶，又有了陶灶、铜铁炉灶、砖灶等，有些灶的形制或结构一直流传或影响到今天。

②烹饪器：用于调理烹饪食物的器物，常见的有釜、甑、锅等。

早期釜为陶制，呈扁圆形，中央鼓，上面开口，小沿；后来形体更为鼓圆，口更大，卷沿；铜釜、铁釜出现后，其形态日趋鼓圆，有些自带支架。釜是古代民间使用最广的烹饪器。甑是古代常用的蒸食器，形如罐或盆而底有孔，或箍以甑带，使其紧固，用时需置于釜或鬲上，燃火后，釜、鬲内的蒸气通过甑底的孔，将甑内的饭蒸熟。蒸食器的还有迅缶，形似甑，中央立一中空透底的汽柱，柱上端有花朵形汽孔，通过汽柱的蒸汽将器内食物蒸熟，实际就是今天的汽锅。

古人煮粥煮水常用"鬶"，这是一种高颈、圆口、有流、三袋足、有鋬的炊具。《说文解字》称之为"三足釜"。有的鬶还做成动物形状，新石器时代结束以后渐渐衰落，直至绝迹。

早期人类烹饪手法简单，主要是蒸、煮、烤等，炙子是用于烤制食物的烹饪器，形制多样，主要有算条式、网式、漏孔式等，多有柄，为烤鱼、烤肉所用。

古人一般每日两餐，第二餐所食称飧或餕。飧即晚餐，义为早餐之余，一般是将早餐做好的食物加热食用，专用于加温熟食的器具叫"鐎斗"，又称"刁斗"，一般为圆盘形，有长柄，或有流，有三足。主要用于加热，必要时可用来煮食，常作为军队炊具而备。

③饮食器：用于盛放烹饪好的饮食。

古人用"箪"盛放干粮，箪近似后世之竹篮。竹筐用竹或苇编制。古人将米、麦等谷物炒熟，或加工成粉，制成便于携带和存放的干粮，称为"糗"，箪是盛糗之器。

饮食器中最重要也最多的是餐具。古人的餐具与现代相比，既有不同，也有一直延续下来的相同器物。碗这种餐具就从新石器时代沿用至今，形制为敞口，深腹，小圈足，也有平底的。除用来进食、盛汤外，也有用作茶碗饮茶的。

另一种沿用至今的餐具是箸，即筷子。古人吃饭最初是用手抓，有记载表明，商周时已有箸，但当时的箸不是用于吃饭，而是用于吃菜。

（2）取火、照明与取暖器物

①取火器：最早的取火器是燧木。古代钻木取火用的就是钻子和燧木，大小形制无定。后世又有用火刀、燧石击擦取火之法。唐代以后发明了"引火奴"，以杉条染硫黄，遇火便燃烧，以后逐渐普及，改名"火寸"。

古人还会运用光学原理取火。阳燧是一种凹面铜质圆盘形，像镜子而比镜子小，可聚阳光成焦，古人又称之为鉴燧，至迟在公元前5～前4世纪阳燧已经产生了。阳燧很少用于日常生活。

②照明器：古代基本的照明器具主要是烛炬和灯。

　　古代最初无蜡烛，燃柴枝束以照明，即所谓烛，也称炬（苣）。据《周礼·秋官》记载和注疏，当时有司烜氏，即专司取火、照明之事，而当时使用的烛炬则是"以苇为中心，以布缠之，饴蜜灌之，若今蜡烛"。大约秦汉以后，才出现以麻浸油制作的烛。炬又用于烽燧，夜有敌情则燃炬报警。汉代有茇茇草捆束而成的炬。

　　东汉前后出现了类似今天的蜡烛，魏晋时期流行。蜡烛的出现伴随着蜡烛灯台的出现。烛台常制成花盘或花枝形，有的制作相当考究。

　　古代的灯以膏油为燃料，最初的灯是在陶豆中盛膏油燃捻，后来才分离出独立的灯。上部做圆盘形，曰盏，盏内有钎，盏下有柱，柱下圈足，有的还带把。东周时期，灯具造型样式多样，有豪华的连枝灯、连盏灯，有人物、动物等造型的灯具，有的可以转动，灯罩可以开合以调整方位和亮度，还出现了带有烟道的灯具，以减轻室内污染。随着瓷器的成熟，瓷灯发展起来，隋唐时期制瓷业的繁荣，为灯具品种的丰富创造了前提，黑釉、褐釉的出现推动了各色瓷灯在民间的普及。

　　为了方便携带，出现了新的变种——灯笼。灯笼多以纸为罩，或以葛为罩，富者以纱为罩。大约自唐代起，形成了上元灯节，其后历代灯彩，千姿百态，不一而足。后来又出现了蜡纸灯笼，透明且耐用，至迟在宋代出现的"走马灯"，利用燃气涡轮原理带动各种故事人物在灯内转动，颇有情趣。

　　古代灯烛使用的膏油，开始都是动物油脂，后来渐渐使用植物油和矿物油。

　　③取暖器：古人冬日取暖最常用的是炭炉，后称炭火盆。一般为圆盘或方盘，下承三兽足，或为圈底支足，盘两侧有链耳。此类炉以燃烧木炭供人取暖，多为铜制，也有铁铸的。

　　（3）一般室内陈设

　　①床帐：中国古代最初无床，坐卧都在榻上。床从西域传入，故称"胡床"。经过不断改进，一些显贵人家用的床形制非常复杂，有的甚至拥有今天整个卧室套房的功能，比较著名的有拔步床等。

　　出于隐私、安全及审美的考虑，古人还要设帐，既有用于床榻的室内帐，也有可在厅堂、露天张设的室外帐。据《周礼》记载，大概两千多年前统治者已有一套用帐制度，不同级别的官吏以至平民百姓施帐，有着种种限制。

　　②容饰器：早在新石器时代的文化遗存中就发现了骨梳，大汶口文化遗址中还出土过两件玲珑精致的17齿象牙梳。《周礼·考工记》和《说文解字》都有栉的记载。栉是梳批（篦）的总名。梳篦有木、角、金属等质地，梳之密者为篦，利于去油污。梳篦不仅用于理发，还用于理须，称"篦刀子"，形似小刀。

　　古代最早是对着水面理容，后来才出现铜镜。铜镜多为圆形，也有菱花形、葵花形、八棱形、亚字形、盾形、方形等，镜面平滑。铜镜在战国得到长足发展，造型美观，纹饰丰富多彩；汉镜较厚重；两晋南北朝铜镜多浮雕人物；唐代铜镜工艺发展到新的高度，造型纹饰都有了新突破，菱花、八棱、海棠花等式样均出现于此时，以海兽葡萄镜最为名贵；宋代镜形出现钟形、鼎形、鸡心形等；清代中叶，玻璃镜子登上梳妆台，铜镜逐渐消失。为了保护铜镜，古人用绢、锦、丝绵制成镜衣和镜擦，并藏于镜奁之中。

奁，是一种圆形或长方形或多边形的盒匣，有盖、子母口，内多分层或分间，主要为漆木制，直至明清都有使用。用于盛放梳妆用品，后发展成梳妆镜匣。

③卫生洁具：用于打扫的器具有箕帚、拂尘等。原始社会已有制作精致的各式箕帚。古代箕帚之形制与今大体相同，分别用以淘米、簸扬、筛漏、盛物等。拂尘，以麈（麋鹿）尾制，六朝文士即喜执麈而谈，以彰风雅，并寓指麾之意，也有以棕或以麻绳制作的，后世常以马尾为之，并用于拂拭床几。

古人常在炉中焚薰草（一种香草）等以香薰家室，后发展成专门用于熏香的器具。有种叫博山炉的熏炉，炉身似桃形，下承柱足或人物造型，立于盘中，上有盖，镂作群山形，山间常铸神仙、人物、鸟兽之形，多为青铜制，亦有陶瓷制者。博山炉盛行于汉及魏晋。后世熏炉形制发生了变化，分为大小两类，体大者多支足而无博山，可兼用于取暖，有时还需配备熏笼（专名为"篝"），用以熏衣巾；还有一种被卧用的小香炉，形如球，铜制，或鎏金、银，球面雕镂花孔，内设两层双轴相连的同心圆机环，内层之机环有双轴承以灰盂，以备焚香，球身转，灰盂则永远保持平衡，这种香炉有的略大，用于室内熏香。

古人的洁具称"行清"或是"行圊"，又名清器，类似今天的马桶。

古代日用器物还有剪刀、镊钳、顶针、钗簪、蓑笠、杖策、帘、扇、锁钥、镞、铛，以及槈、囊橐、苞、笥等。

**2. 礼器的演变**　礼器作为礼制的载体，曾起到进步作用。最早的礼器由烹饪器和饮食器转化而来，最具代表性的是鼎。鼎原用于煮肉，由陶制而成，后来渐渐演变成礼器，主要由青铜制作。鼎的形制一般为圆腹、立耳、三足，少数为方形、四足。鼎耳可以穿杠或搭钩，杠的专名叫扃，钩的专名叫鉊或铉，铉也指抬鼎的杠，有的鼎还有盖。西周晚期至春秋时期，鼎的形制发生了一些变化，晋国率先创制新款式的铜器，使春秋晚期鼎式多样。如三晋多矮足扁圆鼎、南方多高足鼎。战国中期，普遍兴用素面附耳鼎，直至秦汉。

鬲是由日用器物演变为礼器的。鬲的最初用途是煮粥，圆颈大口，三足与腹连为一体，称为袋足，或称款足。这种结构可增大受热面积，使食物速熟。新石器时代已出现陶鬲，或有柄，或有耳，或有盖；至商周出现铜鬲，并逐渐进入礼器行列。鬲在使用时，与鼎有一定的组合关系。如2个、4个、6个鬲每与5个、7个鼎相配，8个鬲每与9个鼎相配。西周时出现了方鬲。鬲身上下隔开，下层为火室，有火门，可以开关。鬲既用作礼器，也作为日用，至战国晚期则趋于消亡。

簋、簠、盨、敦、豆、笾、盂等日用盛食器物，也曾被纳入礼器范畴。

簋的主要用途是盛黍、稷、稻、粱等熟饭，相当于后世的大饭碗，作为礼器，以偶数组合，天子八簋，诸侯六簋，大夫四簋，士两簋，分别与一定数量的鼎、鬲等各种礼器相配。

簠的用途与簋相同，同为盛食奉神之器，必须整洁，古人将"簠簋不饬"当作指责为官不廉的婉辞。

盨是簋、簠结合的产物，其用途同于簠簋，所以有的盨自铭为"簠"，使用时与簠一样以偶数组合，与其他礼器相配，但盨作为礼器使用的时间很短，春秋以后即从礼器中消失了。

敦俗称"西瓜鼎"，在春秋战国时期逐渐取代了簋的地位。

豆本是用以盛黍稷之类的日用器物，约自西周即用盛菹醢（酸菜及肉酱），春秋战国时期无论是用作铜礼器或陶礼器的豆都十分盛行。

笾与豆在形状上相似，但更平浅，有竹编、木制、陶制和铜制多种，原用于盛果脯之类的食品，也作为礼器存在于春秋战国时期。

盂相当于后世的大饭盆，饭熟之后先盛到盂内，然后再分盛到簠、簋之类的食器里，有的还用于盛水。商周作为礼器的铜盂逐渐增大，衰落后作为日用器物的盂则形制渐渐变小。汉代用以盛酒的铜盂形体已相当小了，汉后盂渐渐从食器中消失，成为一般器皿，如水盂之类。

案具是礼器中十分重要的一类。数千年来案具形态变化比较小，主要是名为"俎"的礼器的变种。"俎"形似小凳，上横长方形板面，中央微凹，横板下两端有立足，它不但一直作为礼器存在，也用于日常就餐。有铜制的，也有漆木制的。

酒是粮食富余后的产物，早期一直为贵族所特享，因此酒也是祭祀品中不可或缺的一类。酒器可分为盛酒、温酒、调酒、饮酒等不同类别。尊、壶、罍、缶、方彝、卣、觥等都是古代常见的盛酒礼器，其中觥还兼用于饮酒；爵、角、斝是古代常见的温酒器，其中爵、角也用于饮酒；盉是兼用于调酒和温酒的器皿；饮酒礼器形制也很多，常用的有觚和觯等。

用于礼器的盛水器有盛行于春秋、战国时期的鉴、匜，也有一直沿用至今的盘。

## 第五节　度量衡

度量衡是对计量长度、容量和重量单位的统称。中国古代度量衡中，度代表长度，量代表容量，衡代表重量。

### 一、度制

溯源历史，称量歘短之器为度。自古礼器百物制度无不与度量衡密切相关，其中尤以尺度为重要。它不仅是王朝官府调乐律、测晷景、制冠冕的依据，而且是历代官府推行租税制度、民间官私买卖布匹、量布裁衣的常用工具。度量衡三者中，度又是确定量衡大小、轻重的依据，"量衡均出自度"。尺度单位的产生、演变十分复杂，是逐步走向统一和规范的。

春秋战国时期，长度单位从多样化趋向统一。自商鞅佐秦变法到秦始皇灭六国统一天下，长度单位随着始皇帝统一度量衡，而完成了划一的任务，取消了杂乱无章的长度单位序列，确定分、寸、尺、丈、引"五度"为长度单位制，此后历朝历代既有承继又有演变。见表2－7。

表 2 - 7  我国古代度制演变简表

| 时代 | 单位换算 | 公制换算 |
|------|---------|---------|
| 商 | 1尺=10寸；1寸=10分 | 1尺=16.95cm；1寸=1.58cm |
| 周 | 1丈=10尺；1尺=10寸；1寸=10分 | 1尺=19.1cm；1寸=1.58cm；1楚尺=22.7cm |
| 战国 | 1丈=10尺；1尺=10寸；1寸=10分 | 1丈=231cm；1尺=23.1cm；1寸=2.31；1分=0.231cm；1铜尺=23cm |
| 秦 | 1引=10丈；1丈=10尺；1尺=10寸；1寸=10分 | 1引=2310cm；1丈=231cm；1尺=23.1cm；1寸=2.31cm；1分=0.231cm |
| 汉 | 1引=10丈；1丈=10尺；1尺=10寸；1寸=10分 | 1引=2310cm；1丈=231cm；1尺=23.1cm；1寸=2.31cm；1分=0.231cm<br>1牙尺=23.3cm；王莽1货币尺=23.1cm；后汉1铜尺=23.6m |
| 三国 | 1丈=10尺；1尺=10寸；1寸=10分 | 1丈=242cm；1尺=24.2cm；1寸=2.42cm；1分=0.242cm |
| 西晋 | 1丈=10尺；1尺=10寸；1寸=10分 | 1丈=242cm；1尺=24.5cm；1寸=2.42cm；1分=0.242cm |
| 东晋十六国 | 1丈=10尺；1尺=10寸；1寸=10分 | 1丈=245cm；1尺=24.5cm；1寸=2.45cm；1分=0.245cm<br>十六国前后赵1尺=24.3cm；南齐1骨尺=24.7cm；南梁1铜尺=24.95cm |
| 南北朝 | 1丈=10尺；1尺=10寸；1寸=10分 | 南朝1丈=245cm；1尺=24.5cm；1寸=2.45cm；1分=0.245cm<br>北朝1丈=296cm；1尺=29.6cm；1寸=2.96cm；1分=0.296cm<br>1中尺=27.9cm；1王尺=26.7cm；1后尺=34.75cm<br>西魏周王室用王尺，东魏北齐王室用后尺；民间1尺=24.95cm |
| 隋 | 1丈=10尺；1尺=10寸；1寸=10分 | 1丈=296cm；1尺=29.6cm；1寸=2.96cm；1分=0.296cm<br>1水尺=27.4cm |
| 唐 | 1丈=10尺；1尺=1寸；1寸=10分 | 1丈=10尺，1尺=10寸，1寸=10分<br>小尺：1丈=300cm；1尺=30cm；1寸=3cm；1分=0.3cm<br>大尺：1丈=360cm；1尺=36cm；1寸=3.6cm；1分=0.36cm<br>宗庙星历用尺1尺=24.75cm |
| 五代十国辽金 | 1丈=10尺；1尺=10寸；1寸=10分 | 1丈=300cm；1尺=30cm；1寸=3cm；1分=0.3cm |
| 宋元 | 1丈=10尺；1尺=10寸；1寸=10分 | 1丈=312cm；1尺=31.2cm；1寸=3.12cm；1分=0.312cm |
| 明 | 1丈=10尺；1尺=10寸；1寸=10分 | 裁衣尺：1尺=34cm；1寸=3.4cm<br>量地尺：1尺=32.7cm；1寸=3.27cm<br>营造尺：1尺=32cm；1寸=3.2cm |
| 清 | 1丈=10尺；1尺=10寸；1寸=10分 | 裁衣尺：1丈=355cm；1尺=35.5cm；1寸=3.55cm<br>量地尺：1丈=345cm；1尺=34.5cm；1寸=3.45cm<br>营造尺：1丈=320cm；1尺=32cm；1寸=3.2cm |

## 二、量制

量制直接与计产计租、俸禄薪水关系密切，在商品交换中量器是重要器具，故历来受到人们的重视。

春秋战国期间，秦都雍城（今凤翔县南）等地，容量制除使用升斗斛等量制单位外，还有使用缶量的现象。文献记载，战国时期容量单位多达20多种，有魁、旬、升、温、豆、区、盆、斗、釜、斛、桶、䄷、庚、薮、钟、秉、䅲、耗、鼓等。而出现在战国晚期器物上的容量单位名称则是升、益、斗、釜、斛等。"斗"这一基本单位在东周、秦、赵、魏等国器物上都曾出现，在战国时已普遍使用。十进位制也相当普遍，每升约200毫升。

汉承秦制，汉代量根据《汉书·律历志》记载，其单位制的具体内容为："量者，龠、合、升、斗、斛也，所以量多少也。本起于黄钟之龠，用度数审其容。以子谷秬黍中者千有二百实其龠，以井水准其概，二龠为合，十合为升，十升为斗，十斗为斛，而五量嘉矣。"量制一龠、合、升、斗、斛，除二龠为一合外，其他都采用十进位制，即1斛＝10斗＝100升＝1000合＝2000龠。升为起量之基本，斗、斛为实用之量名。汉初规定上述容量单位，如圭、撮、龠序列，以满足小容量的计算。

自汉确定容量单位后，在两千年的封建社会里，龠合升斗斛的制度基本未变。自秦汉到明清，量制沿用，历代亦然。关于"石"的单位问题，本为权衡名称中钧石之石，即120斤者为石。历代均称十斗为斛，但实际称斛为石者是常有之事。如《史记》中就有"饮一斗亦醉，一石亦醉"之语。《汉书》中也有"泾水一石，其泥数斗"之说。实际上，秦时度量衡就有"名斛为石"之制。汉多承秦之法，故汉也有合斗石的说法和用法。正式用石作容量单位，始于宋。宋制以十斗为一石，五斗为一斛。

清末重定度量衡制度时，量制命名为石、斛、斗、升、合、勺。其进位为：石十斗、斗十升、升十合、合十勺、勺十抄、抄十撮、撮十圭、圭十粟、粟十颗、颗十粒、粒十黍、黍十稯、稯十禾、禾十糠、备十秕。其进位法，除圭位或十粟或六粟外，完全系十进，撮抄二位或颠倒，粟以下命名尚有八位。见表2-8。

**表2-8 我国古代量制演变简表**

| 时代 | 单位换算 | 公制换算 |
|---|---|---|
| 战国 | 齐：1钟＝10釜；1釜＝4区；1区＝4豆；<br>1豆＝4升<br>楚：1筲＝5升<br>秦：1斛＝10斗；1斗＝10升<br>三晋（韩、赵、魏）：1斛＝10斗；1斗＝10升 | |
| 秦 | 1斛＝10斗；1斗＝10升 | 1斛＝20000mL；1斗＝2000mL；1升＝200mL；<br>商鞅变法1方升＝201mL |
| 汉 | 1斛＝10斗；1斗＝10升；1升＝10合；1合＝2龠；1龠＝5撮；1撮＝4圭 | 1斛＝20000mL；1斗＝2000mL；1升＝200mL；<br>1合＝20mL；1龠＝10mL；1撮＝2mL；<br>1圭＝0.5mL |

| 时代 | 单位换算 | 公制换算 |
|---|---|---|
| 三国两晋 | 1 斛 = 10 斗；1 斗 = 10 升；1 升 = 10 合 | 1 斛 = 20450mL；1 斗 = 2045mL；1 升 = 204.5mL；1 合 = 20.45mL |
| 南北朝 | 1 斛 = 10 斗；1 斗 = 10 升；1 升 = 10 合 | 1 斛 = 30000mL；1 斗 = 3000mL；1 升 = 300mL；1 合 = 30mL |
| 隋 | 1 斛 = 10 斗；1 斗 = 10 升；1 升 = 10 合 | 开皇：1 斛 = 60000mL；1 斗 = 6000mL；1 升 = 600mL；1 合 = 60mL；<br>大业：1 斛 = 20000mL；1 斗 = 2000mL；1 升 = 200mL；1 合 = 20mL |
| 唐 | 1 斛 = 10 斗；1 斗 = 10 升；1 升 = 10 合 | 大：1 斛 = 60000mL；1 斗 = 6000mL；1 升 = 600mL；1 合 = 60mL；<br>小：1 斛 = 20000mL；1 斗 = 2000mL；1 升 = 200mL；1 合 = 20mL |
| 宋 | 1 石 = 2 斛；1 斛 = 5 斗；1 斗 = 10 升；1 升 = 10 合 | 1 石 = 67000mL；1 斛 = 33500mL；1 斗 = 6700mL；1 升 = 670mL；1 合 = 67mL |
| 元 | 1 石 = 2 斛；1 斛 = 5 斗；1 斗 = 10 升；1 升 = 10 合 | 1 石 = 95000mL；1 斛 = 47500，1 斗 = 9500mL；1 升 = 950mL；1 合 = 95mL |
| 明清 | 1 石 = 2 斛；1 斛 = 5 斗；1 斗 = 10 升；1 升 = 10 合 | 1 石 = 100000mL；1 斛 = 50000mL；1 斗 = 10000mL；1 升 = 1000mL；1 合 = 100mL |

### 三、衡制

秦统一度量衡后，反映在衡制方面为五权法。自秦统一天下，商鞅佐秦变法。据《史记·商君传》载：商鞅"平斗桶、权衡丈尺"。另据吕祖谦记："秦始皇二十六年（前221年），一衡石丈尺。自商君为政，平斗桶，权衡丈尺，其制度为古矣。至兼并天下之后，皆令如秦制。"自此，我国衡制大致统一，并经历了一系列演变。见表2－9。

**表2－9 我国古代衡制演变简表**

| 时代 | 单位换算 | 公制换算（g） |
|---|---|---|
| 战国 | 楚：1 斤 = 16 两；1 两 = 24 铢 | 1 斤 = 250g；1 两 = 15.6g；1 铢 = 0.65g |
| | 赵：1 石 = 120 斤；1 斤 = 16 两；1 两 = 24 铢 | 1 石 = 30000g；1 斤 = 250g；1 两 = 15.6g；1 铢 = 0.65g |
| | 魏：1 镒 = 10 斤；1 斤 = 20 两 | 1 镒 = 315g；1 斤 = 31.5g |
| | 秦：1 石 = 4 钧；1 钧 = 30 斤；1 斤 = 16 两；1 两 = 24 铢 | 1 石 = 30360g；1 钧 = 7590g；1 斤 = 253g；1 两 = 15.8g；1 铢 = 0.66g |
| 秦 | 1 石 = 4 钧；1 钧 = 30 斤；1 斤 = 16 两；1 两 = 24 铢 | 1 石 = 30360g；1 钧 = 7590g；1 斤 = 253g；1 两 = 15.8g；1 铢 = 0.66g |

续表

| 时代 | 单位换算 | 公制换算（g） |
|------|----------|----------------|
| 汉 | 1 石 = 4 钧；1 钧 = 30 斤；1 斤 = 16 两，1 两 = 24 铢 | 西汉：1 石 = 29760g；1 钧 = 7440g；1 斤 = 248g；1 两 = 15.5g；1 铢 = 0.65g<br>东汉：1 石 = 26400g；1 钧 = 6600g；1 斤 = 220g；1 两 = 13.8g；1 铢 = 0.57g |
| 三国两晋 | 1 石 = 4 钧；1 钧 = 30 斤；1 斤 = 16 两；1 两 = 24 铢 | 1 石 = 26400g；1 钧 = 6600g；1 斤 = 220g；1 两 = 13.8g；1 铢 = 0.57g |
| 南北朝 | 1 石 = 4 钧；1 钧 = 30 斤；1 斤 = 16 两；1 两 = 24 铢 | 南齐：1 斤 = 330g；梁、陈：1 斤 = 220g<br>北魏、北齐：1 斤 = 440g；北周：1 斤 = 660g |
| 隋 | 1 石 = 4 钧；1 钧 = 30 斤；1 斤 = 16 两；1 两 = 24 铢 | 大：1 石 = 79320g；1 钧 = 19830g；1 斤 = 661g；1 两 = 41.3g<br>小：1 石 = 26400g；1 钧 = 6600g；1 斤 = 220g；1 两 = 13.8g |
| 唐 | 1 石 = 4 钧；1 钧 = 30 斤；1 斤 = 16 两；1 两 = 10 钱；1 钱 = 10 分 | 1 石 = 79320g；1 斤 = 661g；1 两 = 41.3g；1 钱 = 4.13g；1 分 = 0.41g |
| 宋元 | 1 石 = 120 斤；1 斤 = 16 两；1 两 = 10 钱；1 钱 = 10 分 | 1 石 = 75960g；1 斤 = 633g；1 两 = 40g；1 钱 = 4g；1 分 = 0.4g |
| 明清 | 1 石 = 120 斤；1 斤 = 16 两；1 两 = 10 钱；1 钱 = 10 分 | 1 石 = 70800g；1 斤 = 590g；1 两 = 36.9g；1 钱 = 3.69g；1 分 = 0.37g |

# 第六节　姓名、称谓与避讳

## 一、中国古代的姓氏名字号

古人除姓名外，还有字、号，有的号还不止一个，且不同场合有不同的称呼。

### （一）姓

许慎《说文解字》卷二四"女部"："姓，人所生也，从女、生，生亦声。"普遍认为，姓最初是代表有共同血缘、血统、血族关系的种族称号，简称族号。它不是个别人或个别家庭的，而是整个氏族部落的称号。最初使用姓的目的是为了"别婚姻""明世系""别种族"，产生的时间大约在原始社会的氏族公社时期。

姓的由来与祖先的图腾崇拜有关。在原始蒙昧时代，各部落、氏族都有各自的图腾崇拜物，比如说麦穗、熊、蛇等。这种图腾崇拜物成了本部落的标志。后来便成了这个部落全体成员的代号，即"姓"。由于古代氏族部落的数量有限的，所以远古留下来的姓很少。

后人据《春秋》整理出来的"古姓"有妫（今河北涿鹿有妫水）、姒、子、姬（周王族姓）、风、嬴（秦姓）、己、任、吉、芊、曹、祁、妘、姜、董、偃、归、曼、芈（楚姓）、隗（原北方少数民族姓）、漆（瞞）、允等 22 个。这些姓中很多带女字旁。所以人们推测，姓的产生可能在母系氏族社会。章太炎先生及其他学者又从《说文》《山海经》、甲骨文、金文等较古的文献中整理出几十个古姓，约 59 个，加上原有的共 81 个。

## （二）氏

由于人口的繁衍，原来的部落又分出若干新的部落，这些部落为了互相区别以表示自己的特异性，就为自己的子部落单独起一个本部落共用的代号，这便是"氏"。有的部落既沿用旧姓，也有自己的氏。这些小部落后来又分出更多的小部落，它们又为自己确定氏，这样氏便越来越多，甚至远远超过原来姓的规模。

氏大约出现在父系氏族社会。"氏"可以说是姓的分支。"姓"是不变的，"氏"是可变的。秦汉之前，姓和氏在不同场合使用，哪些人有姓、哪些人用氏有严格的规定。汉代以后，姓氏不加区分，姓氏合一，统称为姓。最明显的标志是《史记》，大致有以下几个方面。

**1. 带女字旁的姓氏** 如娰、姬、姜、妫、嬴等，反映了母系氏族社会对女性的崇拜，有些就是女族长的名姓称号。

**2. 以动植物或其他自然物为姓氏** 如马、牛、羊、猪、蛇、龙、柳、梅、李、桃、花、叶、谷、麦、桑、麻、粟、山、水、林、木、风、云、河、江、金、石、钢、铁、玉等，其中很大一部分是部落的图腾。

**3. 以封国、采邑或职官、爵位为姓** 如齐、楚、燕、韩、赵、魏、秦、鲁、蔡、郑、陈、宋、阮、司徒、司马、司空、乐正、宰、上官、太史、少正、王、侯、公孙、伯子等。由于古代封爵职官名目繁多，故此类姓很多。

**4. 以出生地、居住地或职业为姓** 如姚（虞舜生姚墟）、东方（伏羲住处）、西门、东门（鲁庄公子遂后代封住地）、东郭、南、百里、欧阳（越王勾践，被封在乌程欧阳亭）、陶、巫、卜、医等。

**5. 以祖先族号、谥号为姓** 如唐、虞、夏、商、周、殷、文、武、昭、穆、康、庄、宣、平、成等。

**6. 其他**

（1）皇帝赐姓。如刘邦赐项伯姓刘，李煜赐奚廷圭（墨务官）姓李。

（2）为避灾难而改姓。如伍子胥在吴被杀后，子孙逃到齐国，改姓王孙；陈厉公子陈完，在陈内乱后逃到齐国做了大夫，改姓田。

（3）为避皇帝或圣人讳而改姓。如荀改孙、庄改严、丘改邱等。

（4）嫌原姓复杂、字多而改姓。如司马简姓司或马或冯，欧阳简姓欧。

（5）少数民族主动从汉姓。如北魏孝文帝规定鲜卑族人改用汉姓，如陆、穆、贺、于等，皇族带头，由原来的姓拓跋改为姓元。

（6）拓跋、单于、宇文、长孙、呼延、尉迟、耶律、完颜、爱新觉罗等都是少数民族姓的汉语译音。有些少数民族姓译成汉语后，嫌字太长就简化，如爱新觉罗，改姓罗、金。从以上可看出，同姓不一定一家。

（7）今天在公共社交场合的"贵姓""尊姓""按姓氏笔画为序"中的姓，实际上包括了古姓、氏这两个方面。

在古代，并不是人人都有姓氏。战国前，贵族才有姓氏，贵族男子称氏，女子称姓。因为"姓所以别婚姻""氏所以别贵贱""贵者有氏，贱者有名无氏"（《通志·氏族略序》）

男子的称呼若非贵者，没有姓氏，便以职业相称，如奕秋、庖丁、匠石、医和、优孟，这些职业名后来才成了姓。当时是通称。

氏同姓不同者，婚姻可通；姓同氏不同者，婚姻不可通。因为"姓"起着"别婚姻"的作用，贵族男子又不称姓，故女子称姓特别重要。为了将待嫁或已嫁的同姓女子加以区别，就形成了对女子的特殊称呼，在姓的前后加前缀、后缀，用排行孟、伯、仲、叔、季为前缀，如孟姜、伯姬、叔隗；以夫家的采邑、谥号为前缀：如晋姬、武姜、文赢；用氏、女、母、姬、媪、妪等为后缀，如张氏、商女、孟母、吴姬、赵媪等。

## （三）名

名是每个人的代号。姓氏是公共的，名是个人的。历朝历代的命名习惯反映了一定时期的社会意识形态。由于人们所属的民族、社会、历史、宗教信仰、道德传统及文化修养的不同，其命名习惯也不相同。

名产生于氏族社会，是人的个体意识逐渐觉醒的必然结果。《说文解字》曰："名，自命也。从口夕，夕者，冥也，冥不相见，故以口自名。"意为黄昏后，天暗黑不能相认识，各以代号称。由于"名"的便利性，便逐渐通行，使得人皆有名。

周代以后对命名有所讲究，提出"信""义""象""假""类"五条（"五则"）。战国时，很多贵族通过占卜给自己的儿子命名。随着儒学的兴起，对起名越来越讲究，《周礼》除"五类"外，还规定了"六不"，即不以国、不以官、不以山川、不以隐疾、不以牲畜、不以器币起名。

秦汉以后，除了"五类""六不"外，还禁止使用一些寓含王霸意义的字眼，如龙、天、君、王、帝、上、圣、皇等，随着少数民族入主中原，这种禁忌渐渐放松。

## （四）字

字在古代只限于有身份的人。《礼记·曲礼》说："男子二十冠而字。""女子十五笄而字。"意思是说，不管男女，只有到了成年才取字，取字的目的是为了让人尊重，供他人称呼，一般人尤其是同辈和属下只许称尊长的字而不能直呼其名。

古人命字方法的主要依据有以下几种。

1. 同义反复　如屈原名平，字原，广平为原。孔子学生宰予，字子我，季路字子由，颜回字子渊，诸葛亮字孔明，陶渊明字元亮，周瑜字公瑾，诸葛瑾字子瑜，文天祥字景瑞，都属此类。

**2. 反义相对** 晋大夫赵衰（减少意），字子馀（增多）。曾点（小黑也），字子晳，色白也。王绩，字无功。朱熹（火亮），字元晦。赵孟頫（俯），字子昂。晏殊，字同叔。

**3. 连义推想** 赵云，字子龙（云从龙）。晁补之，字无咎。苏轼，字子瞻。岳飞，字鹏举。

字与名关系密切，字往往是名的补充或解释，这叫"名字相应"，互为表里，故字又称作"表字"。另外，有的以干支五行命字，有的以排行命字，或字行加排行，字后加父（甫）等。

## （五）号

《周礼·春官·大祝》云："号为尊其名更美称焉。"号也叫别称、别字、别号。名、字由尊长代取，号则不同，号初为自取，称自号；后来才有别人送上的称号，称尊号、雅号等。号起源很早，直至唐宋间才流行，宋以后文人之间大多以号相称。明清时代由于文人范围扩大加上帝王提倡，更加盛行。号有自号和赠号之分。

**1. 自号**

（1）以居住地环境自号 如陶潜，自号五柳先生；李白自幼生活在四川青莲乡，自号青莲居士；苏轼，自号东坡居士；陆游，号龟堂；辛弃疾，号称稼轩居士；明武宗朱厚照，自号锦堂老人；明世宗朱厚熜，自号天池钓叟；明神宗朱翊，自号禹斋。

（2）以旨趣抱负自号 杜甫，自号少陵野老；"一万卷书，一千卷古金石文，一张琴，一局棋，一壶酒，一老翁"——"六一居士"是欧阳修晚年的自号；贺知章，自号四明狂客；金农，自号心出家庵粥饭僧。

（3）以生辰年龄、文学意境、形貌特征，甚至惊人之语自号 辛弃疾，自号六十一上人；赵孟頫，甲寅年生，自号甲寅人；郑元右，自号尚左生；祝允明，自号祝枝指生，后民间演变成祝枝山；朱彝尊，自号夕阳芳草村落；唐寅，自号江南第一风流才子，普救寺婚姻案主者；徐树丕，自号活埋庵道人。

**2. 赠号**

（1）以其轶事或作品特征为号 李白，人称谪仙人；秦观，称山抹微云秦学士（"满庭芳"词"山抹微云，天连衰草"）。

（2）以官职、任所或出生地为号 王安石，人称王临川；杜甫，人称杜工部；贾谊，又称贾长沙；王羲之，人称王右军；汤显祖，人称汤临川；顾炎武，号顾亭林。

（3）以封爵、谥号为号 诸葛亮封武乡侯，人称武侯；司马光，封温国公；岳飞，谥号武穆。

号可自取和赠送，具有自由性和可变性。许多文人有很多别号，多者可达几十个。近代以后，尤其新中国成立以来，文人用号之风大减，不少人发表作品不用笔名，仅用真名。少数文人存有别号，多为20世纪三四十年代前就出名的文人。如鲁迅，曾自号书斋、绿林书室、且介亭；王力，自号龙虫并雕斋。

## 二、称谓

古人有按姓、氏、名、字、号等规则的一般称谓，也有根据性别、年龄、地位不同产生的特殊称谓。

### （一）谦称

谦称用于自称，表示谦逊的态度。

"愚""鄙""敝""卑"都是常见的谦称，"窃"也用于谦指自己冒失、唐突；官员对皇上说话谦称"臣"，下级对上级谦称"仆"。

古代帝王常用的自谦辞有"孤""寡"，孤指小国之君，寡指少德之人；古代官吏在上司或同级面前的自谦为下官、末官、小吏等；读书人常用的自谦辞有小生、晚生、晚学等，表示自己是新学后辈；自谦为不才、不佞、不肖，表示自己没有才能或才能平庸。

在外人面前称自己一方的亲属朋友时，也常常用谦辞。例如，"家"是对他人称自己的辈分高或年纪大的亲属时用的谦辞，如家父、家母、家兄等。"舍"用以谦称自己的家或自己的卑幼亲属，前者如寒舍、敝舍，后者如舍弟、舍妹、舍侄等。

古人坐席时尊长者在上，所以晚辈或地位低的人谦称"在下"；有一定身份的人的自谦为"小可"，意思是自己很平常、不足挂齿；子弟晚辈在父兄尊长面前自称"小子"；老人自谦时用"老朽""老夫""老汉""老拙"等；女子自称"妾"，若是有品级的后妃，在君王面前自称"臣妾"；老和尚自称"老衲"；老道士自谦为"贫道"；对别国称自己的国君为"寡君"。

### （二）敬称

敬称表示尊敬客气的态度，也叫"尊称"。

古代君权统治之下以皇室最为尊贵，对帝王的敬称有万岁、圣上、圣驾、天子、陛下等；对太子、亲王、公主敬称殿下，有一定品级的后妃称娘娘，没有达到规定品级不能这样称呼。

除了皇室中人，对其他有一定社会地位的人也有相对固定的敬称，例如对将军的敬称是麾下；对使节称节下；对三公、郡守等称阁下。

对尊长和朋辈之间的敬称有君、子、公、足下、夫子、先生、大人等。君对臣的敬称是卿或爱卿。对品格高尚、智慧超群的人也用"圣"表敬称，如称孔子为圣人，称孟子为亚圣。

平民之间也有敬称，对于对方或对方亲属的敬称有令、尊、贤、仁等。

称谓前加"太"或"大"表示再长一辈，如称帝王的母亲为太后，称祖父为大（太）父，称祖母为大（太）母。唐代以后，对已死的皇帝多称庙号，如唐太宗、唐玄宗、宋太祖、宋仁宗、元世祖、明太祖等；明清两代也用年号代称皇帝，如称朱元璋为洪武皇帝，称朱由检为崇祯皇帝，称玄烨为康熙皇帝，称弘历为乾隆皇帝。

（三）不同年龄的特定称谓。

古人对不同年龄、性别的人有不同的称谓。

**1. 垂髫** 指三四岁至八九岁的儿童。髫，指古代儿童头上下垂的短发。

**2. 总角** 指八九岁至十三四岁的少年。因古代儿童将头发分作左右两半，在头顶各扎成一个结，形如两个羊角而得名。

**3. 豆蔻** 指十三四岁至十五六岁。豆蔻本是一种初夏开花的植物，因初夏还不是盛夏，用来比喻人还未成年。

**4. 束发** 指男子 15 岁，因为到了 15 岁，男子要把原先的总角解散，扎成一束。

**5. 弱冠** 指男子 20 岁，这是因为古代男子 20 岁算作成人，要行冠礼，但这时还没达到壮年，故称"弱冠"。

**6. 而立** 指男子 30 岁，立是立身、立志之意。

**7. 不惑** 指男子 40 岁（不惑，"不迷惑、不糊涂"之意）。

**8. 知命** 指男子 50 岁（知命，"知天命"之意）。

**9. 花甲** 指 60 岁。

**10. 古稀** 指 70 岁。

**11. 耄耋**（màodié） 指八九十岁。

**12. 期颐** 指 100 岁。

**13. 其他** 年纪大的男子称翁，年老的妇人称妪。

## 三、避讳

中国的避讳古已有之，周代就已出现了避讳。秦汉以降，避讳制度日臻完备。五花八门的讳禁犹如网罗，兜揽了臣民的全部言论行为，稍有触犯，轻则遭谴，重则患祸，乃至灭家灭族。《公羊传·闵公元年》说："春秋为尊者讳，为亲者讳，为贤者讳。"这是古代避讳的一条总原则。在这一总原则指导下，避讳也有不同类别。

### （一）国讳

国讳指举国臣民，甚至包括皇帝本人都必须遵循的避讳。本指皇帝本人及其父祖名字，故又称君讳、公讳。后来扩大，讳及皇后及其父祖的名字、皇帝的字、前代年号、帝后谥号、皇帝陵名、皇帝生肖等。

秦始皇正月出生，取名"赵政（赵正）"，为避皇讳，改"正"为"端"；秦始皇的父亲名子楚，于是把楚地改为"荆"；吕后名雉，当时文书上凡遇雉字，均用"野鸡"二字代替；汉文帝名叫刘恒，于是把姮娥改为"嫦娥"，把恒山改为"常山"，齐国权臣陈恒改为"田常"；汉武帝叫刘彻，汉初有个知名辩士叫蒯彻，史书上就改称蒯彻为"蒯通"；汉宣帝名刘询，故荀子在汉代成为"孙卿"；汉光帝名叫刘秀，曾一度把秀才的名称改为"茂才"；汉明帝叫刘庄，故将《庄子》一书改为《严子》；古代四大美人之一的王昭君之所以被后世文人称为明妃是避晋文帝司马昭之讳；佛教中的观世音菩萨被称为"观音"是避唐太宗李世民之讳。

清世祖顺治帝名福临，为了缓和民族矛盾，曾下诏布恩，特许臣民可不避讳福字，诏曰："不可为朕一人，致使天下之人无福。"但顺治以后，清朝实行文字狱，其中多有涉及避讳的奇谈怪论。如著名的"明史案"是因未遵避讳而起。雍正年间主考官查嗣庭摘用《诗经》中的"维民所止"作为试题，经人告发说题中"维止"二字是暗示将"雍正"砍头示众，于是被抓入狱，病死狱中，惨遭戮尸枭首，儿子处斩，兄侄流放。

### （二）家讳

家讳是家族内部遵守的避父祖名的做法。凡父祖名某某都必须在言行、做文章时避开以此为名的事物。它其实是国讳的一种延伸，又称私讳。如淮南王刘安父名长，他主持编写的《淮南子·齐俗训》中引《老子》"长短相形，高下相倾"时，改为"高下相倾，短修相形"。

家讳并不全是避父亲的讳，也避母亲的讳。唐代大诗人杜甫一生共写了近三千首诗，各种题材十分广泛，但据说因其母亲名叫海棠，所以他从未写过海棠诗。《红楼梦》里林黛玉的母亲名贾敏，故黛玉写"敏"字时便添减两笔，读"敏"时读作"密"，也是出于避讳。

子辈需避长辈的讳，奴仆要避所有主子的讳。

凡避讳者，都须找一个意义相同的字代替。宋代大文学家苏东坡因为讳"申序"，向来不为他人作序，如果必须作，则改为"叙"，后又改为"引"。

家讳受法律保护。《唐律》规定：凡是官职名称或府号犯了父祖的讳，不得"冒荣居之。"例如父祖中有叫安的，不得在长安县任职；父祖名中有"常"的，不得任太常寺中的官职。如果本人不提出更改而接受了官职，一经查出后便削去官职，并判一年的刑罚。比起国讳，家讳寄寓着对长辈们的亲敬、崇仰与怀念之情，带有更多的自发性。

### （三）内讳

内讳应是家讳的一种，但因避的是母祖名讳，古代女性出嫁后便随夫家族谱，故不称家讳而称内讳。如《宋书·谢弘微传》："从叔山多，司空琰第二子也。无后，以弘微为嗣。弘微本名密，犯所继内讳，故以字行于世。"内讳也就是"妇讳"。《礼记·曲礼上》云："妇讳不出门。"

### （四）圣讳

圣讳不像国讳、家讳那样严格、那样广泛，既有朝廷规定的圣人讳，又有人们自发的为圣贤避讳。圣讳各朝略有不同，一般有孔子、孟子、老子、黄帝、周公等。汉以后皇帝之名有时也称圣讳。

朝廷规定的圣人讳最早出现在宋代，不但包括黄帝、孔子、孟子，还有周公和老子等。民间也有自发对圣贤避讳的现象。宋人郑诚非常敬仰诗圣孟浩然，一次他经过鄘州浩然亭时，将浩然亭改为孟亭。

### （五）宪讳

宪讳指对上司官员的名讳。因下属官员对上司长官称"大宪""宪台"，而对他们的名字要避讳，所以称宪讳。如晋羊祜死后，荆州人为避祜之嫌名，"户"改为"门"。

在封建等级制度特别严重的时期，宪讳又发展为不止下属为上司避讳，而且官员所辖区域的百姓也需为之避讳。

宋田登作州官，自讳其名，州境之内皆呼灯为火；上元放灯，吏人书榜揭于市曰："本州岛依例放火三日。"时人讥云："只许州官放火，不许百姓点灯。"

南宋的钱良臣也有讳其名，他的小儿子颇聪慧，凡经史中有"良臣"二字的读时均改为"爸爸"。

## 第七节　常用工具书

学会使用工具书并善于利用工具书，有助于读书和治学，可以收到事半功倍的效果。工具书可以解疑答难，提供资料线索，指引读书门径，提供学术信息和各科知识。

### 一、常用工具书分类

古今中外工具书类型很多，划分方法也不尽相同，一般认为工具书包括以下 12 类。

### （一）字典

如东汉许慎的《说文解字》、北宋陈彭年等的《广韵》（现存最早的完整韵书）、清代的《康熙字典》《新华字典》《中华大字典》《汉语大字典》《甲骨文字典》。

### （二）词典

现代词典根据性质可分为语文词典、知识性词典和综合性词典。

**1.** 语文词典　汇集通用词语并加以解释，如《汉语大词典》。语文词典因收词和解释侧重点不同，可分为词源词典、成语词典、外来语词典、方言词典、同义词词典、缩略语词典等专门性词典。

**2.** 知识性词典　包括百科辞典、专科词典和专名词典。

专科词典如《哲学词典》《教育大词典》等。专名词典也是专科词典，主要收集人名、地名、书名等，介绍有关概况，提供事实和资料，如《中国人名大词典》《中国地名大词典》等。

**3.** 综合性词典　兼具语文词典和知识性词典的特点，如《辞海》《辞源》。

### （三）百科全书

百科全书有综合性和专科性之分。

《中国大百科全书》是我国从 1980 年起出版的第一部大型综合性百科全书；《中国农业百科全书》是一部专业性百科全书。

根据部头大小，百科全书可分为大百科全书、小百科全书和单卷本百科全书等。

### （四）类书

类书是中国古代特有的百科全书性质的工具书，辑录古籍中记事、诗文、词语等资料，以供寻检和征引。因为主要采用以类系事的分类编排方法，故称之为类书。

现存综合性类书中最著名的是唐代《艺文类聚》、宋代《太平御览》、明代《永乐大典》和清代《古今图书集成》。

此外，还有汇集某一门类知识或专考某一类事物的专门性类书，如宋代《全芳备祖》、明代《三才图会》、清代《格致镜原》等。

### （五）政书

中国古代记载典章制度沿革的专史著作，分门别类汇集历代或某一朝代政治、经济、军事、文化制度史料，具有资料汇编性质，也可作为工具书使用。政书分为通记历代和专记一代两类。

通代政书以"十通"为代表，唐·杜佑的《通典》、宋·郑樵的《通志》、元·马端临的《文献通考》，清朝乾隆年间编的"续三通""清三通"，清末民初刘锦藻编的《清朝续文献通考》。

断代政书是记载一代典章制度发展变化的"会要"和记载一代行政机构职责及章程法令的"会典"，如《西汉会要》《明会典》等。

### （六）书目

书目又称目录。目指篇目，即文献名称；录指叙录，即文献的提要，是简要记述文献的作者、文献内容及评价等的文字。一般根据收录文献的类型分为图书目录、期刊目录和报纸目录等。根据收录文献的内容范围可分为综合性目录、专科（专题）书目、地方文献书目、个人著述书目等。根据反映文献的收藏情况可分为馆藏目录、联合目录。

### （七）索引

索引又称通检、引得，是将图书、报刊中的篇目、词句、主题、人名、地名、书名、事件及其他事物名称分别摘录出来，注明出处，按照一定方法加以编排，供人查考的检索工具。

索引的种类很多，国内外有不同的划分方法，较为常见的有篇目索引、主题索引、字句索引、专名索引（人名索引、地名索引、书名索引）等。如《全国报刊索引》《史记索引》《水经注引得》《十三经索引》等。

## （八）年鉴

年鉴是系统汇集出版之前一年间各方面或某一方面的资料、统计数据等，供人查阅参考。年鉴一般以年为限，逐年出版；以记事为主，提供最新知识信息。年鉴有综合性和专业性之分。综合性年鉴如《中国百科年鉴》，专业性年鉴如《中国历史学年鉴》《中国农业年鉴》。年鉴是检索最新资料的工具书，资料密集，能迅速反映行业或学科的最新进展。

## （九）手册

编集综合性的或某种专业性的基本资料，以供随时翻检的工具书。英文为 hand-book，即放在手头可随时参考的工具书。手册搜集的是必要的专业知识，相关的资料、数据、公式、图表以及需经常参考的文献、规章、条例等。手册有综合性的，但多数为专业性的。如《当代中国社会科学手册》等。

## （十）表谱

表谱是以编年或表格的形式记载事物发展的工具书，主要包括年表、历表，用于查考历史事件、人物资料以及换算年代和不同历法的日期。如《中外历史年表》《中国近现代大事记》《中国历史纪年表》《中西回史日历》《两千年阴阳历对照表》《中国史历日和中西历日对照表》等。此外还有查考历代官制的职官表，如《历代职官表》；查考不同历史时期地名及疆域变化的地理沿革表，如《历代地理沿革表》等。

## （十一）图录

图录是主要通过图像提供知识或实际资料的工具书，也称"图谱"。

现代图录大体可以分为文物图录、历史图录、人物图录和艺术图录。文物图录如《新中国出土文物》《中国农业考古图录》《中国历代货币》，历史图录如《中国近代史参考图录》，人物图录如《中国历代名人图鉴》，艺术图录如《中国绘画史图录》。

## （十二）地图

地图大体分为普通地图、专业地图和历史地图三类。普通地图综合反映地面事物和现象的一般特征，有助于地理知识的学习和查阅。专业地图反映相关专业内容，如《中国语言地图集》。历史地图反映人类各个历史时期的发展情况，内容包括历代疆域、政区、政治形势、军事行动、经济和文化发展、民族迁徙及地理环境变迁等，如《中国历史地图集》。

## 二、几种常用工具书

中华文化博大精深，留下的文史资料卷帙浩繁，常用的文史类工具书有《新华字典》《古汉语常用字字典》《康熙字典》《中华大字典》《汉语大字典》等。

1. 《新华字典》　1979 年修订本，商务印书馆 1980 年版。这是我国流行最广的常用字字典。此书所收单字，包括异体字、繁体字在内，11100 个字左右，以现代常用字为主，也兼收部分古汉语常用字。书后有《我国历史朝代公元对照简表》等 8 个附录。

2. 《古汉语常用字字典》　商务印书馆 1979 年版。收字 3700 多个（不包括异体字），双音词 2000 多个。书后《难字表》收字 2600 多个，只注音释义，不引例证。书后有《古汉语语法简介》《我国历代纪元表》附录两种。

3. 《康熙字典》　清代张玉书等编，中华书局 1963 年影印版。全书收字 47035 个，另收重复的古文 1995 个，字头按 214 个部首排列，部首按笔画多少。部首之下的单字按笔画顺次排列。每字之下先注音，然后解说字的本义，再列别音、别义和古音。一般引用古书为证，并加考辨，附于注末，说明"按"字，以示区别。遇有古体字，即列于本字之下；重文、别体、俗体、讹字则附于注后。《康熙字典》是我国古代收字最多的一部字典，可谓集字书之大成。查找冷僻字，此书实用价值较大。由于此书成于众手，校勘不精，使用征引时需参照书后王引之的《字典考证》。

4. 《中华大字典》　欧阳溥存等编，中华书局 1979 年影印版。此书是继《康熙字典》之后规模最大的一部字典。收字 48200 多个，编排方法和体例与《康熙字典》大同小异，做了一些有益的改进。每字之下，除本字之外，兼列籀、古、省，或、俗、讹各体，近代方言、翻译新字也都收录。释字详尽完备，字义分条列举，一条一义，多则几十条，先本义，次引申、假借等，条理清晰；征引书证较少，多为编者直释，通俗易懂。就查找冷僻字来说，使用《中华大字典》要比《康熙字典》简便，有时两书可以互相参用。

5. 《汉语大字典》　徐中舒主编，四川、湖北两省辞书出版社 1986 年起编辑出版。全书 8 册，第 8 册为附录，共收楷书字头 27104 多个，是古今楷书汉字单字的大汇编，凡古今文献、图书、资料中出现的汉字，此字典中都可查到。字形方面，收列甲骨文、金文、小篆和隶书形体，并简要说明其结构和演变。字音方面，采取二段标注法，注出现代读音、中古的反切、上古的韵部。字义方面，根据古今著作中的书证，确立义项，并一一分列。有些名物字，用文字难以描绘则附插图。对多义字的解释，按照本义、派生义、通假义顺序排列，理清其源流，反映其发展。对汉字的各种不同笔形做了规范化、标准化处理，是当今世界上收集汉字最多、注音释义最全、集古今汉语文字研究精粹的大型字典。

6. 《李氏中文字典》　李卓敏撰，香港中文大学出版社 1980 年版。共收字 1.28 多万字，按 1172 个部首排列，书前有部首表、部首检字表、总检字表，书后有国语罗马拼音索引、粤语国际注音索引。

7. 《甲骨文编》　中国科学院考古研究所编，中华书局 1965 年影印版。这是我国一部比较完备的甲骨文字典。全书分正编和附录。正编收 1723 字，依《说文解字》部首次序编排，上列《说文》篆书。附录收 2949 字，大多是不能辨识或考释尚无定论的字。所收各字都编有顺序号，末附楷体笔画索引。

8. 《甲骨文合集》 郭沫若主编，中国社会科学院历史研究所编辑，中华书局 1979 年开始出版。选收在文字学、历史学上具有一定意义的甲骨约 5 万片，图版部分 分 10 册出版，现已出齐，甲骨按时代分期分类编排。

9. 《金文编》 容庚编，中国科学院考古研究所校订，科学出版社 1959 年增订版。 共收金文 1.8 万多字，可认字 1984 个，重文 13950 个，尚未辨识而列入附录的疑义字 1199 个，重文 985 个。收字上列篆文、下注楷体，还注明金文出处。《金文续编》，商 务印书馆 1935 年版。共收 951 字，重文 6084 字，附录 34 字，重文 14 字，正续编书后 都附有采用彝器目录，铭文及楷体笔画检字。

10. 《金文续编》 戴家祥主编，上海书店 2000 年重印。收秦汉金文，可识字 951 个，金文 6084 个，附录不可识字 33 个，金文 14 个。此外还可参阅《金文编订补》陈 汉平主编。中国社会科学出版社 1993 年版。《金文编校补》董莲池主编，东北师大出版 社 1995 年版，使用《金文编》时参阅。另外，还可参考台湾"中央研究院"历史语言 研究所文物图像研究室资料库检索系统《简帛金石资料库》（网址：http：// saturn. ihp. sinica. edu. tw/ ~ wenwu/search. htm）。该资料库分"金文"和"书目"两个 分库，还有香港中文大学中国文化研究所古文献资料库中心研制的《竹简帛书电脑资料 库光盘》。

11. 《广韵》 宋陈彭年等编，共 5 卷，是《大宋重修广韵》的简称，它是我国现 存最早最完整的一部古代韵书。共收 26194 字，分为 206 韵。《十韵汇编》附有《广韵 索引》，可以据此转查，还可利用丁声树编《古今字音对照手册》查《广韵》，了解中 古音韵。周祖谟著《广韵校本》，中华书局 1960 年版，是目前最完善的版本。查考古音 韵的还有宋代丁度的《集韵》，清代张玉书的《佩文诗韵》等。

12. 《汉字古今音表》（修订本） 李珍华、周长楫编撰，中华书局 1999 年版。该 书将 9000 个左右汉字的上古音、中古音、近代音、现代音（包括普通话和方言）列成 表格，用国际音标标出读音或拟音。表后附《诸家上古音声纽韵部比较表》。

13. 《说文解字》 东汉许慎撰，中华书局 1963 年影印版。这是我国第一部系统研 究汉字的专著，也是我国第一部字典。收字 9353 个，重复的异体字 1163 个，按 540 个 部首排列。它以"六书"为理论，说解文字的意义，分析字形结构，可以探究文字的 本源。读《说文解字》可参考段玉裁的《说文解字注》、桂馥的《说文解字义证》、王 筠的《说文释例》、朱骏声的《说文通训定声》等。

14. 《现代汉语词典》 中国社会科学院语言研究所编辑室编，商务印书馆 1979 年 版。以记录普通话语汇为主的中型语文词典，所收字、词、词组、熟语、成语等共 5.6 万多条，也收了一些常见的词语、旧词语、文言词语，以及一些普通的专门术语等。近 现代语文方面的疑难问题，可查《现代汉语词典》。

15. 《汉语大词典》 罗竹风主编，上海辞书出版社 1986 年起编辑出版，全书 12 卷。共收词语 37.5 万多条，约 5 万字，插图 2253 幅，是古今字词兼收、源流并重的大 型语文词典。收词范围包括古今语词、熟语、成语、典故及古今著作中进入一般语词范 围和比较常见的百科词等。其他词典中无法查到的语词条目，此词典多能查到。有附录和索引一卷。

16.《辞源》（修订本）　商务印书馆 1983 年 12 月出版，分上、下册。这是一部专供阅读、研究古籍、查考古代语文词语的大型词典。专收 1840 年以前古代语文词语，以及文史方面的百科全书性条目，收词目 10 万余条。此书释义简明确切，注意词语的本源及发展演变，选用出现较早的书证。对所有书证都做了复核，标明作者、篇目和卷次，便于核对，并可用来查考诗文词句的来源出处。有些词目之后还略举参阅书目，可供专门研究者参考。

17.《中文大辞典》　中文大辞典编纂委员会编，台湾中国文化学院出版部 1968 年版。共 40 册，前 38 册为正文，后 2 册是索引。1976 年出版修订普及本，分装 10 册。这是一部以语文词语为主的综合性特大型辞典，为台湾规模最大的中文大辞典。全书共收单字 49880 个，词语 376231 条，依《康熙字典》部首编排，字下详列甲骨、金文、篆、隶、草、楷各体，有的还列异体、古字、俗字、略字、后起字等。释字广引书证，少则三五条，多则一二十条，并注明出处。后附部首检字表和笔画检字表。此书主要来源于日本的《大汉和辞典》，参考使用时需注意复核。

18.《大汉和辞典》　日本诸桥辙次编，大修馆书店 1974 年修订版。这是近世规模最大的一部以语文词语为主的综合性辞典。全书 13 册，最后一册为索引，收录中国单字语汇，而以日文释义，收单字 49964 个，词语 52.6 万条，收录的文字，除正字外，还包括略字、俗字和日式汉字。

19.《辞通》　朱起凤编，开明书店 1934 年版。这是一部专门汇释古籍中双声词语的词典。全书共 300 多万字，将音义相同、形体各异的词语列在一起，成一词条，常见通用写法排在前面，其他各种不同写法排在后面，分别征引书例说明。详注书名、篇名和卷次，有的还加按语，指出哪些是音同或音近通假，哪些是义同通用，哪些是形近而讹。

20.《联绵字典》　符定一编，商务印书馆 1943 年版。这是与《辞通》相近的一部以集释联绵词为主的词典。此书除大量收录联绵词外，还收录了些一般的双音词。广引六朝以前古籍中大量资料，详注书名、篇名，引文也较完整。它可作为查考古籍诗文句的出处之用。从联绵词查找诗文句的来源，方法更为简便。书证之后附加按语，将字词的转语、异文及本字、借字、正字、俗字、今字、古字等联系起来，分别辨析。《联绵字典》和《辞通》有异曲同工之妙。

21.《汉语成语词典》　西北师范学院（原甘肃师范大学）中文系《汉语成语词典》编写组编，上海教育出版社 1978 年初版。1982 年出版修订本，1983 年又出版《汉语成语词典·续编》。该书正编中包括少量常用熟语，两书共计 8600 多条。许多词目尽可能引注原始出处，并大都注明书名、篇名和卷次，以便核查。溯源时注意历史演变，对成语中容易读错、写错和解错的字词还作了"辨误"，是目前成语词典中较全、较好的一部。

22.《古书典故辞典》　杭州大学中文系《古书典故辞典》编写组编，江西人民出版社 1984 年版。这是专门汇释古籍中经常引用古代故事片或有来历出处词语的工具书。

所收典故，上自周秦，下至明清，共计5400多条。

23.《成语典》 缪天华编，1971年初版，台北复兴书局出版。这是一部目前检查成语最佳、最实用的辞典。全书共收成语1200条，天文、地舆、岁时、风景、政治、军事、修身等48类，如无类可归，则处杂类。对每一成语用浅近文言解释，典故由来详加考证，举例注明引书的篇卷，以便检阅原著。

24.《方言》 西汉扬雄编撰，原名《輶轩使用绝代语释别国方言》，是我国第一部方言词典。全书15卷，今本只有13卷，共收词目675条，词2300多个，仿照《尔雅》，分类编排，但未标明类目名称。每条词语下均有解说，再分别说明这一词义在各地方言中的不同说法。此书保存了不少汉代口头语汇，为研究古汉语的学者提供了丰富的语言资料。晋代郭璞为《方言》作注，又提供了一些晋代方言的材料。1956年科学出版社出版的《方言校笺及通检》是较方便使用的最好版本。

25.《语海》 《语海》编辑委员会编，上海文艺出版社2000年版。全书收谚语、俗语、歇后语、惯用语、俗成语、暗语六类。书中入选了众多从民间采风得来的民间语。全书两册，收录谚语2.5万条，俗语两万条，歇后语三万条，惯用语一万条，俗成语一万条，暗语5000条，总计10万条目，700余万字。

26.《通俗编》 清·翟灏撰，商务印书馆1959年版。全书收俗语方言5000多条。按类编排，分为天文、地理、时序、伦常等38类。每类逐引书证，探索语源，明其演变，并加按语，解释用法。其对研究汉语语源有一定参考价值。清人梁同书作《直语补证》，收俗语方言400多条，可作为《通俗编》的补篇，商务印书馆将其合印为一册，并编有词头单字四角号码索引。

27.《恒言录·恒言广证》 清·钱大昕、陈鳣撰，商务印书馆1958年版，是与《通俗编》内容、体例相近的一部方言俗语词典。全书收词800多条，分为19类。此书征引丰富，论证精详，较《通俗编》为优。

28.《诗词曲语辞汇释》 张相著，中华书局1953年版。全书收录唐、宋、金、元间流行于诗、词、曲中的方言俗语词目537条，附目600多条，分词目800多条。每条先释义，后举例，大量罗列比较书证，然后研究和辨析词语的意义。书后附有语辞笔画索引。

29.《诗词曲语辞例释》 王锳著，中华书局1980年版。此书可视为《诗词典语辞汇释》的增订或补遗，有词目184条，附目123条，分词目234条。

30.《唐诗字词大辞典》 孙寿玮编，华龄出版社1993年版。所释选自唐诗中237位诗人的1706首诗，兼有从字词检索诗题、作者的索引功能。

31.《戏曲词语汇释》 陆澹安编著，上海古籍出版社1981年出版。全书收录见于院本杂剧兼及诸宫调中的词语，共立词目4691条。

32.《元曲释词》 顾学颉、王学奇著，中国社会科学出版社1983～1990年出版（全四册）。所收词语以元代杂剧为主，元散曲、小令为辅，以南戏、诸宫调、明清戏剧、话本、小说作为佐证，旁参经史子集、笔记杂著有关资料；收词目约3000条，连附目共约5000条。

**33.《诗词曲小说语辞大典》**　王贵元、叶桂刚主编，群言出版社 1993 年版。该书收录、解释见于唐、五代、宋、元、明、清各时代诗、词、曲、白话小说中的特殊词语 2 万余个。

**34.《敦煌变文字义通释》**　蒋礼鸿著，中华书局 1962 年版。这是专门考释敦煌变文中俗语难词的工具书。收词 400 多条，分类编排，加以考证和解释，有时举例旁及唐宋诗词笔记小说。

**35.《小说词语汇释》**　陆澹安编著，上海古籍出版社 1979 年版。这是一部专门集释古典小说中方言俗语的词典，汇释清末以前 64 种通俗小说中的词语 8000 多条。另辑录不加注释的成语 2000 多条，编为《小说成语汇纂》，附于书后。

**36.《辞海》**（1979 年版）　辞海编辑委员会编，上海辞书出版社出版。这是我国目前最完善的一部大型百科词典。全书收单字 14872 个，词目 106578 条，总计 1342 万字，包括大小学科 120 多个，各种插图 3000 多幅，基本上概括了古今中外各个门类的知识，成为科学的总汇。后经整编删补，又出版了新《辞海》。所收词目，相当部分是中国古书的词类。1981 年旧《辞海》重新出版。

**37.《尔雅》**　我国第一部词典，也是我国一部雏形的百科词典。全书 19 篇，所收词语词条 2091 条，收词 4300 多个，按词义分类编排。前三篇《释诂》《释言》《释训》主要解释古语、方言和常用词，后十六篇《释亲》《释宫》《释器》等是关于名物术语的解释。晋代郭璞的《尔雅注》和宋代邢昺的《尔雅疏》合而为一，称《尔雅注疏》，清代邵晋涵的《尔雅正义》、郝懿行的《尔雅义疏》等可作为参考。

**38.《十三经索引》**　叶绍钧编，开明书店 1934 年出版，中华书局 1957 年重印，中华书局 1983 年出版重订本。此索引汇集《周易》《尚书》《毛诗》《周礼》《仪礼》《礼记》《春秋左传》《春秋公羊传》《春秋谷梁传》《论语》《孟子》《孝经》《尔雅》等十三部书的文句，按首字笔画编排，每句之下注明各书及其篇目简称，以及印在正文中的段数。这是一部专供查考十三经文句出处的工具书。此外，择其要者，列表于后，以备查考。

**39.《佩文韵府》**　清·张玉书等撰。全书按韵编排，商务印书馆精装缩制影印本附有词头字的四角号码索引，可按句中关键词或词组的四角号码去查，比较方便。

**40.《骈字类编》**　清代专为御用文人作诗赋查检词汇用的大型工具书。此书只收双音词，不收单音词和多音词，每词按词的首字类别排列，可按句中关键词的首字类别查。

**41.《太平御览》**　李昉等奉宋太宗之命编撰，全书 1000 卷，约 500 万字，分 55 部，部下细分子目，共 4558 类。按类引用古代至唐五代的经史图书 2579 种，所引古籍十之七八今已失传。此书不仅是一部大型的综合性的类书，而且是一座保存古代佚书的重要宝库。可利用 1934 年商务印书馆出版的钱亚新编的《太平御览索引》、1935 年燕京大学引得编纂处印行的洪业编《太平御览引得》两本辅助检索工具书。

**42.《册府元龟》**　王钦若、杨亿等奉宋真宗之命编撰，原名《历代史君臣事迹》，后经真宗亲自稽核，为之制序，赐名《册府元龟》。全书 1000 卷，900 多万字，辑录自上古到五代的材料，分 31 部，每部前有总序，详述本部史事沿革，部以下细分若干门，每门之前又有小序，议论本门内容，像是一篇总论。各门材料，按照年代先后顺次排列。此书保存了相当丰富的历史资料，几乎概括全部十七史，其中所收唐五代史事尤为详备。此书有中华书局 1960 年影印本，共 12 大册，书前有总目，每册有分部目录，书后有按笔画排的类目索引，也可按笔画查检全书的材料。

43.《玉海》 南宋王应麟撰。全书 200 卷，分 21 类，250 余条子目，书后附《词学指南》4 卷。书中以事物名称或书名作为标题，辑录宋朝当代的掌故，大都依据《国史》和《实录》，这些都是研究宋史的珍贵资料。

44.《永乐大典》 明成祖命解缙于永乐元年（1403 年）开始编纂的特大型类书。此书辑录经、史、子、集，以及天文、地志、阴阳、医卜、释道、技艺等古籍达七八千种，保存了不少宋元以前的佚文秘籍。全书 22877 卷，凡例和目录 60 卷，分装 11095 册，约 3.7 亿字。把辑录的材料按照《洪武正韵》的韵部编排。此书卷帙浩繁，当时未能刊行。明嘉靖至隆庆年间，重新抄录了正副两本。后因天灾人祸原本和正本均已全毁，现在流传下来的副本，仅 200 余册，1960 年中华书局将存书影印出版，共 730 卷，只有原书的 3%，零金碎玉，仍是一份比较珍贵的历史资料。

45.《古今图书集成》 由康熙时陈梦雷和雍正时蒋廷锡等先后主持编纂，是我国现存最大的一部类书。全书 1 万卷，目录 40 卷，分装成 5020 册，合计 1.6 亿字。共分 6 大汇编，32 典，典下再分 6109 部。每部之下先汇考，次总论，有图表、列传、艺文、选句、纪事、杂录、外编等项。分类细微，条理清晰，能较快获得多方面的材料。此书除印刷本外，还有广西师范大学出版社、广西金海湾音像出版社合作制作及北京超星电子技术公司独家开发两种光盘电子版。其将原书 80 多万页的原貌储存在 27 张光盘中，建立了 36 个索引数据库，收录了近 37 万条记录，共约 1200 万字。

46.《四库全书总目》 又称《四库全书总目提要》，一部非常重要的学术著作，收录范围广泛，包括乾隆以前我国古代的重要著作，是较完备的古代典籍总汇。《总目》共 200 卷，经、史、子、集四部之下细分 44 类，类下再分 67 个子目，部有大序，类有小序，每书各附提要，得其要旨，条理井然。1958 年科学出版社出版的余嘉锡撰的《四库提要辨证》，1960 年中华书局出版的胡玉缙撰、王欣夫辑的《四库全书总目提要补正》，1955 年商务印书馆出版的清代阮元撰、傅以礼重编《四库未收书目提要》均可作为参考。《总目》内容浩繁，卷帙太大，纪昀等删节提要，除去存目，编成《四库全书简明目录》，共 20 卷，1957 年古典文学出版社出版新本，书后附有四角号码书名和著者索引。

47.《古籍目录》（1949 年 10 月—1976 年 12 月） 国家出版局版本图书馆编，中华书局 1980 年出版，这是查考新中国成立以来新版古籍的综合性书目。

48.《中国古典文学名著题解》 中国青年出版社编辑部编，中国青年出版社 1980 年版。此书收录、评介了先秦至近代的 250 多部文学作品和著作，包括诗、词、赋、文、戏曲、小说、神话等各种体裁的文学原著，介绍作者生平、成就、著作内容、情节，并分析作品的思想内容、艺术特色及版本等，内容详实，分析精辟，很有参考价值。

# 第三章 中国文学概论

中国文学源远流长，在数千年的发展进程中取得了无比辉煌灿烂的成就。"文学"一词最早在先秦出现，原指古代的典籍。它的含义与今天我们对"文学"的理解不同。文学是艺术的一个门类。它以语言为手段塑造形象，是反映社会生活、表现作家思想情感的一种审美的艺术形式。

根据中国社会发展史，中国文学史分为古典文学史（先秦—1840 年），近、现代文学史（1840—1949 年）和当代文学史（1949 年至今）三个历史阶段。根据对中国文学的理解和文学发展历程，兼顾古人习惯可分为四个时期：文学的萌芽与初步发展、文学的自觉、文学的繁荣和现代新文学。

## 第一节 文学的萌芽与初步发展

文学的萌芽与初步发展时期，包括先秦文学和两汉文学。

### 一、先秦文学

先秦文学是指秦王朝统一之前这一历史时期的文学发展。总体特点是文学开始萌芽，并得到初步发展。这时没有专门从事文学创作的人。从本质上说，没有严格意义上的文学作品。

**1. 诗歌** 先秦文学的巨大成就之一是诗歌。

（1）《诗经》 《诗经》是我国第一部诗歌总集，共收入自西周初期（前 11 世纪）到春秋中叶（前 6 世纪）500 余年间的诗歌 305 篇。最初称《诗》，汉代儒者奉之为《诗经》。按照音乐分为"风""雅""颂"三部分。《国风》大多是民歌，在《诗经》中艺术成就最高，大致可视为社会性的群众性作品。其内容丰富，感情真实。运用赋、比、兴三种表现手法，开创了诗歌创作的艺术形式。所谓"赋"，用朱熹的解释，是"敷陈其事而直言之"。"比"是"以彼物比此物"，即比喻之意。"赋"和"比"都是诗歌最基本的表现手法，"兴"是"先言他物以引起所咏之辞"，即借助其他事物为所咏之内容作铺垫。"兴"是《诗经》乃至中国诗歌中比较独特的手法。《诗经》是中国文学一个光辉的起点。它开创了我国古代现实主义诗歌艺术的传统，对我国文学的发展有着极其重要的影响。

（2）楚辞 楚辞是战国时代出现在楚国的新诗体，明显的特征是具有楚文化的独特风采，以六言、七言为主，长短参差，灵活多变，多用语气词"兮"。主要创造者是我国文学史上第一位伟大的爱国诗人屈原。《离骚》是屈原最重要的代表作。全诗 372 句，2400 余字，是中国古代最为宏伟的抒情诗篇。它打破了四言为主的句式，创造了以六言为主、参差错落的句式。与《诗经》并称"风骚"。其标志着诗歌由集体创作为主转入诗人独立创作的新纪元。屈原作品的浪漫主义特色对古代文学浪漫主义传统的形成有重大影响。

**2. 散文**　先秦散文的形成有一个长期演变的过程。早期有《尚书》《春秋》；战国初期有《左传》《国语》；战国后期有《战国策》。先秦散文以记事记言为主，主要有《左传》（编年体）、《国语》（国别体）、《战国策》（国别体）等。

（1）《左传》　《左传》是一部编年体史书，相当系统而具体地记述了战国时期各国的政治、军事、外交等重大事件。《左传》的观念接近于儒家，强调等级秩序与宗法伦理。通过对重要历史事件的记载，表现出作者进步的历史观和"民本"思想。《左传》可以说是一部杰出的散文著作，具有较高的文学成就。其长于叙事，尤其擅长描写战争；生动的人物描写、精练生动的语言是其重要特点。它直接影响了《战国策》《史记》的写作风格，形成文史结合的传统，为后世文学提供了经验和丰富的素材。

（2）《战国策》　《战国策》是一部国别体史书，由史料汇编而成。西汉刘向考订整理后，定名为《战国策》。总共 33 篇，按国别记述，上接《春秋》，下迄秦统一。以策士的游说活动为中心，其主要特色是语言明快流畅，纵恣多变，委曲尽情，富于文采。多用铺排和夸张手法，辞藻绚丽，气势酣畅。描写人物的性格和活动更加细致细微、生动活泼。所记的策士说辞中，常常引用生动的寓言故事帮助说理。

（3）**诸子散文**　诸子散文是在百家争鸣的政治文化环境产生的，著名的有儒、墨、道、法四大学派。诸子散文大致经历了三个阶段，早期有《论语》《墨子》，战国中期有《庄子》《孟子》，战国晚期有《荀子》《韩非子》。诸子散文思想各执一端，精彩纷呈。《荀子》《韩非子》是议论文最高水平的代表。

①《孟子》　儒家作品以《孟子》最有文采。《孟子》共七篇，记述孟轲的言行，由他本人和门徒共同完成。属语录体，善用比喻和多种论辩方法，特点是气势充沛，感情强烈，笔带锋芒，有纵横家、雄辩家气概，充分反映了战国时代尖锐激烈的阶级斗争。他曾说："我知言，我善养吾浩然之气。"（《公孙丑上》）。

②《庄子》　《庄子》是道家的重要代表作，文学性最强，现存三十三篇。通常认为《内篇》七篇为庄子本人所著。《庄子》散文的艺术成就很高。用形象化的手法表达抽象的哲学思想是其主要特色。文章中有许多神妙的寓言故事和出奇的比喻，构成了光怪陆离的艺术形象，表现了庄子非凡的想象力。《庄子》语言华美，辞藻丰富，行文时而自然流畅，时而奔放雄奇，艺术水平为先秦诸子散文之冠，对后世影响很大。

③《五蠹》　韩非的政治思想集中地体现在《五蠹》中。《五蠹》是一篇重要的政治论文。文中反复说明社会的变化发展、法治学说，符合实际情况。韩非认为，儒家、纵横家、游侠、近侍之臣和商工之民为"五蠹"，主张善养农民和军队，除去"五蠹"方可富国强兵。《五蠹》文章谨严绵密，很能代表韩非的散文风格。

## 二、秦汉文学

文学的价值在秦汉文学时期开始受到重视，出现了专门从事文学创作的人，文学创作兴盛。一种以文学的感染力为目标的文学样式——赋在这个时期出现。

汉赋为汉代的新兴文体，是汉初文人在模拟楚辞的基础上发展形成的。汉初称为"骚体赋"，此后逐渐形成散体大赋，成为汉代文学的标志性文体。东汉后期，大赋逐渐衰落，出现了抒情小赋。

两汉文学中最有价值的是乐府诗。乐府本是建于西汉武帝时的官方采诗机构，其所采集的民歌即为乐府诗。乐府诗长于叙事，五言、杂言为主，奠定了中国叙事诗的基础。

东汉末年出现的古诗十九首是文人五言诗成熟的标志。与乐府诗长于叙事不同，五言诗长于抒情。汉代形成了五言诗，并于东汉中后期开始在文人中流行。这种诗体在魏晋南北朝文学中占据了主导地位，唐以后又与七言诗并列，为中国古典诗歌的两大基本样式。在辞赋的推动下，汉代还出现了各种四言韵文样式，如颂、连珠、赞、箴、铭、碑铭、吊文、哀辞、诔等。汉代以政论为主的实用性散文，对后代文学发展的也有广泛影响。由于汉代文人将在辞赋中磨炼成的修辞技巧运用于散文，推进了散文的修辞化，至魏晋发展为骈文。骈文成为中国文学史上最为精致的美文形式，从魏晋到唐代风靡了数百年。

"乐府"原是汉代朝廷设立的音乐机关的名称。六朝时期，人们把汉代乐府机关制作、收集、传唱的诗歌也称之为"乐府"。"乐府"二字由机关名称演变成为一种诗体的名称。沿用到后世，凡入乐的诗歌都可称为乐府；用乐府古题，不论能否入乐，也皆称乐府。唐代诗人有所谓"新乐府"的创作，其实与音乐无关，只是取其内容继承了汉乐府的现实主义精神，也称"乐府"。宋朝人郭茂倩编的《乐府诗集》一书，收汉至唐的各类乐府诗最为完备。汉乐府诗中的文人创作多为歌功颂德之作，没有什么价值。民间诗歌不仅内容深刻，艺术上也达到很高的水平。"感于哀乐，缘事而发"，广阔、深刻地反映社会现实。叙事性是汉乐府民歌最基本的艺术特征，不少诗篇是以叙事为主的，表明诗歌的叙事技巧逐渐成熟，到汉末终于产生了杰出的长篇叙事诗——《孔雀东南飞》，创造了一个反抗封建礼教压迫的典型妇女形象。汉乐府民歌的语言朴素自然，近于口语，形式多变，句式长短不齐，从二言到七言皆有。诗篇有杂言体，也有整齐的五言体。五言体对五言诗的正式形成起了极其重要的作用。

司马迁的《史记》是中国第一部纪传体通史，记载了从轩辕到汉武3000余年的历史。全书一百三十篇，包括本纪十二篇，表十篇，书八篇，世家三十篇，列传七十篇。本纪记载历代帝王的大事；表是各时期的简明大事记；书是记载天文、历法、水利、经济等方面情况的专门史；世家记载贵族王侯的历史；列传记载社会各阶层、各方面代表人物的传记。五种体例互相配合，构建了以纪传为主的史书新体例，并为后世的正史所遵循。《史记》不仅是史学巨著，也是一部成就极高的文学著作。《史记》代表两汉散文文学的最高成就。《史记》以人为经，以事为纬，开创了纪传体新的史书体例。在史学、文学方面都有显著的成就，被鲁迅先生誉为"史家之绝唱，无韵之《离骚》"。

另一部史书《汉书》是一部断代史。

# 第二节 文学的自觉

"文学的自觉"是指文学创作主体意识到文学的独立性和价值性，自觉地对文学的本质和发展规律等进行探讨和认识，促进文学按其自身规律向前发展。文学的自觉最重要或最终的表现还是在对文学审美特性的自觉追求上。

魏晋南北朝时期（从建安年间到隋朝统一）被认为是中国文学的自觉时期。文学的自觉是一个相当漫长的过程，贯穿了整个魏晋南北朝，经过约三百年得以实现。文学自觉往往和文学理论与批评、文学创作的繁荣联系在一起。魏晋南北朝时期，曹丕（魏）的《典论·论文》、陆机（西晋）的《文赋》、刘勰（梁）的《文心雕龙》、钟嵘（梁）的《诗品》等论著，以及萧统（梁）的《文选》、徐陵（陈）的《玉台新咏》等文学总集的出现，形成了文学理论和文学批评的高峰。建安文学"建安风骨"这一时代创作风格的出现，陶渊明的田园诗和山水诗，谢灵运对玄言诗的革新，汉语四声的发现和"永明体"的产生以及南北朝民歌的创作等都反映了这一时期文学的繁荣。

## 一、文学自觉的表现

**1. 文学从广义的学术中分化出来，成为独立的一个门类** 汉人所说的文学指的是学术，特别是儒术。到了南朝，文学有了新的独立于学术的地位。宋文帝立四学，文学与儒学、玄学、史学并列。此外，还有文笔之分。《文心雕龙·总术》云："今之常言，有文有笔，以为无韵者笔也，有韵者文也。"其代表了一般的认识。

**2. 对文学的各种体裁有了比较细致的区分** 更重要的是对各种体裁的体制和风格特点有了比较明确的认识，较明晰的文体辨析始于曹丕的《典论·论文》。曹丕将文体分为四科，并指出其各自的特点，"奏议宜雅""书论宜理""铭诔尚实""诗赋欲丽"。《文赋》进一步将文体分为 10 类，并对每一类的特点进行了论述。《文心雕龙》上篇主要对文体进行讨论，将文体分为 33 类。

**3. 对文学的审美特性有了自觉追求** 文学之所以成为文学，离不开审美性的追求。魏晋南北朝时期，对文学的情采、声律、用事用典、对偶修辞等的追求，特别是四声的发现及其在诗歌中的运用，证明创作者们对语言的形式美有了自觉地追求，同时也对中国文学的发展产生了深远影响。《文心雕龙》以大量篇幅论述文学作品的艺术特征，涉及情采、声律、丽辞、比兴、夸饰、练字等许多方面，是文学自觉的标志。

## 二、魏晋南北朝文学

魏晋南北朝既是中国历史上一个长期分裂、动乱的时期，又是一个社会思想活跃、各种学说并兴的时期，是继战国"百家争鸣"以后我国历史上又一个思想解放的时代。随着社会思想的演变，文学越来越多地被用来表现作家个人的思想感情和美的追求，由此形成了中国文学史上一个重要的转折。这时期社会的上层包括许多帝王在内，普遍热心于文学创作，从而影响了整个社会。在这一背景下，文学理论呈现出空前繁荣景象，《文心雕龙》《诗品》等文学批评著作陆续出现。文学成了社会上层一种必备的素养。

这是中国"文学的自觉时代"。

由于文学受到重视，文学作品日渐繁多，开始产生了将文学与其他学术相区别、视之为一种独立学科的意识。南北朝民歌主要由南方的乐府机构收集并保存下来，现存五百多首。由于南北分裂，民俗迥异，两地民歌的艺术风格有很大差别。北方名歌大多朴直刚劲，南方民歌大多婉曲华丽。在诗体方面，南北朝民歌开创了五言、七言绝句体，经过文人创作加以提高，后来成为唐诗的主要形式之一。魏晋南北朝的文章更为丰富多样，檄、碑、诔、序、记、书信等各体文章普遍都注意辞采，追求艺术性的美。小说在魏晋南北朝初具规模，著名的有东晋干宝的《搜神记》，以及刘义庆编撰的《世说新语》。

文学集团的活跃和文学创作的兴盛互为因果，出现的"竹林七贤""二十四友""竟陵八友"等文学集团，进一步推动了文学的兴盛。最主要的是"三曹"和"建安七子"。

**1. 建安文学**　建安是汉献帝的年号，由建安到魏初的文学称为建安文学。开创者和领导者是曹操，重要诗人有"三曹"（曹操、曹丕、曹植）和"七子"（孔融、陈琳、王粲、徐干、阮瑀、应瑒、刘桢），以及女诗人蔡琰。曹操一生戎马征战，对现实有较多的接触。建安诗歌的突出特点是继承乐府民歌的传统，深刻反映了汉末社会动乱的现实，同时也表达了诗人们建功立业、统一天下的雄心壮志；风格慷慨悲凉，语言刚劲清新。后人把建安文学的这些特点概括为"建安风骨"。

**2. 正始文学**　正始是魏齐王曹芳的年号，由正始年间到西晋初的文学，称为正始文学。这一时期，一方面是司马氏残酷诛杀造成政治上的恐怖与黑暗，另一方面是思想文化上玄学大为兴盛，造成诗风发生明显的转变。这时期最有成就的作家是阮籍和嵇康。阮籍的《咏怀诗》、嵇康的散文在魏晋文学中占有重要地位。

西晋最有成就的诗人是左思。代表作为《三都赋》，一时造成"洛阳纸贵"。庾信原为南朝诗人，后出使北朝，被迫滞留未归。他在北朝时的创作融合南北诗风，成为集南北文学大成的作家，也是南北朝的最后一位诗人。其诗歌代表作是《拟咏怀》。文学不再被看作政教工具，而注重表现个人内心的感受，在题材、风格方面更加注重美，如在题材方面，陶渊明创立了田园诗，谢灵运、谢朓完成了从玄言诗到山水诗的转变。

**3. 南北朝乐府民歌**　南朝民歌的内容大多写男女爱情。形式短小，多为五言四句小诗。喜用双关隐语，风格委婉含蓄。语言清新自然。《西洲曲》为代表作。北朝民歌题材较为广泛。形式多样，四言、五言、七言、杂言都有。风格直率豪放，语言质朴刚健。《木兰诗》代表着北朝民歌的最高成就。

**4. 魏晋南北朝时期小说**　这个时期小说已初具规模，并开始繁盛。作品数量多，内容丰富，大致分为两类，一是志怪小说，二是志人小说。

志怪小说专记载鬼神怪异故事。这类小说保存至今的有 30 多种，代表作是东晋干宝著的《搜神记》。

志人小说以记载人物的逸闻琐事为主，所以又称轶事小说，代表作是南朝宋刘义庆的《世说新语》。此书记载的是汉末至东晋的名人轶事，反映了士族名士的生活方式和精神面貌，也揭露了一些贵族的凶残与丑恶。篇幅短小，却能写照传神。语言简洁隽永，开后世笔记小说之先河，也是小品散文的典范。

# 第三节　文学的繁荣

隋唐五代文学（581—978年）是诗歌史上的黄金时代。自初唐后半阶段，宫廷文学逐渐失去了诗坛上的主导地位，诗人队伍的扩大和主导力量的改变，诗歌创作成为一种普遍的社会文化现象。

## 一、唐代文学全面繁荣

诗歌达到了高度成熟的黄金时代；散文创造出许多传记、游记、寓言、杂说等新型短篇散文；小说，传奇作品；变文一类通俗讲唱文体，民间广泛流传；词从萌芽到成熟。

## 二、创作繁荣的社会基础

1. 唐朝势力之强大，延续一百余年，到唐玄宗开元、天宝年间达到巅峰。国力的强大为文化的发展创造了极为有利的环境。
2. 用人方面，推科举；对儒、道、释均重视思想活跃。
3. 国家空前统一，为文学繁荣提供了有利条件。
4. 民族关系融洽，中外交流增多。各种艺术发展，促进了文学的发展。
5. 文学本身不断发展的结果。
6. 唐朝的君主重视诗歌，大都能诗。
7. 唐代人民群众爱诗成风。

## 三、唐代文学的特点与成就

1. 隋代文风开始向唐代过渡。边塞诗歌出现清新刚健作品。
2. 唐代诗风转变的关键，代表中下层地主阶级利益的新起诗人和宫廷诗人展开了斗争。
3. 盛唐时期，唐诗达到了繁荣的顶峰。浪漫主义诗风是这时期的主流。浪漫主义诗人有李白，边塞诗派有高适、岑参、王昌龄、李颀（qí）；山水诗派有王维、孟浩然等。
4. 统治阶级开始走向腐化，社会各种矛盾逐渐显露。
5. 唐朝由盛而衰时期，代表人物为现实主义诗人杜甫。
6. 安史之乱是唐代社会由盛而衰的转折点。中唐以后长期处于动荡不安局面。德宗建中元年，短暂"中兴"，对中唐文学繁荣产生了很大刺激。
7. 初盛唐文学主要是诗歌，中晚唐文学多方面发展。除诗歌流派多样外，古文运动、传奇小说、变文、词得到发展。
8. 诗歌创作中的现实主义潮流形成波澜壮阔局面。安史乱后，元结、顾况等揭发社会矛盾的诗歌成为杜甫的同调；中唐时代，白居易、元稹、张籍、王建掀起了新乐府运动。中唐时期诗歌风格流派比盛唐更多，如山水诗人有刘长卿、韦应物；边塞诗有李益、卢纶。另外，韩愈、孟郊的诗歌风格新颖，李贺、刘禹锡、柳宗元的艺术独到。

9. 晚唐诗歌：杜牧、李商隐的浓郁伤感；皮日休、聂夷中、杜荀鹤的愤激批判。

10. 唐代散文最重要的是古文运动的兴起，这是中唐文学发展的重大成就。"古文"主要是对于盛行于六朝、在唐代仍据主导地位的骈体文（称"时文"）而言的，指先秦两汉时期的不讲究骈偶的散文。韩愈、柳宗元是古文运动的代表者，皮日休、陆龟蒙、罗隐继承韩、柳散文的传统写出了许多富有战斗锋芒的讽刺小品。

11. 唐代传奇小说脱离了志怪小说记录奇闻逸事的性质，成为有意识的文学创作，标志着中国古代短篇小说开始进入成熟阶段。

12. 产生讲唱佛经故事的变文，进而产生讲唱历史故事和时事的变文。唐代变文在艺术上比较粗糙，但对后世白话小说和民间讲唱文学产生了深远影响。唐代民歌流传不多，但形式短小，现实性强。

13. 现存的敦煌曲子词，多数是中晚唐时代歌妓们传唱的民间词。中唐时代开始有文人词出现。晚唐以温庭筠为代表的文人词。五代十国期间，北方战乱，文学毫无成就；南方的南唐、后蜀有发展。后蜀在温庭筠直接影响下，出现了花间派词人。他们的作品绝大多数是绮罗香泽之词，但韦庄词风格颇有变化，有较多个人抒情意味，风格清丽疏雅，有一定意义。南唐的冯延巳、李璟、李煜，在艺术上有独特成就，对词的发展有一定贡献。由于词是酒宴上的歌曲，内容以委婉抒情见长，因而很少表现重大的社会内容。

唐代诗人源于各个阶层，对社会各方面的了解比较深刻，再加上朝代的变化，诗人具有干涉社会政治的信心和勇气，因此唐诗所反映的社会生活层面就显著扩展了。艺术风格与流派呈现多样化。人们习惯上将唐诗分成初（"四杰"——王勃、杨炯、卢照邻、骆宾王、陈子昂）、盛（李白、杜甫、王维、孟浩然、高适、岑参）、中（白居易、韩愈、柳宗元）、晚（李商隐、杜牧）四个时期。在每一个阶段，都有一些自标一格的杰出诗人出现，他们共同汇聚成唐诗的盛大局面。其中，开元天宝年间的山水田园、边塞两派最为著名。唐人比前人更注意诗歌是一种美的构造，语言更加凝练。

## 四、宋代文学

**1. 主要文学形式与成就**

（1）宋诗　宋诗与唐诗的区别表现在唐诗的丰腴变成了宋诗的瘦劲，唐诗的蕴藉变成了宋诗的深刻，唐诗的通脱变成了宋诗的曲折。

（2）宋词　词在整个宋代沿着"婉约""豪放"两个路线发展。

（3）散文　诗文革新运动继续，领袖是欧阳修。

**2. 社会结构与文化形态的变化对文学的影响**　城市与商业的发达直接影响了文学观念、文学内容、文学形式的嬗变与演进。

## 五、元代文学

元代的主要文学形式与成就表现在杂剧和散曲方面。

**1. 杂剧**　标志着中国戏剧的成熟，元杂剧与散曲合称为"元曲"，与唐诗、宋词并举。

**2. 散曲**　采取格律形式，韵脚较密；韵部按北方口语划分；可以添加衬字。语言风格上大量运用俗语和口语，句法完整。

## 六、明代文学

1. 我国古代长篇白话小说的唯一形式——长篇章回小说。《三国演义》为开山之作。《金瓶梅》是第一部创作小说。

2. 俗文学的兴盛：市民文学——"三言"（《喻世明言》《警世通言》《醒世恒言》）"二拍"（《初刻拍案惊奇》《二刻拍案惊奇》），白话短篇小说集，拟话本。

（1）**散文、诗词方面**　代表人物为"前七子""后七子"。"前七子"为明弘治、正德年间（1488—1521 年）的文学流派，成员包括李梦阳、何景明、徐祯卿、边贡、康海、王九思和王廷相七人，以李梦阳、何景明为代表。为区别后来嘉靖、隆庆年间出现的李攀龙、王世贞等七子，世称"前七子"。

"后七子"是指明嘉靖、隆庆年间（1522—1566 年）的文学流派，成员包括李攀龙、王世贞、谢榛、宗臣、梁有誉、徐中行和吴国伦，以李攀龙、王世贞为代表。因在"前七子"之后，故称后七子，又有"嘉靖七子"之名。其他还有"唐宋派""公安派"。

（2）**晚明小品**　代表作为张岱的《陶庵梦忆》《西湖梦寻》。

（3）**通俗文学**　戏剧的代表作为汤显祖的《牡丹亭》。

## 七、清代文学

1. 小说方面，《红楼梦》是一部具有历史深度和社会批判意义的爱情小说。

2. 散文方面，清代散文的代表是桐城派散文。桐城派，即桐城文派，又称桐城古文派、桐城散文派。代表人物有方苞、刘大櫆、姚鼐等，因均系安徽省桐城市人，故名。桐城派的文章大都清顺通畅，尤其是一些记叙文，如方苞的《狱中杂记》《左忠毅公逸事》，姚鼐的《登泰山记》等均是著名的代表作品。

桐城文派是清代文坛最大的散文流派，作家多，播布地域广，绵延时间久，为文学史所罕见。辞赋大师潘承祥先生评价道："桐城古文运动，是唐宋古文运动的继续、发展、终结。"

3. 诗人，代表人物为钱谦益、吴伟业、龚自珍。

4. 四大谴责小说是中国清末四部小说的合称，即李宝嘉（李伯元）的《官场现形记》、吴沃尧（吴趼人）的《二十年目睹之怪现状》、刘鹗的《老残游记》、曾朴的《孽海花》。

5. 文言短篇小说呈现高峰，代表作为《聊斋志异》。

## 第四节　现代新文学

现代新文学时期从"五四"新文化运动为开端，一直到今天，代表着文学的革命与未来走向。

### 一、文学革命的起因

1. 文学革命是适应当时以民主和科学为旗帜的思想启蒙运动的要求而兴起的，是"五四"新文化运动发展的必然结果。

2. 文学革命是适应中国文学前进发展的要求而兴起的，是晚清文学改良运动在新的历史条件下的发展。

3. 受外国文学的启蒙和影响。

### 二、文学革命的兴起与评价

1. 文学革命的兴起于 1917 年 1 月 1 日，胡适发表了《文学改良刍议》一文。同年 2 月 1 日，陈独秀发表了《文学革命论》一文，正式举起了文学革命大旗。在胡、陈旗帜下，钱玄同、刘半农等也纷纷撰文表示支持和赞同，并不断补充和丰富文学革命的内容，一场破旧立新的文学革命，在中国文坛上逐步兴起。

2. 胡适、陈独秀对文学革命的评价

①胡适的文学主张对中国现代文学的诞生有着开创性的作用。关于文学内容、社会作用的重视与提倡，所持的"历史进化的文学观"，对控制当时文坛的陈腐的封建旧文学，形成了很大冲击。特别是白话文学的主张，有力地促进了语言的现代化变迁。但主张多为形式上的点滴改良，且有较大的妥协性。

②陈独秀的文学主张从彻底的反封建的民主主义立场出发，不仅反对旧文学的语言形式，更反对旧文学的反动思想内容，从而鲜明地举起了文学革命大旗。其主张文学革命的态度较胡适要坚决和激进得多。但在否定封建旧文学后，建立什么样的新文学，回答则欠具体。从西方汲取来的文学观念，本身也存在某些矛盾和混乱。

### 三、文学革命的意义

1. 宣告了有几千年历史的中国古典文学的终结与新文学的诞生。

2. 为当时正在进行的反帝反封建的民主革命立下了功劳，从理论主张到创作、从文学内容到形式的全面革新，揭开了人民大众反帝反封建文学的光辉的第一页。

3. 使中国文学打破封闭走向世界，世界文学也开始走向中国，开启了中国文学现代化的新进程。

新时期文学的现代性与"五四"时期文学在文学传统上有着深厚的继承关系。这种继承关系不仅体现在新时期文学复活了"五四"作家的"启蒙责任"和"文人意识"，重建了"五四"时期人的文学的立场，还体现在其种种失误与"五四"文学千丝万缕的渊源。

# 第四章  外国文学概论

## 第一节  欧美文学

### 一、概述

古希腊和古罗马是欧洲文明的发祥地，古希腊文学是西方文学的主要源头，对西方文明产生了极其深远的影响，古希腊和古罗马文学中表现的追求自由的主体意识，为欧洲文学的架构和发展奠定了基础。恩格斯指出："没有希腊文化和罗马帝国所奠定的基础，也就没有现代欧洲。"

文学是现实社会生活的反映，古希腊和古罗马的文学创作，反映了当时社会由氏族社会向奴隶社会过渡的社会现实，希腊文学早期的文学样式包括神话传说和荷马史诗，后期又相继出现了诗歌、寓言和戏剧等文学样式，这些都是对希腊社会近千年的历史变迁的反映。

历史进入中世纪后，欧洲文学进入了一个缓慢的发展阶段。中世纪的欧洲已经进入封建社会，天主教在中世纪曾深入西欧社会的政治、经济、伦理、法律、学术、文化、教育和艺术等各个领域，严重禁锢人们的思想。一切反对宗教的进步文化受到严厉打击，文学和艺术被用来为宗教服务，中世纪欧洲的社会历史状况严重束缚了文学的发展，这个时期的主要文学样式为宗教文学。

到了 14 世纪，欧洲发生了一场反封建、反教会的思想文化运动，史称"文艺复兴"。新兴资产阶级不满于教会的思想统治，主张人生的目的是追求现实生活中的幸福，倡导个性解放，反对愚昧迷信的神学思想，认为人是现实生活的创造者和主人。而古希腊和古罗马的文化正是以人为中心的现实主义，所以要复兴古希腊和古罗马文化。由于思想上冲破了神学的束缚，涌现了大量的人文主义作家和作品，由此带来了文学事业的大发展。"文艺复兴"时期的文学流派可以称为人文主义文学，代表作家有塞万提斯和莎士比亚。

17 世纪，是欧洲文学史上近代的开端。古典主义是 17 世纪欧洲的主要文学思潮，它形成和繁荣于法国，随后蔓延到欧洲其他国家。古典主义文学是新兴资产阶级与封建贵族在政治上妥协的产物，16 世纪末，"文艺复兴"时期受到重创的封建贵族与新兴资产阶级激烈冲突而爆发宗教战争，亨利四世出任国王，为安定局面，改奉天主教，结束了长达 30 多年的战乱。结束战争的双方不得不归依朝廷，拥护王权，在这种政治氛围中产生了古典主义文学。其主要特征是拥护中央集权，反对封建割据，歌颂国家统一，赞美英明的国王，代表作家有莫里哀等。

18 世纪爆发于欧洲大地的启蒙运动，是继"文艺复兴"之后的又一场声势浩大、波澜壮阔的思想文化运动，从根本上说，它是"文艺复兴"反封建反教会斗争的继续和发展，是 18 世纪法国大革命的前夕，是新兴资产阶级向封建阶级宣战的号角。它涉及哲学、宗教、政治学、经济学、伦理学、史学、美学等各个领域。在启蒙运动的直接影响和推动下，启蒙主义文学便应运而生。

启蒙主义文学的特征是具有鲜明的政治倾向性，坚持反对国王，宣传自由、平等、博爱、天赋人权等启蒙思想。启蒙主义文学创造了包括正剧、哲理小说、书信体小说等在内的多种文体，它要求文学为现实服务。

启蒙主义文学代表作家有法国的孟德斯鸠、伏尔泰、狄德罗、卢梭。孟德斯鸠同时是法学家和社会学家；伏尔泰是哲学家、历史学家，一生中创作了大量的史诗、悲剧、小说等文学作品；狄德罗还是哲学家、美学家；卢梭是哲学家、教育学家。德国文坛有伟大的思想家、作家席勒和歌德。

18 世纪末至 19 世纪初的欧洲，由于"法国大革命激发了人们的叛逆精神"，革命和战争不断，政治上的黑暗和社会的不平等，使人们感到法国大革命后确立的资本主义制度远不如启蒙思想家描绘的那样美好。社会各阶层，特别是知识阶层对启蒙思想家设想的"理性王国"深感失望，这种情绪促使他们努力寻找新的精神家园，反映在文学创作里就产生了浪漫主义文学。

强烈的主观性是浪漫主义文学的主要特征。浪漫主义以全新的视角看待世界，表达世界，勇于追求个性、理想和情感，勇于冲破一切束缚和羁绊，建立自己的理想王国。浪漫主义的特征还表现为对大自然的热爱，想象犹如天马行空，体现了人们对自由的强烈追求。

浪漫主义源起于德国，兴盛于英法。英国的浪漫主义作家不满于资本主义城市文明的发展，具有愤世嫉俗、归隐自然的倾向。乔治·拜伦（1788—1824 年）和雪莱（1792—1822 年）两位诗人将英国的浪漫主义文学推向高峰。

1830 年法国"七月革命"建立了资产阶级政权。两年后，英国议会通过新的选举法案，使资产阶级参加了政权。19 世纪 40 年代，西欧各国相继进入资本主义，阶级矛盾尖锐复杂。统治阶级社会道德沦丧，价值观扭曲，金钱主宰一切。这唤起了作家们强烈的社会责任感，于是现实主义文学横空出世。19 世纪自然科学和唯物主义哲学的发展，为作家提供了认识世界、分析社会的科学方法，由此催生了求真务实的社会风尚。这些都为现实主义文学的产生提供了必备的社会条件。到了 19 世纪 50 年代，现实主义文学占据文坛主导地位。一种新文学思潮的出现，并不意味着其他文学思潮的终结。盛行于 19 世纪初期的浪漫主义文学与现实主义文学共同筑起西方近代文学的两大体系，造就了 19 世纪西方文学的繁荣局面。

现实主义文学的特征首先是真实、客观地反映社会现实。现实主义作家把文学作为研究、分析社会的手段，把文学当作反映现实生活的镜子。托尔斯泰的作品被称为"俄国十月革命的镜子"，巴尔扎克在《人间喜剧》前言中说："法国社会将要作历史家，我只能当他的书记。"恩格斯评价《人间喜剧》的意义时说："……甚至在经济细节方面（如革命以后动产和不动产的重新分配）所学到的东西要比从当时所有职业的历史学家、经济学家和统计学家那里学到的全部东西还要多。"

现实主义文学的特征是注重社会环境对人的影响，显示了现实主义作家的唯物主义思想，塑造出一个个典型环境下的典型人物。19 世纪的最后 30 年，现实主义文学进入新的发展阶段，艺术上更加成熟，涌现出一大批杰出的作家和作品。现实主义仍然是西方文学的主要流派，但现实主义一统天下的地位受到挑战。由于社会历史条件已发生了巨大变化，自然科学和哲学飞速发展，各种社会思潮盛行，欧美文学出现了前所未有的复杂局面，多元化格局初步形成。自然主义、唯美主义、象征主义等新的文学流派纷纷登上文学舞台，各领风骚，西方文学呈现一片繁荣景象。

进入 20 世纪后，两次世界大战摧毁了人们的家园，饱经战火的心灵变得愈加坚强，欧美文学得到迅猛发展，现代主义文学异军突起，与 19 世纪的现实主义文学共同主导 20 世纪欧美文学的发展。但 20 世纪的现实主义文学已不是 19 世纪现实主义文学的简单延续，而是借鉴其他文学流派的有益经验，吸收各种新的文艺理论，走向更加开放和多元。其特点表现在，一是更加及时地反映现实生活，题材侧重劳资纠纷、战争等；艺术上更加成熟，通过完整、典型的故事情节，塑造了一系列鲜明的艺术形象。二是为了适应时代的发展和人们欣赏要求的提高，吸收了其他文学流派的一些新颖的艺术表现手法，提高了艺术表现力。三是此时的现实主义文学已由原来的再现客观生活层面提升到对人物精神世界的深刻剖析。

现代主义文学不是一个单一的流派，而是对 20 世纪出现的艺术观点和方法不完全一致的文学流派的统称。

## 二、作家作品

### （一）希腊神话与荷马史诗

马克思指出，任何神话都是用想象和借助想象以征服自然力、支配自然力、把自然力加以形象化的产物。古希腊人在生产力和知识水平极其低下的时代，在与大自然的斗争中展开丰富的想象，创造了优美动人的神话。希腊神话开启了西方文学的先河，同时为绘画及雕塑艺术提供了取之不尽的创作素材，为世界文学树起了一座不朽的丰碑。

1. **希腊神话**　古希腊神话包括两部分，一是神的故事，二是英雄的传说。希腊的神是被人格化了的，所谓"人神同形同性"，不仅外形像人，而且有人的情感。所不同的是神长生不死，力大无比，法术无边，可以主宰人间的祸福。

新神谱记载的奥林匹斯山上的十二主神都是自然物的化身，都是某种自然力的支配者。每一位神都有许多生动的故事，因此自然和社会的万事万物都对应一段优美动人的神话故事。

宙斯，奥林匹斯山众神之王，众神之主，天空、雷电、乌云之神。赫拉，天后，妇女的保护神，掌管婚姻和生育，宙斯的姐姐和夫人。波塞冬，大海之神和大地的震撼者（宙斯的二哥）。哈迪斯，冥王，掌管着冥界的魂灵们与地下一切的财宝。雅典娜，智慧女神，掌管战争，和平、法律、秩序、科学技术和劳动。阿波罗，太阳神，光明之神，预言之神，掌管青春、医药、畜牧、音乐等之神，太阳战车的驾驭者。阿尔忒弥斯，妇女之神、狩猎女神、月亮女神。阿芙洛狄忒，爱与美的女神。赫尔墨斯，商业、市场、旅游、交通之神、盗窃之神。阿瑞斯，战神，力量、勇武之神。赫菲斯托斯，火神，锻造、工艺之神，铁匠守护神。狄俄尼索斯，葡萄酒神，戏剧之神。赫斯提亚，炉火女神，家宅女神。德墨忒尔，农业丰产的女神。缪斯，文艺女神，共九位，尊太阳神阿波罗为首领。普罗米修斯，人类的恩神，曾窃天火给人类，教授人类生活生产技术。因此遭到宙斯的惩罚，被缚于悬崖峭壁，让鹰啄食其肝脏。

**2. 荷马史诗**  古希腊流传下来最早、最完整的文学作品是两部史诗——《伊里亚特》和《奥德赛》。相传是古希腊一位叫荷马的盲人诗人整理而成，文学史上称其为荷马史诗。

《伊里亚特》是描写特洛伊战争的史诗，叙写战争双方的英勇，歌颂英雄的丰功伟绩。《奥德赛》描写了战争结束后，希腊英雄回国途中海上漂泊历险的故事，歌颂英雄们在与自然斗争中表现出来的机智勇敢、刚毅和坚韧不拔精神。

## （二）莎士比亚与"四大悲剧"

威廉·莎士比亚（1564—1616 年），英国文艺复兴时期最杰出的人文主义剧作家，一生创作了 37 部戏剧、两部叙事长诗和 154 首十四行诗。其作品具有丰富的政治、经济、思想、文化和风俗内容，艺术技巧高超，辞语华丽，善用充满激情、酣畅淋漓的独白，名言警句俯拾即是。代表作品有《哈姆雷特》《奥赛罗》《李尔王》和《麦克白》"四大悲剧"。

《哈姆雷特》是莎士比亚最为成熟的作品，列"四大悲剧"之首。剧中讲述了丹麦王子哈姆雷特刺杀叔父克劳狄斯为父报仇的悲剧故事。全剧情节曲折，引人入胜，语言铿锵，名言警句迭出，富有激情和哲理，令人荡气回肠，扼腕叹息。

## （三）列夫·托尔斯泰与三大巨著

列夫·尼古拉耶维奇·托尔斯泰（1828—1910 年），19 世纪中期俄国最伟大的批判现实主义作家、文学家、思想家、哲学家。代表作有长篇小说《战争与和平》《安娜卡列尼娜》《复活》等。

《战争与和平》是一部历史题材的宏伟巨著，罗曼·罗兰称它"是我们时代最伟大的史诗，是近代的伊利亚特"。故事以 1812 年俄国卫国战争为中心，以伊库拉金、保尔康斯基、劳斯托夫、别朱霍夫四家贵族的生活为线索，反映了 1805～1820 年的重大事件，包括奥斯特利茨大战、波罗底诺会战、莫斯科大火、拿破仑溃退等，展示了广阔的社会生活画卷，人物刻画细腻，景物描写生动，战争场面宏大，艺术魅力历久不衰。

《安娜·卡列尼娜》通过女主人公安娜的爱情悲剧和列文对庄园经济的发展，以及人生意义的探索这两条线索展开，描绘了俄国从首都莫斯科到外省乡村的广阔场景。主人公安娜是一个追求个性解放的贵族妇女，她真诚，善良，生命力强盛，与自私、伪善、一心追逐功名利禄的"官僚机器"卡列宁的婚姻使她倍感压抑。在与风度翩翩的年轻军官渥伦斯基邂逅后，安娜沉睡的爱情苏醒了。然而彼得堡上流社会的虚伪道德不会成全这宗自由婚姻，等待安娜的只有悲剧的结局。作品通过安娜的悲剧，愤怒控诉了彼得堡上流社会吃人的道德礼教。巨大的思想和艺术价值，使得这部巨著一问世便引起巨大的社会反响。

《复活》是托尔斯泰最后一部长篇小说，小说取材于一个真实的事件。一个贵族青年引诱他姑母的婢女。婢女怀孕后被赶出家门，后来当了妓女，因被指控偷钱而遭受审判。这个贵族以陪审员的身份出席法庭，见到从前被他引诱过的女人，深受良心的谴责。他向法官申请准许自己同她结婚，以赎回罪过。小说深刻揭露了沙皇俄国法庭、监狱等官僚机构的反动本质，愤怒控诉了沙皇专制的黑暗，作品反映社会生活宏阔，具有鲜明的批判倾向。

### （四）雨果与《悲惨世界》

维克多·雨果（1802—1885 年），法国作家，浪漫主义文学的代表作家，被人们称为"法兰西的莎士比亚"。雨果一生写过多部诗歌、小说、剧本、散文、文艺评论和政论文章，代表作有长篇小说《巴黎圣母院》和《悲惨世界》。

《悲惨世界》是一部浪漫主义和现实主义相结合的杰作。小说描写人物众多，涵盖法国社会的各阶层、各职业，几乎是法国社会的一个缩影。作品在描写人物外形和举止上力求真实，体现现实主义创作手法；在塑造人物性格上极尽夸张；故事情节设计上富于戏剧性，跌宕起伏，体现了浪漫主义精神。作品语言雄浑，气势磅礴，具有史诗般的风格。

### （五）歌德与《浮士德》

约翰·沃尔夫冈·歌德（1749—1832 年），德国伟大的文学家、思想家。德国"狂飙突进"运动的重要成员，代表作有中篇小说《少年维特的烦恼》和诗剧《浮士德》。

《少年维特的烦恼》是歌德的成名作，"狂飙突进"运动的代表作品。所谓"狂飙突进"是发生在 18 世纪德国文学史上的一次运动，它提倡自然、感情和个人主义，反对理性束缚，是文学从古典主义向浪漫主义过渡的阶段，最后被浪漫主义所取代。

小说以歌德本人的经历为背景素材，讲述了一段凄美、纯真的爱情故事，倾吐了封建专制下青年一代的精神苦闷，有力地批判了封建等级制度和令人窒息的时代。全书由主人公维特致友人及绿蒂的 90 封书信组成，运用第一人称的书信体，融叙事、描写、抒情、议论于一体，感情色彩浓厚。作品表达了歌德崇尚自然、歌颂生命、追求个性解放和思想自由、赞美爱情的思想感情，体现了"狂飙突进"精神。

《浮士德》取材于德国 16 世纪的一个民间传说。江湖魔法师浮士德精通各种法术，他与魔鬼订立契约，让其周游世界，满足所有愿望，享尽人间欢乐，死后灵魂交给魔鬼。这是传说的基本情节，后人多次将这一素材写进作品，使得浮士德的形象不断丰富、发展，最后统一到对一种精神的体现，就是摆脱宗教束缚，追求精神解放。歌德塑造这个人物形象，意在写一个新兴资产阶级先进知识分子不满现实，努力探索人生意义，实现社会理想的生活道路。全剧分为两部，共 12111 行，作品从构思到完成花去 60 年时间，是终其一生的巨作。《浮士德》以其强大的思想意义和高超的艺术表现，当之无愧地列入世界文学名著宝库。

# 第二节　亚非文学

## 一、概述

亚洲和非洲历史悠久，文化灿烂，是世界文明的发源地。流经亚非的底格里斯河、幼发拉底河、恒河、黄河流域是人类历史上率先摆脱蒙昧，进入文明的地区。诞生在众河流域的古埃及、古巴比伦、古印度和古代中国有"四大文明古国"的美誉，都有自己独特的文学创作，文学作品流光溢彩，已成为世界文学的重要组成部分。

亚非文学的发展根据时间和社会发展可分为古代文学、中古代文学和近现代文学三个时期。古代文学一般指奴隶社会时期的文学，中古文学指封建社会时期的文学，近现代文学泛指封建社会以后的文学。古代埃及、古代巴比伦、古印度有着人类最早的文学形式，中古文学时期的文学创作非常活跃，当时分别以中国、印度和阿拉伯为中心的三个文化圈，相互交流，相互渗透，相互影响，文学作品异彩纷呈，曾经走在世界文学发展的前列。后来随着资本主义的对外扩张，亚洲地区一度沦为殖民地或半殖民地，民族文化受到空前摧残，文学创作几乎停滞不前。进入 19 世纪后半叶，民族独立运动蓬勃发展，民族文化才重现生机，文学创作步入一个新阶段。

## 二、作家作品

### （一）《亡灵书》

《亡灵书》是古埃及保存下来的人类最早的书面文学作品，它是一部集神话、祷文、歌谣、咒语于一体的庞大的宗教性诗歌总集，是专门为逝去的亡灵阅读的书。早在古王国时期就已经有了雏形，其内容经过世代的发展得到不断充实和丰富。最初，这些铭文还主要用于帝王的陵墓。到了新时期，即《亡灵书》基本完成的时期，在中层官员甚至平民百姓的陵墓中也开始大量出现了。

古埃及人十分重视尸体的保存和死后生活的指导，把死者的尸体制成木乃伊，并在古埃及所特有的纸草上，写下许多诗歌，置于石棺和陵墓中，指导死者对付地下王国的种种磨难，保障死者在阴间的安全。后人从金字塔和其他墓穴中，把这些指导死者生活的诗歌编辑成集，题名为《亡灵书》。

### （二）《一千零一夜》

《一千零一夜》是中古时期一部著名的古代阿拉伯民间故事集，全书由 264 个故事组成，有宫廷奇闻、名人轶事、婚恋天地、经商冒险、航海奇遇等，生动地描绘了古代伊斯兰世界社会生活的多彩画卷，从不同时期、不同层面反映了劳动人民对美好生活的向往和追求，揭露、批判了统治阶级的丑恶嘴脸和贪婪本性，歌颂了劳动人民在与邪恶势力斗争中表现出来的勇敢和智慧。其被高尔基誉为世界民间文学创作中"最壮丽的一座纪念碑"。

《一千零一夜》最突出的艺术特色是浪漫主义的表现手法、丰富的想象和近乎荒诞的夸张。《一千零一夜》在中国还被译为《天方夜谭》，是世界上最负盛名、拥有读者最多和影响最大的作品之一。作为民间文学，《一千零一夜》跻身世界古典名著之列，在世界文学史上实属罕见。

### （三）泰戈尔与纪伯伦

**1. 泰戈尔**　泰戈尔（1861—1941 年），印度著名诗人、文学家、哲学家、社会活动家和印度民族主义者，第一位获得诺贝尔文学奖的亚洲人。1861 年 5 月 7 日，泰戈尔出生于印度加尔各答一个富有的贵族家庭。他的家庭是一个印度传统文化与西方文化和谐交融的书香门第。他的父亲是哲学家和宗教改革者，富有民族主义倾向。泰戈尔从 13 岁开始写诗，诗中洋溢着反对殖民主义和热爱祖国的情绪。泰戈尔的诗中含有深刻的宗教和哲学见解，在印度享有史诗般的地位。代表作有《吉檀迦利》《飞鸟集》《眼中沙》《四个人》《家庭与世界》《园丁集》《新月集》《最后的诗篇》《戈拉》《文明的危机》等。其中《吉檀迦利》是 1913 年获诺贝尔文学奖的作品。泰戈尔的许多作品被多次译成中文，他的诗风对中国现代文学产生过重大影响，对郭沫若、徐志摩、冰心等一代文豪都有所启迪，其中《飞鸟集》对冰心的影响最为深刻，使《繁星·春水》得以问世，让她在文学创作上迈出了一大步。他和纪伯伦一样都是近代东方文学走向世界的先驱。

泰戈尔从年幼时就向往中国这个古老而富饶的东方大国，十分同情中国人民在帝国主义列强欺凌下的悲惨处境，曾著文怒斥英国殖民主义者的鸦片贸易。1924 年，他访问了中国，实现了多年的夙愿。

周恩来评价说："泰戈尔不仅是对世界文学作出了卓越贡献的天才诗人，还是憎恨黑暗、争取光明的伟大印度人民的杰出代表。""至今中国人民还以惦念的心情回忆着1924 年泰戈尔对中国的访问。"

**2. 纪伯伦**　纪伯伦（1883—1931 年），著名哲理诗人和杰出画家，黎巴嫩文坛骄子。1883 年生于黎巴嫩北部山乡卜舍里。12 岁时随母亲去美国波士顿。两年后回到黎巴嫩，进贝鲁特希克玛（睿智）学校学习阿拉伯语、法文和绘画。学习期间，创办《真理》杂志，态度激进。1908 年发表小说《叛逆的灵魂》，触怒当局，作品遭到查禁，本人被驱逐，再次前往美国，后去法国，在巴黎艺术学院学习绘画和雕塑，1911 年重返波士顿。次年迁往纽约长住，从事文学艺术创作活动，直至 1931 年逝世，遗体回到黎巴嫩安葬。

主要作品有散文诗集《泪与笑》《先知》《沙与沫》《组歌》，小说《叛逆的灵魂》等。纪伯伦的艺术风格独树一帜，他的作品既有严肃冷峻的理性思考，又不乏轻松浪漫的抒情笔触，善于用美妙的比喻揭示深刻的哲理。由于他是一个精通阿拉伯文和英文的双语作家，而且每种语言都运用得流畅自如，因此纪伯伦作品的语言极富个性，征服了一代又一代的东西方读者。美国人称誉纪伯伦"像从东方吹来横扫西方的风暴"，他和泰戈尔一样都是近代东方文学走向世界的先驱，被誉为"站在东西方文化桥梁上的巨人"。

### (四)《源氏物语》

《源氏物语》是日本的一部古典文学名著，作者为宫廷女官紫式部。这是世界上最早的一部长篇小说，成书年代一般认为是 1001～1008 年间。"物语"是日本平安时代出现的一种文学体裁，类似我国唐代的传奇、宋代的话本，行文典雅，颇具散文的韵味。作品以日本平安王朝全盛时期为背景，通过主人公源氏的生活经历和爱情故事，描写了当时社会的腐败政治和淫乱生活。上层贵族之间的互相倾轧和权力斗争是贯穿全书的一条主线，源氏的爱情婚姻揭示了一夫多妻制下妇女的悲惨命运。在贵族社会里，男婚女嫁往往是政治斗争的手段，妇女成了政治交易的砝码和贵族男人手中的玩物。

全书共 54 回，近百万字，描写了四代天皇，时间跨度 70 余年，所涉人物 400 多位，其中形象鲜明的有二三十人。人物以上层贵族为主，也有中下层贵族、宫女、侍女和平民百姓。全书以源氏家族为中心，前两部描写了光源氏与众女子的种种或凄婉或美好的爱情生活；第三部以光源氏之子薰君为主人公，铺陈了复杂纷繁的男女爱情纠葛事件。书中引用白居易的诗句 90 余处，以及《礼记》《战国策》《史记》《汉书》等中国古籍中的史实和典故，并巧妙地隐伏在迷人的故事情节之中，使该书具有浓郁的中国古典文学的情结，与《红楼梦》有异曲同工之妙，比《红楼梦》早了 700 多年。因此，被认为是日本的《红楼梦》。《源氏物语》对于日本文学的发展产生了巨大的影响，被誉为日本古典文学的巅峰之作。

### (五) 川端康成与小林多喜二

**1. 川端康成** 川端康成（1889—1972 年），日本新感觉派作家，著名小说家。1899 年 6 月 14 日生于大阪，幼年父母双亡，其后姐姐和祖父母又陆续病故。他心情苦闷忧郁，逐渐形成了其感伤与孤独的性格。这种内心的痛苦与悲哀成为后来川端康成的文学底色。他一生创作小说 100 多篇，成名作为小说《伊豆的舞女》（1926 年），描写一个高中生"我"和流浪艺人的感伤及不幸生活。代表作有《伊豆的舞女》《雪国》《千只鹤》等。作品极富抒情性，追求人生升华的美，并深受佛教思想和虚无主义影响。早期多以下层女性作为小说的主人公，写她们的纯洁和不幸。后期一些作品描写了近亲之间甚至老人的变态情爱心理，手法纯熟，浑然天成。

1968 年 10 月 17 日，川端康成凭借《雪国·千只鹤·古都》获得诺贝尔文学奖。

他是历史上第一个获得此奖项的日本人，也是继泰戈尔之后第二位获此奖项的东方人。1972 年 4 月 16 日在工作室自杀身亡，已有多部作品在中国翻译出版。

2. 小林多喜二　小林多喜二（1903—1933 年），日本著名作家，日本无产阶级文学的奠基人，日本无产阶级文学运动的领导人之一。生于日本北部秋田县一个贫穷村落的佃农家里。小林多喜二是 20 世纪 30 年代日本最杰出的无产阶级作家。小林多喜二与中国进步文学界有较多交往，对中国现代文学有一定影响。

1928～1929 年，小林多喜二积极参加日本共产党领导下的文学运动，写出了第一部长篇小说《防雪林》（1928 年）、报告文学《一九二八年三月十五日》（1928 年）、中篇小说《蟹工船》（1929 年）和《在外地主》（1929）等。1933 年 2 月 20 日，在 1 次秘密联系中，小林多喜二不幸被军警特务逮捕。他在毒刑拷打下宁死不屈，当晚被迫害致死。这一血腥事件震怒了世界人民和进步作家，各国友人纷纷电唁哀悼，痛斥日本当局的暴行。鲁迅闻得噩耗，代表中国人民发去唁电，表示深切的悼念。·唁电指出："然而无产阶级及其先驱者们，却正用血来冲刷着这界线。小林同志之死，便是其实证之一。我们知道，我们不会忘却。我们将坚定地沿着小林同志的血路携手前进。"

# 下编 语言文字应用

## 第五章 口语交际

### 第一节 口语交际的要素

#### 一、口语交际含义

口语交际通常是指人们在社会交往时，一人与另一人之间，或一人与多人之间通过口语方式，双向交流、传递信息，以此表情达意，进而达到某种目的的一种社会活动。

#### 二、口语交际的特点

口语交际主要是以口头语言为载体，交际者之间的信息传递全靠口头语言传递，离开口头语言，就不能完成口语交际。因此，作为交际载体的口头语言，就成为口语交际的主要特点。

#### 三、口语交际的三要素

实现口语交际需具备三个要素。

**1.** **交际主体** 即参与口语交际活动的人，包括听、说双方。活动中交际双方时而听，时而说，并不固定，而且双方的听与说是不断变换的。

**2.** **交际载体** 即交际双方说的话——口语，简称话语，交际的内容全靠口语传递出去。

**3.** **交际的环境** 它包括说话的前言后语、交际时间、地点、场合，以及参与说话人的文化背景、自然环境等，简称为语境。语境对交际会有一定影响，如果语境宽松，交际双方就会在轻松和自如中完成交际，交际效果较好；反之，如果语境不宽松，交际双方就会在紧张和急促中完成交际，交际效果较差。

交际主体、交际载体、交际环境是构成口语交际活动的三大要素，缺一不可。

### 四、口语交际的作用

口语交际是人们现实生活的需要。当交际主体的一方需要将某种专门的信息传递到交际主体的另一方，选择口语进行交际，其作用是能够便捷清楚、直截了当；能够拉近交际双方的距离，增加亲切感、信任感；能够即时传情达意，紧扣现实生活实际。

## 第二节  口语交际的基础训练

### 一、增强口语交际的信心和勇气

口语交际，实践性强。学习者需从基础训练开始。有的人一说话就脸红，或者答话结结巴巴，原因就是缺乏信心和勇气，怕在人前说话，怕较长时间在人前说话；还有一个原因就是缺乏口语交际的基础训练，缺乏口语交际技巧。因此，口语交际的基础训练，首先要增强信心和勇气，敢于在人前说话，敢于大声说话，并且大胆表达自己的意见。

### 二、学习口语交际，先从"听"话开始

"听"，指人的听觉在接受外来语音信息后所做出的条件反射的一种本能活动。"听"是口语交际中重要的一个方面，它在信息交流、思想交流中具有重要作用。古人说："听君一席话，胜读十年书。"这就强调了"听"在思想交流中的重要作用。现代社会已经进入信息化时代，能够及时收集信息、把握信息、利用信息，已成为现代人取得成功的必备条件。人们获取信息的渠道和方法多种多样，但"听"是最基本和最常用的方法之一。无论在生活中还是在学习、工作中，善于"听"显得尤为重要。

"听"与"说"是构成口语交际的两个重要方面。在口语交际中，"听"与"说"常常紧密联系在一起，相辅相成，互为依托，不可或缺。

如果"听"是通过听觉器官——耳朵接收口语交际另一方语音信息的本能活动，那么"说"就是参与口语交际的一方通过发声器官——嘴巴向参与交际的另一对方发送口语信息的本能活动。在口语交际中，"听"往往是诱发"说"的直接原因，"说"往往是对"听"的信息反馈。有"听"有"说"，"听"后再"说"，"说"后又"听"，形成完整的口语交际过程。"说"的目的是否明确到位、"说"的话语是否简练正确、"说"的内容是否具体实在、"说"的风格是否有趣诱人、"说"的效果是否能让"听"的一方心满意足都与"听"有着密切关系。这不仅要求听者必须认真"听"，而且需要听者必须"听"得清楚明白，特别是要"听"清楚对方话语中的中心词语，并

迅速理解其含义。此外，要"听"清楚对方话语中的语调与停顿，找准其强调的内容。"听"的时候还必须与观察、思维、分析、判断、归纳等心理活动结合起来，随时观察与思维，随时分析、判断、归纳，并且迅速对对方话语中的问题或刺激做出明确反应，用口语简洁而清楚地"说"出。只有这样，才能在"说"的时候做到有的放矢、实事求是，准确而简练地达意抒情。因此，学习口语交际必须先从学习"听"话开始。

## （一）训练"听"的能力

"听"的能力主要包括听清楚话语的能力、理解话语的能力和品评话语的能力。经过训练，这些能力就能够逐渐获得提高。

**1. 听清楚话语的能力**　它是指口语交际中听者能够正确感知他人话语信息的能力。

一般而言，"听"时，倾听者一定要听清楚说话者的语音、语调、语气等，要分辨语境中词语的意义，感知说话者所要表达的语意内容。

例如，鲁迅的小说《药》中有这么一段话。

"包好，包好！这样的趁热吃下。这样的人血馒头，什么痨病都包好！"

说话者康大叔在说这段话时，重音都落在"包好"一词上，而且层层递进，一次比一次重，显出他骄傲自大的语气，自信非凡的语调，营造出凝重而紧张的气氛，让华老栓茶馆里的茶客们都顿感强势与威严所在，不得不满怀惊惧，期待那个已经被华小栓当成救命之药吃进肚里的人血馒头能够产生奇效。

例如，在一句话中有一对同音词。

"会议进行过程中，主持人说了一句什么，我和他会意地一笑。"

结合语境，听者不难分辨出"会议"与"会意"这两个同音词的不同意义，能够听清楚说话者所要表达的语意。第一个"会议"是指有组织有领导地商议事情的集会，第二个"会意"是指领会别人没有明白表示的意思。

**2. 理解话语的能力**　理解话语指的是口语交际者在感知的基础上，准确地把握对方话语内容的能力。理解对方话语语意的关键，是要善于抓住关键的语句。

例如，孙犁的小说《荷花淀》中有一段水生夫妻的对话。

"鸡叫的时候，水生才回来。女人还在呆呆地坐在院子里等他。她说：'你有什么话，嘱咐嘱咐我吧。'

'没有什么话了，我走了，你要不断进步，识字，生产。'

'嗯。'

'什么事也不要落别人后面！'

'嗯。还有什么？'

'不要叫敌人汉奸捉活的。捉住了要和他们拼命。'这才是那最重要的一句。女人流着眼泪答应了他。"

这段水生夫妻二人临别的对话中，水生应妻子的要求，说与妻子的三句临别嘱咐，其含义很丰富。只有抓住这三句嘱咐话语，才能够准确理解水生的语意：即激励妻子要多方面争取进步，争当众人楷模，要坚强勇敢地与敌人做斗争，不怕流血牺牲。

如果说，听清话语是听话能力的基础，那么，理解话语就是听话能力的核心。

**3. 品评话语的能力**　品评话语是指在全面理解话语的基础上，根据一定的语言背景、衡量标准，对接受的话语信息进行品味、评判，品味语言的技巧，评判内容的真伪是非、正误优劣的能力。

例如，在电视剧《历史转折中的邓小平》中披露一段感人的史实。

1979 年 4 月中央工作会议期间，当广东省委第一书记习仲勋向邓小平提出拟在广东沿海地区设立出口加工基地，利用靠近港澳的优势，实行一些比较特殊的优惠政策，加快经济发展的设想时，邓小平随即表态说："还是办特区好，中央没有钱，你们自己去搞，杀出一条血路来。"

品评这段感人的对话，不难得出这样的感慨：邓小平的话语坚定有力，给困惑中的、又迫切希望解决实际问题的广东的同志以支持和激励。结合中国共产党的奋斗史，结合中国人民解放军的奋斗史，人们便能够品评到伟人邓小平话语的深刻含义。过去，每当中国革命面临着艰难险阻的时候，革命者无不都是满怀着大无畏的勇敢牺牲的奋斗精神，冲破艰难险阻，获取胜利。如今，中国现代化建设又面临着艰难险阻，革命者仍然需要满怀着大无畏的勇敢牺牲的奋斗精神，冲破艰难险阻，争取胜利。

品评话语的能力是听话能力较高层次的一种能力。这种能力往往与个人的知识积累、生活体验、思想修养等相关联。若要提高这种能力，就必须注重个人的知识积累、生活体验、思想修养。

## （二）听话的要求

口语交际中，听他人说话、接受他人传递的语音信息时，务必要听完整、听明白、听深入。

**1. 听完整**　听完整是指在口语交际中，听者要把说话者话语的内容从头至尾听完，整体把握已经听到的语音信息。

在听他人的大段叙述时，听者要高度集中注意力，一般不要打断他人的话。为了防止听时疏漏，或者记忆有误，听者可以默记一些重点内容，以便听后梳理和归纳。如果是在会议上，发言者一般话语较长，话语涉及的内容也较多，仅凭听来把握全部内容会有困难，这时可以借助笔记，边听边记，可以把握完整内容。

**2. 听明白**　听明白是指在口语交际中，听者要把说话者所表达的意思明白无误地接收过来。其方法是：一要抓住关键词语；二要抓住说话者的说话意图；三要抓住说话者所传递信息的主要内容。

例如：在电视剧《历史转折中的邓小平》中，有一段邓小平与当时广东省委书记习仲勋的一段精彩对话。

邓小平听完习仲勋提及延安还很穷的话后，沉默片刻回应说："按道理来说那个地方，不应该长期穷下去，只能说，我们有责任。当年呐，你们创建了陕甘宁革命根据地，后来使中央红军有了落脚点，这是为中国革命做出巨大贡献的。仲勋同志啊，你的新根据地就在广东，怎么样？去划出一片地，再搞一个特区。"

习仲勋看着南湖的湖水，感慨万千："当年小小一片特区，现在变成这么大一片江山了。只要有中央的支持，我有信心。"

这段人物对话中，"以前你们创建了陕甘宁革命根据地""这是为中国革命做出巨大贡献的""你的新根据地就在广东""去划出一片地，再搞一个特区"，都是值得记下的关键词语或词句。只要抓住这些关键词语或词句，并且抓住其相互关系，就能够了解邓小平高瞻远瞩、语重心长的伟人情怀，也能够了解革命家习仲勋勇于担当重任、一往无前的大无畏革命精神。两位无产阶级革命家都具有一个共同点，这就是心系国家、民族、百姓的利益，胸怀"先天下之忧而忧，后天下之乐而乐"的崇高革命理想。

**3. 听深入** 听深入是指在口语交际中，听者要对听到的话语信息迅速作分析与判断，要透过语言表面，能够听出话外之音、言外之意，并且要能够作出积极能动的心理反应。

例如，莎士比亚剧本《雅典的泰门》中这段著名的人物对白。

"黄金呀！闪烁的宝贵的黄金，有了你，黑的会变白，丑的会变美，错的会变对，老的会变幼，怯弱会变勇敢！神呀，这是为什么？为什么你可以引走他身边的牧师和仆人，抽去莽汉头下的枕头？这黄金的奴才，会弥缝宗教，打破宗教，会向奸徒祝福，把癞子变成雅士，使强盗受到册封，受人跪拜，受人颂扬，叫他和元老院议员同席，可以使哀哭绝望的寡妇再嫁，这个被诅咒的东西，这个人类共同的娼妇。"

在这段话里，莎士比亚利用人物对白，运用反话正说的反语方式，揭露了资本主义社会中人与金钱关系的丑态。在那种社会里，金钱至上，左右一切，无所不能。作者将自己的爱憎之情融入人物对白之中，既诙谐又深刻。其语言涉及的中心词语是"黄金"，论述的中心意思也是"黄金"，先褒的是"黄金"，后贬的也是"黄金"。然而贬才是真正的目的所在，作者旗帜鲜明地诅咒了"黄金"！

这就是所谓的"听话听音"。听者在接受话语信息时，要善于发掘隐含信息。因为有的话语直言不讳，言明意显；有的话语弦外有音，言外有意。所以要求听话者要善于揣摩言外之意，还要借助说话者的身份、表情、体态语言等，来理解说话者所要表达的真正意思，把握话语之外隐含的信息。

"听完整""听明白"是"听深入"的基础，"听深入"是"听完整""听明白"高层次要求。只有"听"的基础做好了，"听"的高层次要求才能够实现。

## 三、学习口语交际，重在说话表达

### （一）说话的意义

说话是指人用口头语言进行交流以实现信息传递的本能活动。传递信息有两种语言形式：一是以文字为传递媒介的，称作书面语；另一种是以语音为传递媒介的，称为口语，也叫说话。

说话是人们信息传递最便捷的社会交际手段。有关资料表明，在社会交际活动中，口语的占有率为90%，书面语的占有率为10%。随着科学技术的进步，口语可以被录制、复制、保存，人们可以突破时间和空间的限制而传递口语。"口语现代技术"已经成为"信息革命"的重要内容。因此，人们对口语质量的要求越来越高，对口语的训练越来越重视，对口语性质、功能的认识越来越全面和深入。

社会的快速发展，要求人们必须具有良好的口语表达能力，"口才"现在已经作为选用、聘用人才的重要条件。现代人才观认为，没有口才便不是完美的人才。因此，学好口语，提高说话的能力，就具有重要意义。

## （二）说话的特点

说话是用口头语言传递信息，它与书面语传递信息一样，都是语言活动的形式。但是由于传递媒介的不同，口语具有与书面语不同的特点。

1. 有声性　口头语言主要靠声音，靠每个字的字音、整句话的高低快慢的变化和各种特殊的语调来传递信息。因此，口语是由语音表现的、以音节、词、句构成的达意传情系统。

2. 即时性　口语往往是说话者现想现说，来不及仔细考虑。因此，口语的句子比较短，结构比较简单，甚至不完整，有重复，有脱节，有补充，有插说，有冗余。同时，说出去的话像泼出去的水一样，想收也收不回来。由于说话者具有一定说话节奏，听者往往要紧跟说话者的节奏才行，否则，会对后面的词的声音还没听清楚，前面的词的声音已经消失。这样对说话者来说，就要求尽快把思维转换成语言；对听话者来说，则要求尽快将说话者的话听懂，并且还要记住要点。

3. 情景性　口语是面对面的近距离交往，有特定的情景。在这特定的情景之中，往往一个意思，彼此可以会意。有时说话者只说出个别词就能够代替全句，甚至在交谈中当说不说、沉默不语，也能使对方了解自己的思想和感情。

4. 应变性　口语的内容和交际过程的氛围往往由参与者共同营造和调节，特别是在对话中，例如，聊天、座谈、辩论、质疑、反驳、回答等，由于对方的积极参与，因此，说话者和听话者都可以随机应变，因情制宜，自行调节。

5. 复合性　口语是运用语言因素和非语言因素的复合行为，不仅要借发声器官"说"，而且还经常借助手势、姿态、眼神、表情等非语言因素的帮助，表情达意。这就要求在听别人讲话时，不光要听语音、辨词义，还要察言观色，看对方的动作和表情。因此，说话具有复合性的特点，听人说话也是非要靠眼睛和耳朵等感知器官同时接收信息不可。

## （三）说话的要求

对于说话而言，说得对、说得清、说得好是三点最基本的要求。

1. 说得对　说得对是指说话时语音要准确、语意要正确。

从语音方面来说，要求发音准确，不能让人听误会了。

例如，"吃清炒猪肝"不能说成"吃青草竹竿"。

从语意方面来说，要求说出话的意思要明确，不能产生歧义。话语中有些语句从字面上看是完全相同的，但却有两种或两种以上的意思。在书面语言中，要正确加以理解，必须使用标点符号；而在口语中，可以运用停顿的方式来避免歧义。

例如：

你说/不过他也得说。（两个人都得说）

你说不过他/也得说。（一个人说）

这份报告我写/不好。（不赞成自己写）

这份报告/我写不好。（没有把握）

中国女排大败古巴女排/夺得冠军。（中国队赢了，古巴队输了）

中国女排大败/古巴女排夺得冠军。（中国队输了，古巴队赢了）

**2. 说得清**　说得清是指说话时思路清晰，内容清楚，层次分明。

说话前要考虑说话的中心，并且围绕着中心，理清思路，考虑话怎样开头，中间怎样展开，怎样结尾，做到胸有全局，说话就会自信，就会顺当。

说话时要言之有序，安排好哪些话先说，哪些话后说；哪些话多说，那些话少说；哪些话着重说，哪些话简略说。通过有条理地叙说，显出说话的层次感、条理感、轻重感。

说话的内容要具体，叙述要客观实在，说明要准确正确，议论要有论点论据、抒情要有真情实感，只有这样，说话者才能将内容说得清楚，听话者也才能够听得清楚。有时话语较长，为了说得有条理、听得清楚，说话者可以说话时加上序数词提示。例如，"第一，第二，第三……"或者"首先，其次，再次……"等，先展开，再将各展开的主要意思概括成一句话作结。这样，对于说话者来说，说话有序，内容清楚，层次清晰，轻重有别，显得十分流畅。对于听话者来说，便于把握说话者的说话思维，跟上说话者的说话节奏，听清楚说话者话语中的意思，也便于记忆。

**3. 说得好**　说得好是指说话要讲究艺术，追求好的说话效果。

说话不但要使人听清、听懂，还要使听话人产生共鸣，受到鼓舞。这就要求说话者对说话的对象和语言的形式要进行研究，选择最佳的方案。说话者要针对不同的听话对象，组织得体的话语。所谓得体，就是指说话要适时、适情、适势，一切以适度、适当为原则。话语得体，需要注意三点。

（1）**根据对象说话**　它是指与他人说话要因人而异，根据不同的口语交际对象，选择不同的说话内容、说话方式、说话长短、说话轻重、说话深浅。也就是对不同性别的人要说不同的话，对不同年龄的人要说不同的话，对不同文化程度的人要说不同的话，对不同职业的人要说不同的话，对不同民族的人要说不同的话，对不同心境的人要说不同的话。

（2）**根据场合说话**　它是指与他人说话要因场合而异，根据不同的场合，选择不同的说话内容、说话方式、说话长短、说话轻重、说话深浅，说话是否机密。

同样的话在不同的场合下对同样的人说，所产生的实际效果会不一样。场合有庄重与一般之分，有喜庆欢快与悲痛沉重之分，有正式与非正式之分，有自己熟悉的人与陌生人之分，场合有适宜多说和不适宜多说之分，都需要视不同场合说不同的话。

（3）借助非语言因素说话　　说话者在说话时，可以恰当运用自己的体态、表情，丰富话语内容；说话时的声音，尽量做到和谐悦耳，显现节奏感和音乐美；可以借助修辞手法，增强语言的感染力。

# 第三节　口语交际的能力训练

## 一、搭建口语交际训练平台，创造口语交际训练机会

课堂教学是口语交际能力训练的主阵地，课外练习是课内教学的延续和补充。学生在课堂学到相关的理论知识后，还需要在课后的练习中强化和巩固，这样才能构成完整的教学链。

### （一）利用校内口语交际训练平台

校内口语交际训练平台主要是指在课外活动时间里，学生在学校里借助一些校园文体活动，或者一些校园公益活动，创造出自己与他人进行口语交际训练的条件和机会，并以此为训练平台，训练自己的口语交际技能。

例如，参加专题报告会，报告会临近结束的时候，报告人一般总会留出少许时间主动与参加报告会的学生互动交流，主要针对学生提出的迫切关心的问题，然后分别回答。先提问，后回答，这种一问一答的互动形式，对提问者的语言有一定要求，即要求在较短的有限时间内，能够清楚、鲜明、简要地提出问题。如果能够通过一次又一次的类似活动，把握一次次口语交际训练机会，训练自己的口语，就能使自己的口语交际能力不断提高。

例如，秋季开学时，学校老生参加迎接新生的工作，也可视为是走上了口语交际训练的平台，口语交际训练的机会纷纷而至。老生要为新生服务，为新生解决实际困难，就要借助口语交流。这种口语虽说是通俗、简洁、明了、快速，却依然能够有效地向新生介绍学校的相关情况，帮助新生如愿注册、缴纳学费、落实食宿。在迎新工作中，口语交际训练是随着迎新工作的展开而进行的，实践性很强。只有投入了热情和关爱去工作的人，才能创造更多口语交际的实践机会，才能使自己的口语充满温暖，才会看到口语交际的另一方绽放的笑脸，才会听到口语交际另一方由衷道出的感谢话语。校园里，类似的口语交际训练平台很多，如文艺表演、演讲、体育竞赛、校内公益活动、英语角活动等，只要有人际交往的地方或场合，就会有口语交流，就会成为口语交际训练的平台，就会创造出口语交际训练的机会。充分利用口语交际训练平台，把握口语交际训练的机会，积极参与训练，信心就会增强，口语交际效果就会越来越好，口语交际的能力就会不断提高。

### （二）利用校外口语交际训练平台

校外口语交际训练平台主要是指借助校园以外的某些特殊场合，或场景，有目的地训练口语交际技能。校外口语交际训练平台包括家庭、社会两个方面。

**1. 家庭方面**　家是一个独特的口语交际训练平台，在家里子女总要与父母等家庭成员进行口语交流，实现信息传递、表情达意。

家庭口语交际有可能是单向的，即一方叙说，另一方倾听。例如，在家里子女主动向父母汇报自己在学校的学习情况、向父母叙述自己在学校的见闻。

家庭口语交际也有可能是双向的或多向的，即参与交际的双方或多方都可以互相叙说，都可以互相倾听，也都可以互相询问。例如，家庭成员济济一堂，开始语言交流。父母关心子女在学校的学习情况，因此，父母时而向子女询问，时而向子女叙说，时而倾听子女的话语；儿女时而回答父母的问题，时而倾听父母的话语，时而向父母询问。在这个过程中，既会有一方与另一方的口语交际，也会有一方与另外几方同时作口语交际；既可以紧紧抓住一个话题作口语交际，也可以根据随时转换的话题作口语交际。

充分利用家庭这个特殊的口语交际训练平台，能够使口语交际训练者在自然、轻松的氛围中，言于衷，知无不言，言无不尽。这不仅能够活跃家庭和睦互爱的气氛，让父母开心；而且子女可以借此机会训练口语交际技能，传递信息、交流情感。随着交际时间和次数的增多，训练者的胆量就会增大，信心就会增强，口语交际能力就会不断提高。

**2. 社会方面**　社会是一个无比广大的口语交际训练平台，口语交际训练者要会与形形色色的人交往，面对不同的口语交际对象，说出不同的话语。但只要遵循平等互信这个基本点，无论口语交际的另一方是男还是女，是老还是少，是富还是穷，是贵还是贱，是官还是民，是城市人还是乡下人，是汉族还是少数民族，是中国人还是外国人，是工还是农，是兵还是商，是学生还是教师，都一律平等对待，互敬互信，口语交际就能够有始有终，顺利进行。

## 二、利用口语交际形式，训练口语交际能力

口语交际可分为单向表达、双向沟通和多向交流几种形式。

### （一）自我介绍

自我介绍是指将本人介绍给他人的一种口语交际形式，是一种单向表达形式。在人际交往中，正确地利用自我介绍，不仅可以扩大自己的交际范围、广交朋友，而且还有助于自我展示、自我宣传。有时还可以在交往中消除误会，减少麻烦。

要做好自我介绍，必须把握四个要点。

**1. 把握时机，注意场合**　在生活中，有时会有这种情况出现，自己与一些陌生人同时相处某地的同一场合，需要自己向他人作自我介绍。

例如，应试求学时；在交往中与不相识者相处时；有不相识者表现出对自己感兴趣

时；有不相识者要求自己作自我介绍时；有求于人，而对方对自己不甚了解或一无所知时；旅行途中，与他人不期而遇，并且有必要与之建立临时接触时；自我推荐、自我宣传时；欲结识某些人或某个人，而又无人引见时。

在这些场合，主动自我介绍会对自己有益，必须把握时机，找准时机，用简洁语言将自己的主要信息或愿望通报给对方，以便引起对方注意，获得好感。

**2. 言之有序，语音清晰** 自我介绍的内容一般包括三项：本人的姓名；供职的单位和具体部门；担任的职务和所从事的具体工作。

进行自我介绍时要符合常规，内容具体，层次清楚，展开有序，这样既有助于给人以完整的印象，又可以节省时间，不说废话。除此之外，还须语言清晰，声音洪亮，吐字清楚，节奏感强。

**3. 详略得当，突出重点** 自我介绍时应根据介绍目的、场合及时间要求，确定介绍的内容。凡重要的内容要多说，非重要内容要少说，做到有的放矢，重点突出，轻重有别，目的是让对方了解自己的基本情况、特点和优势，留下良好的印象。

**4. 语言生动，仪态自然** 自我介绍往往是自己在对方面前的初次"亮相"，不仅要求语言自然生动，还要有良好的风度，潇洒大方，彬彬有礼。反之，若目光不定，结结巴巴，手忙脚乱则会为他人所轻视，阻隔彼此间的沟通。

### （二）即席发言

即席发言是指发言者在没有事先准备，或准备时间很短的情况下进行的临场讲话，也称即兴发言。它既属多向表达形式，也属单向表达形式，常用于专门的会议和活动中。其使用范围很广，使用频率也很高。无论是在生活、学习、工作中，还是在社会交际活动中都有可能遇到受人邀请，或因场景激发，来不及深思熟虑就必须做即席发言的情况。

即席发言不可能预先准备发言稿，发言前构思的时间也很短，因而具有一定难度。也正因为这样，它能够给练习者提供口语训练的机会。这种练习可以训练思维与表达能力，展示个性风采，练就出口成章的本领。

即席发言需要把握几个要点。

**1. 围绕主题，边说边想** 发言者需根据会议或活动主旨，迅速构思，在较短时间内确立自己的观点和态度，决定发言的重点。

例如，可以将这次活动或集会的意义和特点、参加活动的动机和感受等作为讲话重点，并随即以此为中心理出几个要点，再分别谈及每个要点。

**2. 充满自信，稳定情绪** 当众讲话常会感到紧张；临场讲话更会紧张。首先，要充满自信，相信自己能够讲好。其次，要稳定情绪，控制语速，把握语言节奏，始终将音高音低、音强音弱、音快音慢、停顿长短控制在合适的水平上。情绪稳定了，发言就会更加自如。

**3. 即境而发，引出话头** 即席发言如果开门见山，直接入题，不仅会让听众感到亲切自然，迅速拉近自己与听众的距离，还能够让会议或活动的进程联系紧密。因此，开头话语入题快速简洁、一语中的是取得即席发言成功的关键，也是能够吸引听众的关键。

例如，恩格斯著名的《在马克思墓前的讲话》开头话语："三月十四日下午两点三刻，当代最伟大的思想家停止思想了。让他一个人留在房里总共不过两分钟，等我们再进去的时候，便发现他在安乐椅上静静地睡着了——但已经是永远地睡着了。"

恩格斯在马克思墓前的讲话，不仅开头点题，一语中的，"停止思想了""他在安乐椅上静静地睡着了——但已经是永远地睡着了"，而且对马克思作了最高评价："当代最伟大的思想家"。其发言简洁而深刻。

**4. 短小精悍，言之有物**　即席发言，一般时间很短，最好能在几分钟内或是不长的时间内说出自己想要表达的意思，提倡快言简语，言之有物，严禁空话赘言，长篇大论；要展现自己的语言特色，即重点突出，角度独特，内容具体，材料新鲜，流畅自然。

### （三）应聘面试

应聘面试是主试者（用人单位的代表）对应试者（经过初步考核的求职者）的口头考核，这是求职过程中最重要的一种考核方式，属于双向表达形式。应聘面试的成绩优劣往往决定应试者是否被录用。

面试时主试者通过向应试者询问，对应试者进行诸如知识与专业水平、思维与表达能力、爱好与特长等方面的考查；应试者以自我介绍和回答提问的方式展示自己的能力与素质，接受主试者的评估与挑选。这个过程中口语是主试者与应试者双方传递信息的最主要方式。

作为应试者，在交流中，始终要信心十足，突出专长，展示个性。

首先，要听清楚主试者的每一句问话，感知其中的话外之意，抓住其中的关键词，快速思考，不要随便打断主试者的问话。

第二，应试者要迅速做出反应。回答问题沉着冷静，充满信心，不卑不亢；要准确、诚实、简练、得体；要观点鲜明，层次清晰，语意连贯。

第三，对主试者的每一个提问最好不要用"是"或"不是"作简单回答，而要争取多说、说好，话意圆满，尽量展示自己的优势所在。不能问而不答，也不能问而乱答。

第四，应试者的语言要有表现力，即语言清楚，语速适中，语调富于变化，并辅以恰当的表情和手势。

应聘面试其实就是对应试者口语交际能力的一次综合检验，这种能力的获得全靠个人平时的学习和训练。如果应试者平时注重知识积累，也注重口语交际训练，那么他就会在应聘面试中获得理想成绩，从而胜出。

# 第四节 普通话水平培训与能力测试

## 一、普通话的定义、特点与说好普通话的意义

### (一) 普通话的定义

普通话是以北京语音为标准音,以北方话为基础方言,以典范的现代白话文著作为语法规范的现代汉民族共同语。它也是不同方言区及国内不同民族之间的通用语言。

### (二) 普通话的特点

普通话具有鲜明的特点,它的声调变化高低分明,音节响亮,节奏感强,语汇丰富精密,句式灵活多样,能适应交际和社会发展的需要。

### (三) 说好普通话的意义

说好普通话,对于中国人来说十分重要。世界上任何一个统一文明的国家都有通用语言,我国也不例外。从中国的历史发展来看,在不同的历史时期,大都是以当时的政治中心所在地的方言为全国的通用语。

新中国成立以后,党和政府重视通用语的推广与普及。《中华人民共和国宪法》规定:"国家推广全国通用的普通话。"2000 年 10 月 31 日第九届全国人民代表大会常务委员会第十八次会议通过,2001 年 1 月 1 日起实施的《中华人民共和国国家通用语言文字法》中再次明确规定:"国家推广普通话,推行规范字。"在法律上保证了普通话的推广和普及。

如今,在中国这个地域宽广、民族众多、方言迥异的国家中,能听会说普通话的人越来越多。普通话已经成为全国各民族的通用语,在国家建设和发展中起到了无法估计的作用。在国际上,普通话就是中国话,并且已经深入人心,普通话在世界文化、经济等各方面的交流中起到了重要的作用。

## 二、普通话水平培训

培训是一种有组织的知识传递、技能传递、标准传递、信息传递、信念传递、管理训诫的行为。教育机构通过教育训练技术手段,让普通话学习者达到一定水平技能的行为,就是普通话水平培训。

参加普通话水平培训,先要学习语音。其中关键是发音练习。对来自方言区的学习者来说,影响普通话发音准确性的原因是受到方言发音的干扰,干扰主要表现在声母、韵母和声调上。纠正的方法是学习与实践。多听、多学、多练是普通话培训的主要方法。

### （一）声母训练

声母中容易混淆的有舌尖前音（平舌音）z、c、s 和舌尖后音（翘舌音）zh、ch、sh。

**1. 利用汉字偏旁类推的方法认定声母**　例如，"章"（zhāng）是翘舌音，由此类推"樟""彰""蟑""障"都是翘舌音；由"成"（chéng）类推，"诚""城"是翘舌音；由"支"（zhī）类推，"枝""肢"都是翘舌音。

**2. 借助声母和韵母的配合规律来区别**　普通话中 ua、uai、uang 三个韵母只跟 zh、ch、sh 拼，不跟 z、c、s 拼，遇到这些韵母的字，声母肯定是翘舌音。

例如，　装（zhuāng）　　　窗（chuāng）　　　霜（shuāng）

　　　　拽（zhuāi）　　　揣（chuāi）　　　衰（shuāi）

　　　　抓（zhuā）　　　欻（chuā）　　　刷（shuā）

### （二）韵母训练

韵母容易混淆的有前鼻音 an、en、in 与后鼻音 ang、eng、ing。区别前、后鼻韵母的方法有：

**1. 利用汉字偏旁类推的方法**　例如，"正"（zheng）是后鼻音，由此可类推"政""整""证""征""症"等都是后鼻音；"真"（zhen）是前鼻音，由此可类推"镇""缜""慎"等都是前鼻音。

**2. 借助声母和韵母的配合规律来区分**　普通话中 d、t 只跟后鼻音 eng、ing 相拼，不跟前鼻音 en、in 相拼。

### （三）声调训练

声调是汉语音节中不可缺少的成分，它同声母、韵母共同构成普通话音节。在不同方言区的人们对话中，声调是最显著的区别特征，也是不同方言区的人们之间理解词义的最大障碍。因此，声调也是学习普通话的语音的重点和难点。

声调训练要领：

阴平调，起音高高一路平；阳平调，由中到高往上升；

上声调，先降后升曲折起；去声调，高起猛降到底层。

标调口诀：

a 母出现莫放过，没有 a 母找 o、e，iu、ui 两韵标在后，i 上标调把点抹，单个元音头上画，轻声音节不标调。

## 三、普通话水平能力测试

### （一）普通话水平能力测试

普通话水平测试是对应试人运用普通话的规范程度的口语考试。全部测试内容均以口头方式进行。普通话水平等级分为三级六等，即一、二、三级，每个级别再分出甲乙两个等次；一级甲等为最高，三级乙等为最低。普通话水平测试不是口才的评定，而是对应试人掌握和运用普通话所达到的规范程度的测查和评定，是应试人的汉语标准语测试。应试人在运用普通话口语进行表达过程中所表现的语音、词汇、语法规范程度，是评定其所达到的水平等级的重要依据。

### （二）普通话水平测试的等级标准

普通话是现代汉语的标准语。它的评定标准由国家语言文字工作委员会和国家教育委员会、广播电影电视部共同颁布，其文件是《普通话水平测试等级标准（试行）》。

普通话水平测试等级标准如下。

一级（标准的普通话）：

一级甲等（测试得分：97～100分）朗读和自由交谈时，语音标准，词语、语法正确无误，语调自然，表达流畅。测试总失分率在3%以内。

一级乙等（测试得分：92～96.99分）朗读和自由交谈时，语音标准，词语、语法正确无误，语调自然，表达流畅。偶然有字音、字调失误。测试总失分率在8%以内。

二级（比较标准的普通话）：

二级甲等（测试得分：87～91.99分）朗读和自由交谈时，声韵调发音基本标准，语调自然，表达流畅。少数难点音有时出现失误。词语、语法极少有误。测试总失分率在13%以内。

二级乙等（测试得分：80～86.99分）朗读和自由交谈时，个别调值不准，声韵母发音有不到位现象。难点音失误较多。方言语调不明显。有使用方言词、方言语法的情况。测试总失分率在20%以内。

三级（一般水平的普通话）：

三级甲等（测试得分：70～79.99分）朗读和自由交谈时，声韵母发音失误较多，难点音超出常见范围，声调调值多不准。方言语调较明显。词语、语法有失误。测试总失分率在30%以内。

三级乙等（测试得分：60～69.99分）朗读和自由交谈时，声韵调发音失误多，方音特征突出。方言语调明显。词语、语法失误较多。外地人听其谈话有听不懂的情况。测试总失分率在40%以内。

### （三）证书

应试者经过测试，即可获得《国家普通话水平测试等级证书》。《国家普通话水平测试等级证书》由国家语言文字工作委员会统一制作。证书内将记录应试者的测试成绩和相应的等级。

1997年出台的《普通话水平测试管理办法（试行）》规定，"普通话水平等级证书有效期为5年"，超过期限将重新考核认定。

2003年修订的《普通话水平测试管理办法》，取消了关于普通话水平等级证书有效期的提法，这就是说，普通话水平等级证书全国通用、无有效期限制。

自 2011 年起，普通话证书样式进行了改版，旧版中包含出生年月，新版取消；旧版无身份证号码，新版增加；新版增加测试时间。均盖有国家语言文字工作委员会公章及测试中心的钢印。并由之前的本状改成纸状，且附有证书外壳。

## （四）各行各业对从业人员普通话水平的等级规定

根据各行业的规定，有关从业人员的普通话水平达标要求如下：

中小学及幼儿园、校外教育单位的教师，普通话水平不低于二级，其中语文教师不低于二级甲等，普通话语音教师不低于一级；高等学校的教师，普通话水平不低于三级甲等，其中现代汉语教师不低于二级甲等，普通话语音教师不低于一级；对外汉语教学教师，普通话水平不低于二级甲等。

报考中小学、幼儿园教师资格的人员，普通话水平不低于二级。

师范类专业以及各级职业学校的与口语表达密切相关专业的学生，普通话水平不低于二级。

国家公务员，普通话水平不低于三级甲等。

国家级和省级广播电台、电视台的播音员、节目主持人，普通话水平应达到一级甲等，其他广播电台、电视台的播音员、节目主持人的普通话达标要求按国家广播电影电视总局的规定执行。

话剧、电影、电视剧、广播剧等表演、配音演员，播音、主持专业和影视表演专业的教师、学生，普通话水平不低于一级。

公共服务行业的特定岗位人员（如广播员、解说员、话务员等），普通话水平不低于二级甲等。

普通话水平应达标人员的年龄上限以有关行业的文件为准。

## （五）普通话水平测试大纲

《普通话水平测试（PSC）大纲》由国家语言文字工作委员会颁布，是进行普通话水平测试的全国统一大纲。普通话水平测试试卷内容全部来自大纲。

## （六）普通话水平测试试卷

普通话水平测试试卷由四个测试项构成，总分为 100 分。

第一，读单音节字词 100 个，限时 3 分 30 秒，占 10 分。目的考查应试人普通话声母、韵母和声调的发音。

第二，读双音节词语 50 个，限时 2 分 30 秒，占 20 分。目的是除了考查应试人声、韵、调的发音外，还要考查上声变调、儿化韵和轻声的读音。

第三，400 字短文朗读，限时 4 分钟，占 30 分。目的是考查应试人使用普通话朗读书面材料的能力，重点考查语音、语流音变、语调等。

第四，说话，时间 3 分钟，占 40 分。目的是考查应试人在无文字凭借的情况下说普通话所达到的规范程度。

### （七）普通话水平测试的评分标准

**1. 读单音节字词 100 个**　排除轻声、儿化音节。

目的：考察应试人声母、韵母、声调的发音。

要求：100 个音节里，每个声母出现一般不少于 3 次，方言里缺少的或容易混淆的酌量增加 1~2 次；每个韵母的出现一般不少于 2 次，方言里缺少的或容易混淆的韵母酌量增加 1~2 次。字音声母或韵母相同的要隔开排列。不使相邻的音节出现双声或叠韵的情况。

评分：此项成绩占总分的 10%，即 10 分。读错一个字的声母、韵母或声调扣 0.1 分。读音有缺陷每个字扣 0.05 分。一个字允许读两遍，即应试人发觉第一次读音有口误时可以改读，按第二次读音评判。

限时：3 分钟。超时扣分（3~4 分钟扣 0.5 分，4 分钟以上扣 0.8 分）。

读音有缺陷指读单音节字词和读双音节词语两项记评。读音有缺陷在 1 项内主要是指声母的发音部位不准确，但还不是把普通话里的某一类声母读成另一类声母，比如舌面前音 j、q、x 读得太接近 z、c、s；或者是把普通话里的某一类声母的正确发音部位用较接近的部位代替，比如把舌面前音 j、q、x 读成舌叶音；或者读翘舌音声母时舌尖接触或接近上腭的位置过于靠后或靠前，但还没有完全错读为舌尖前音等；韵母读音的缺陷多表现为合口呼、撮口呼的韵母圆唇度明显不够，语感差；或者开口呼的韵母开口度明显不够，听感性质明显不符；或者复韵母舌位动程明显不够等；声调调形、调势基本正确，但调值明显偏低或偏高，特别是四声的相对高点或低点明显不一致的，判为声调读音缺陷；这类缺陷一般是成系统的，每个声调按 5 个单音错误扣分。如果读单音节字词和读双音节词语两项里都有同样问题的，两项分别都扣分。

**2. 读双音节词语 50 个**

目的：除考察应试人声母、韵母和声调的发音外，还要考察上声变调、儿化韵和轻声的读音。

要求：50 个双音节可视为 100 个单音节，声母、韵母的出现次数大体与单音节字词相同。此外，上声和上声相连的词语不少于 2 次，上声和其他声调相连不少于 4 次；轻声不少于 3 次；儿化韵不少于 4 次，词语的排列要避免同一测试项的集中出现。

评分：此项成绩占总分的 20%，即 20 分。读错一个音节的声母、韵母或声调扣 0.2 分。读音有明显缺陷每次扣 0.1 分。

限时：3 分钟。超时扣分（3~4 分钟扣 1 分，4 分钟以上扣 1.6 分）。

读音有缺陷所指的除与 1 项内所述相同的以外，儿化韵读音明显不合要求的应列入。

读单音节字词和读双音节词语两项测试，其中有一项或两项分别失分在 10% 的，即前者题失分 1 分，或后者题失分 2 分即判定应试人的普通话水平不能进入一级。

应试人有较为明显的语音缺陷的，即使总分达到一级甲等也要降等，评定为一级乙等。

**3. 朗读**　朗读从《测试大纲》第五部分朗读材料（1~60 号）中任选。

目的：考查应试人用普通话朗读书面材料的水平，重点考查语音、连读音变（上声、"一"、"不"），语调（语气）等项目。

计分：此项成绩占总分的 30%。即 30 分。对每篇材料的前 400 字（不包括标点）做累积计算，每次语音错误扣 0.1 分，漏读一个字扣 0.1 分，不同程度地存在方言语调一次性扣分（问题突出扣 3 分；比较明显，扣 2 分；略有反映，扣 1.5 分），停顿、断句不当每次扣 1 分，语速过快或过慢一次性扣 2 分。

限时：4 分钟。超过 4 分 30 秒以上扣 1 分。

说明：朗读材料（1~50）各篇的字数略有出入，为了做到评分标准一致，测试中对应试人选读材料的前 400 个字（每篇 400 字之后均有标志）的失误做累积计算；但语调、语速的考查应贯穿全篇。从测试的要求来看，应把提供应试人做练习的 50 篇作品作为一个整体，应试前通过练习全面掌握。

**4. 说话**

目的：考查应试人在没有文字凭借的情况下，说普通话的能力和所能达到的规范程度。以单向说话为主，必要时辅以主试人和应试人的双向对话。单向对话：应试人根据抽签确定的话题，说 4 分钟（不得少于 3 分钟，说满 4 分钟主试人应请应试人停止）。

评分：此项成绩占总分的 30%，即 30 分。

（1）语音面貌占 20%，即 20 分。其中档次为：一档 20 分语音标准；二档 18 分语音失误在 10 次以下，有方音不明显；三档 16 分语音失误在 10 次以下，但方音比较明显；或方音不明显，但语音失误大致在 10~15 次；四档 14 分语音失误在 10~15 次，方音比较明显；五档 10 分语音失误超过 15 次，方音明显；六档 8 分语音失误多，方音重。

语音面貌确定为二档（或二档以下）即使总积分在 96 以上，也不能入一级甲等；语音面貌确定为五档的，即使总积分在 87 分以上，也不能入二级甲等；有以上情况的，都应在等内降等评定。

（2）词汇语法规范程度占 5%。计分档次为：一档 5 分词汇、语法合乎规范；二档 4 分偶有词汇或语法不符合规范的情况；三档 3 分词汇、语法屡有不符合规范的情况。

（3）自然流畅程度占 5%，即 5 分。计分档次为：一档 5 分自然流畅；二档 4 分基本流畅，口语化较差（有类似背稿子的表现）；三档 3 分语速不当，话语不连贯；说话时间不足，必须主试人用双向谈话加以弥补。

# 第六章 常见应用文写作

## 第一节 应用文写作的基本理论

### 一、应用写作与应用文的含义

应用写作是写作家族中的一个重要分支。它十分重要，已经成为当代社会人们的共识，因为日常生活、工作、学习都离不开应用写作。叶圣陶《关于作文教学》写道："人在生活中在工作中随时需要作文，所以要学作文。在从前并不是人人需要，在今天却人人需要。写封信，打个报告，写个总结，起个发言稿，写一份说明书，写一篇研究论文，诸如此类，不是各行各业的人经常要做的事吗？"世界上很多发达国家的高等学校都把大学生和博士生的应用文写作能力作为必须考查的内容。德国的写作教材练习项目绝大多数是调查报告、事件报道、科技说明、会议记录、演讲提纲、新书介绍、商品广告等。日本的写作教材有不少是训练学生写书信、日记，写调查报告、研究报告、实验报告等。目前，美国各综合大学与理工医农院校普遍开设应用写作课，设硕士、博士学位。在我国，应用写作是公务员考试和各行各业公开招聘考试不可缺少的一个科目。

什么是应用写作呢？顾名思义，就是应用文写作，即以实用为目的的写作。它是一种写作实践活动，是一种行为过程，是写作学的一个重要分支学科。

什么是应用文？应用文是党政机关、社会团体、企事业单位和个人、家庭，在日常工作、学习和生活中用来办理公私事务，经常使用的具有某种惯用体式和直接实用价值的文书，是应用写作实践活动的成果，是单位正常运转、人与人相互交往不可缺少的工具。

### 二、应用文的分类

对于应用文的分类，由于依据的标准不统一，使用者众多，目前学术界存在较大分歧，大致可分为以下几类。

**1. 根据使用者和用途分类** 可分为公务应用文和私人应用文。党政机关、社会团体、企事业单位用来处理公务的文书是公务应用文，即公务文书，如通知、通报、请示等；个人、家庭用来处理私事的文书即私人应用文，也就是私人文书，如遗嘱、自传、日记等。

**2. 根据形成和使用的公务活动领域分类** 可分为通用公务文书和专用公务文书。

通用公务文书是指各级各类党政机关、社会团体、企事业单位在公务活动中普遍使用的公务文书。专用公务文书是指一定行业的业务机关、专门的职能机关、组织在业务范围内，依据特殊需要专门使用的公务文书，又称之为专业文书，如司法文书、财务文书、医药工作文书（护理记录、病程记录——病历）。

**3. 根据管理工作的性质和公务活动的内容分类**　可分为通用法定公文和通用事务文书。

通用法定公文是指 2012 年中共中央办公厅、国务院办公厅印发的《党政机关公文处理工作条例》中规定的决议、决定、命令、公报、公告、通告、意见、通知、通报、报告、请示、批复、议案、函、纪要共计 15 种公文。公文又称作法定公文，在口语表达中，人们常把公文称作文件，有时也称作"红头文件"，说明公文与其他公务文书在文本格式上的特有性。通用事务文书是指各行业管理和处理日常事务普遍使用的文书，如常用事务文书、社交礼仪文书等。

法定公文的分类：

（1）**根据公文的行文关系和运行方向分**　可分为上行文、平行文和下行文三类。

①上行文：是下级机关向上级机关报送的公文，包括请示、报告等。

②平行文：是同级机关或不相隶属的机关之间来往联系的公文，主要是函、议案。

③下行文：是上级机关向下级机关下达的公文，如命令、通知、通报、批复等。

（2）**根据公文的机密程度和阅读范围分**　可分为公布公文、内部公文和机密公文三大类。

①公布公文：指内容不涉及秘密、可以对外公开发布的公文，主要有对外公开公文和限国内公开公文两种。

②内部公文：指内容不宜对社会公开，只限于机关内部使用的公文。

③机密公文：指内容涉及国家秘密，泄露出去会使国家的安全和利益遭受损害的公文。根据其内容涉及国家秘密的程度，以及泄露后将给国家带来的损害程度，机密公文可分为秘密、机密、绝密三类。

（3）**根据办理时限分**　可分为平件、急件和特急件。

（4）**根据公文的来源分**　可分为收文和发文。

## 三、应用文的特点

在各类文体中，每一类文体既有一般文章的共同属性和特点，也都有其各自的"个性"特征。曹丕在《典论·论文》中将当时各类文章归为八体，并提出"夫文体同而末异。盖奏议宜雅，书论宜理，铭诔尚实，诗赋欲丽"，言简意赅地道出了各类文体特有的风格。应用文具有突出的特点。

### （一）目的的实用性

实用是应用文的最显著和最基本的特点，也是应用写作应遵循的首要原则。其实用性可直接从写作效用上体现出来。应用文是依据公务活动或办理私事的实际需要，为处理工作中和生活中的实际问题、为达到某一具体目的而撰写的，具有直接参与组织、指导管理工作的作用，是实现有效管理的手段和组成部分。所以应用文的写作要把握实用性原则，须用才写，写必有用。

### （二）对象的明确性

应用文往往有明确的受文对象或特定的读者、读者群，它的读者对象是十分明确和具体的。如《护士守则》，其对象、适用范围十分明确具体，护理人员必读。公文行文时就对读者对象有了明确的限定，不是谁都可以读、可以看的。上行公文是写给上级部门的领导看的，如请示、报告等。

### （三）内容的真实性

应用文无论处理公务或私事都要讲求实事求是，绝不能弄虚作假，虚构编造，否则信息就会失真，价值就会丧失，甚至会给社会造成损害。真实是应用文的生命。因此写作应用文一定要坚持实事求是的原则，要严格忠实地反映客观事物的本来面貌。做到观点正确、鲜明；情况、数据、细节都必须真实准确，一是一，二是二；不允许移花接木，更不允许凭空想象，无中生有。

### （四）明确的工具性

应用文是信息传递的一种重要载体，一种基本工具，在社会政治、经济、文化、科技乃至日常生活各方面发挥工具作用。尤其是公文，它是各级各类党政机关、社会团体、企事业单位等行使管理职能和业务职能的重要工具，是为国家政务、社会公务和公众事务服务的。

### （五）使用的时效性

应用文一般都是针对某一具体事项或具体问题而写作的，时间规定得很严格也很具体。作用时间是有限的，即只在一定时期内产生效用，超过时限便失去作用。例如：会议通知，超过会议召开的时间，通知就失去了效用。应用文的时效性主要表现在三方面：快写、快发、快办。有些应用文正是由发文日期来表示它的生效期限或正式执行的日期，有的应用文还明确规定了有效期限。因此，写作应用文一定要及时，在一定时限内完成写作任务，否则就会延误工作，甚至给工作造成损失。

### （六）格式的模式性

应用文在长期的使用过程中，经过人们的不断改进与完善，逐步形成了相对固定的文本格式和语言表达方式。它们有大体相同或相近的体式，有约定俗成的语言句式、词语，规范化的行文格式。公文的格式要求更为严格，《条例》和《国标》对公文的版式和公文体式作了明确规定。当然，公文格式的这种规范性、模式性有利于加强对公文的科学管理，提高公文写作质量和公文处理效率，更有效地发挥公文的作用。因此，写作应用文时，必须遵循惯用的格式，公文写作必须遵循中共中央办公厅、国务院办公厅等主管部门的有关规定，做到规范化、制度化、标准化。

# 第二节　应用文写作训练

## 一、通知

### （一）通知的概念

通知"适用于发布、传达要求下级机关执行和有关单位周知或者执行的事项，批转、转发公文"。

在国家党政机关、人民团体、企事业单位的公务活动中，通知起着连接上下、联系内外的多方面的作用。它可以用于传达上级机关的指示，可以用于要求下级机关办理某一事项，也可以用于告知下级机关需要知道的事项，因此，它具有"传达"和"领导"的作用。它又可以用于批转下级机关的公文，因而它又具有"桥梁"和"纽带"的作用。它在发挥上述四种作用的同时，又必然具有"记载"和"凭证"作用。但在这些用途中，它主要用于"传达"和"告知"，因此，它应属传达性或告晓性公文。

### （二）通知的特点

**1. 运用广泛，使用频率高**　这是通知的主要特点。①在发文机关方面，不受级别限制，上至最高的党政机关，下至基层单位都可以用通知行文。②它的行文路线限制不严，主要用于上级机关对下级机关、组织对所属成员的下行文，但平行机关之间、不相隶属的机关之间也可使用通知知照有关事项。③在内容方面，大到全国性的重大事项、行政法规，小到单位内部告知一般事项，都可用通知行文。

**2. 具有明显的时效性**　通知事项一般是要求立即办理、执行或知晓的，不容拖延。有的通知如会议通知等，只在指定的一段时间里有效。

**3. 具有指导性**　通知在发布规章、布置工作、转发文件时，都明确阐述处理问题的原则和具体措施、方法，如需要做什么事、怎么做、达到什么要求等。这说明通知具有指导功能。一部分通知对下级或有关人员有约束力，起指挥指导作用；另一部分通知则主要起知照作用。

### （三）通知的分类

**1. 工作通知**　用于直接发布行政法规和对下级某项工作的指示、要求。带有强制性、指挥性和决策性。凡是上级机关对下级机关、单位，就某项工作或某方面工作发出指示、提出要求、做出安排，不宜采用命令和指示行文时，就可以使用这种通知。

**2. 会议通知**　召开会议的通知是会议通知。这是通知中应用广泛、内容单一、格式简单的一类，以下行为主，也可平行。

**3. 批转、转发、发布性通知**  批转、转发有关文件和发布规章的通知是批转、转发、发布性通知。上级机关转发下级的文件，可用批转性通知；下级机关照转上级文件，同级或不相隶属的机关之间转发文件，均可用转发性通知。发布规章的通知根据不同情况，可以分为发布、印发（公布）两种。一般说来，公布比较重要的规章用发布，公布一般性的、暂行或试行的规章用印发。

**4. 任免通知**  任免聘用干部的通知是任免通知，用于任免干部、聘用有关人员。

**5. 事项通知**  公布某些专门事项的通知是事项通知。这类通知主要起知照性作用，设置机构、启用印章、更正文件、迁址办公等专门事项，均用这类通知。

### （四）通知的构成要素与写法

通知一般由标题、主送机关、正文、落款和成文时间组成。

**1. 标题**  通知的标题一般有两种写法：一是"发文机关＋事由＋文种"，如《某某大学关于本年度科研成果评奖的通知》。二是"事由＋文种"。如果通知的内容紧急或重要，可在标题中"通知"两字前加上"紧急"或"重要"两字，如《某某省关于抗震救灾的紧急通知》。

批转、转发、发布公文的标题有三种：①"发文机关、（关于）转发、原文标题、文种"，如《某某市人民政府办公室转发市卫生局等部门关于农村卫生机构改革与管理的实施意见的通知》。②省略发文机关。标题可拟为"转发、原文标题、文种"，如《转发黄河水利委员会关于激励创新办法的实施细则（试行）的通知》。③替代法。可用发文字号作为新拟标题的事由。如《转发监察部监发〔2004〕2号文件的通知》。

写作批转、转发、发布性标题要特别注意：①转发上级机关、平级机关或不相隶属机关的公文，应该用"转发"，转发下级机关的公文时，应该用"批转"。②被转的公文是通知，只需保留一个"通知"，其他的"通知"一律去掉。这类标题主要有两部分，即"（发文机关）转发＋（始发机关）原通知标题"。直接将某市人民政府关于转发《省政府关于转发〈人事部关于某同志恢复名誉的通知〉的通知》，写成《某市人民政府转发人事部关于某同志恢复名誉的通知》。若最早的文件为其他文种，标题中不可将其省略，如《某县政府转发中共中央关于加强党的执政能力建设的决定的通知》。③如果是多层转发的公文，可以省去中间过渡的机关，直接转始发文机关及其原通知标题，在正文中说明转发情况。如《广州市人民政府办公厅转发国务院办公厅转发国务院体改办等部门关于城镇医药卫生体制改革的指导意见的通知》，应改为《广州市人民政府办公厅转发国务院体改办等部门关于城镇医药卫生体制改革的指导意见的通知》。④除法规、规章名称加书名号外，转发的其他公文一律不加书名号。

**2. 主送机关**  主送机关即被通知的单位或个人，写在正文首行顶格。普发性通知，可以省略主送机关。

**3. 正文**

（1）**工作通知**  这类通知的正文包括通知缘由、通知事项、通知要求。通常采用总分条式结构。

通知缘由或介绍背景，分析形势；或肯定成绩，指出问题；或说明依据，阐明发通知的目的、意义、指导思想。这部分一般不宜写得过详过细。

通知事项是这类通知的主要部分，要写明做什么、怎么做，即写明工作任务、原则规定、执行要求、具体措施、注意事项等。

通知要求是通知的结尾部分。以要求、希望来结束全文，是这类通知写法上的一个特色。有的通知不写这部分，通知事项言尽文止。

（2）会议通知 这类通知分两种，一种是比较简单的会议，它的事项不大，涉及的单位特定，只需把开会的议题、时间、地点、出席人员等交代清楚即可。另一种是较为复杂的会议通知，它的内容事关重大，会期较长，参加人员较多，组织准备工作也较复杂，应具体写明以下内容。

①召开会议的目的、主持单位和会议名称。

②会议内容。

③会议安排。

④与会人员范围。

⑤与会要求：如入场凭证，报到时间及地点，与会者须携带的有关会议材料，与会人员要做的准备工作等。

会议通知要提前发文，以便有关人员做好准备。

（3）批转、转发、发布性通知 批转、转发性通知正文包括两个部分：批转、转发对象和批注意见。批转、转发对象要写明批转、转发文件名称及原发文单位；批注意见则写明对所批转、转发文件的态度、意见和执行要求。

发布规章的通知正文写法比较简单，一般写上"现将《某（规章名称）》印发给你们，望认真贯彻执行"即可。有的还要写明批准、通过的依据、时间、形成或生效日期，有的简要写明规章的基本精神和贯彻执行的原则意见。

（4）任免通知 写法简单，一般不说明原因，只交代任命某人担任某职务或免去某人某职务即可。

（5）事项通知 公布某些专门事项，先写缘由，后写告知的具体事项，直陈其事即可。

**4. 落款** 发文机关和成文时间可写在全文末尾的右下方，如果已在标题中写了发文机关名称，这里有印章，发文机关的名称可以省略不写。

**5. 成文时间** 成文时间一律使用阿拉伯数字。

【例文 1】

## 关于举办公文处理和公文写作高级研修班的通知

为认真贯彻执行中办《党的机关公文处理条例》和国务院发布的《国家行政机关公文处理办法》，提高有关领导和办公室人员公文处理和公文写作能力，更好地适应办公室工作规范化、制度化、科学化的新要求，我中心经与某某市委办公室商议，拟自

2013 年 4 月起连续在某某市举办"高级研修班"，现将有关事项通知如下。

一、研修主题

办公室公文处理和公文写作规范化。

二、主要内容

1. 《中国共产党机关公文处理条例》、国务院发布的《国家行政机关公文处理办法》专题讲座。
2. 公文处理规范化。
3. 公文写作规范化。
4. 当前秘书工作发展的形势、任务和要求。
5. 现代秘书工作网上办公。

三、开班时间

第一期 2013 年 4 月 23～27 日。
第二期 2013 年 5 月 21～25 日。
第三期 2013 年 6 月 25～29 日。

四、参加对象

1. 各级党委、政府办公厅（室）有关领导及文秘工作人员。
2. 国有大型企业办公室领导及文秘工作人员。
3. 事业单位、社团组织办公室领导、文秘及业务人员。

五、主讲教师

1. 中央国家机关有关公文写作、公文处理的领导与专家。
2. 有关高等院校、研究机构专门从事公文教学和研究的教授。

六、费用标准

1. 培训费：600 元/人，主要用于授课费用、教学场地租金、教学器材、教材费用及其他会务开支；
2. 食宿统一安排，费用自理；教学实习自愿参加，费用另收。

七、承办单位和报名方法

三期研修班均由某某市委办公室承办。

报名人员请认真填写好《报名回执表》，并于 2013 年 3 月 30 日前寄到或传真至市委办公室。

邮编：541000

联系电话：0773 - 2828575　0773 - 2848567（兼传真）

联系人：

八、培训报到地址

某市委办公室，即：某市榕湖南路5号漓江村酒家。

联系电话：0773 - 2861985

某秘书科学技术研究中心 联系人：

联系电话：010 - 68929792（兼传真）

附件：全国公文处理和公文写作高级研修班报名回执表

某秘书科学技术研究中心办公室<br>2013 年 3 月 8 日

【例文简析】

这是一则典型的会议通知。标题是公文式标题；因是普发性通知，所以可省略主送机关；正文由召开会议的目的和召开会议的有关事项两部分组成，其中事项部分写得详细具体，清晰明确，既为与会者提供了方便，又体现了会议通知的写作特点。

【例文 2】

## 某中医药高等专科学校关于印发 2012 年安全应急演练方案的通知

学校各部门：

现将《某中医药高等专科学校 2013 安全应急演练方案的通知》印发给你们，请各部门结合实际情况，认真贯彻执行，切实抓好应急演练工作落实。

特此通知。

附件：《某中医药高等专科学校 2013 安全应急演练方案的通知》

某中医药高等专科学校<br>2013 年 4 月 25 日

【例文简析】

这是一则印发（转发）性通知，正文先写明转发文件的名称，接着表明对转发文件的态度、意见以及执行要求。行文条理清楚，简明扼要。

【例文 3】

## 关于组织报名参加 2015 年四川大学华西医院护理规范化培训的通知

2012 级普通大专护理专业同学：

为了方便同学们参与四川大学华西医院护理规范化培训，学校教务处将组织四川大学华西医院 2015 年护士规范化培训培训招生集体报名工作，现将有关事项通知如下：

1. 请有意者查看华西医院报名通知，下载并填写报名表。

2. 按报名通知要求将相关资料于 2014 年 12 月 20 日前用邮政专递寄回学校，也可以面交教务处实践教学科（教学南楼 109 室）。咨询电话 0816 - 2380211。

3. 报名同学成绩单的打印与盖章，就业推荐表中的辅导员和系部已经及盖章等环节将由教务处统一办理。

4. 逾期不予办理。

特此通知

某学校教务处（印章）

2014 年 12 月 4 日

【例文简析】

这是一则事项通知，先写缘由，后写告知的具体事项，直陈其事，简明扼要。

## 二、计划

### （一）计划的概念

计划是党政机关、社会团体、企事业单位和个人，为了实现某项目标或完成某项任务而事先做的安排和打算。计划是计划类文书的统称。计划对实现工作目标和完成工作任务具有重要作用，它是领导指导工作的重要手段，也是建立正常工作秩序，提高工作效率的重要前提，还是检查工作、总结经验的重要标准。

### （二）计划的特点

1. **具有预见性** 计划是先于要进行的实践活动制定的，必须对未来工作中可能发生的问题有充分的估计，提出科学的、切实可行的方案。正因为计划具有预见性、设想性，所以，在执行计划时，也必须视实际情况，相应对计划进行调整。

2. **具有可行性** 为了实现预期的目标，必须有切实可行的措施和方法，计划必须切合实际情况，保证目标的实现。

3. **具有指导性** 计划一经制定，就要对完成任务的实际活动起到指导作用和约束作用。工作的开展、时间的安排等，都必须按计划严格执行。

（三）计划的分类

根据不同的标准，计划可分为不同的种类。

**1. 根据内容分类**　有学习计划、生产计划、工作计划、科研计划等各种专项计划。

**2. 根据写作方式分类**　有条文式计划、表格式计划、文表结合式计划。

**3. 根据性质和用途分类**　计划可以分为以下类型。

（1）规划、纲要　是时间较长、范围较广、内容比较概括的长远计划，其中纲要更原则、更概括，常常是对工作方向、目标提出纲领式的计划。如《四川省儿童发展纲要》《中国教育改革和发展纲要》。

（2）要点　是一种粗线条式、提纲式的计划，常用于领导机关，如《四川省人民政府 2003 年工作要点》。

（3）设想、打算　一般是初步的、预备性的，或者非正式的计划，设想涉及比较长一段时期的工作，打算则是短期的，如《某县小城镇建设初步设想》。

（4）方案　是从目的、要求、工作方式方法到工作步骤一一对专项工作作出全面部署与安排的计划，如《某市旧城改造方案》。

（5）安排　是短期内对范围较小、内容单一的工作进行具体布置的计划。

（6）意见　作为一种计划时，它是对下级就某一阶段的工作提出指导性或建议性的计划。

计划可用于各种情况、各种场合。但从时间角度来区分，长远的（两三年以上）计划用规划；中期的（一年左右）用计划；短期的则用安排。从机关单位的层级区分，领导机关常用要点、意见；基层单位常用计划。从领导机关下达计划的性质来区分，指令性强的计划常用计划、方案；偏重指导性、建议性的则常用意见。

（四）计划的写法

一般来说，计划要写明目标和任务、措施和办法、步骤和时间、检查和督促等内容，即做什么、怎么做、什么时候做、检查做得怎样，也就是任务、措施、完成时间、督查统称为计划的四要素。

计划的写作形式共有三种：条文式、表格式和文表结合式计划。

这里重点阐述条文式计划的写作。

计划的结构一般由标题、正文、落款构成。

**1. 标题**　标题一般由四个要素组成：单位名称、适用时限、计划内容和计划种类，如《某大学 2000 年招生工作计划》。有时候，标题也省略其中的某些要素，或省略时限，或省略单位，或省略单位和时限，如《某公司接待方案》《1990～1995 年城市规划》《毕业生分配工作的计划》。

**2. 正文**　正文是计划的主体部分，具体内容，一般由前言、目标和任务、措施和步骤以及结尾构成。

前言简要概括基本情况，并指出制订计划的政策依据以及要努力达到的目标。

目标和任务是计划的核心内容，提出工作任务以及要达到的数量和质量的指标。一般采用分条列项的方式，用小标题或者序号标明层次，然后逐项写出具体任务和具体目标。

措施和步骤是完成任务的保证，措施要具体，分工要明确，步骤要有序，条理要清楚。

时间安排应当具体，到什么时间，要完成哪些任务，都要一一说明。

结尾可以提出号召和希望，激励大家为实现计划而努力；可以简要强调任务的重点和工作的主要环节；可以说明注意事项，分析实施计划中可能出现的问题和遇到的困难，提醒大家防患于未然。有的计划也可不写结尾，而把督促检查的要求作为结尾。

3. 落款　写明制订计划的单位（标题中已标明单位的这里也可不写）和日期。有的还在落款之后注明报送单位。

### （五）计划写作的注意事项

1. 从实际出发，统筹兼顾　无论是撰写长期计划还是短期计划，都必须从实际出发；要充分分析客观条件，所撰写的计划既要有前瞻性，又要留有余地，使计划执行者通过一番努力就能够完成。事关全局性计划，还应该把方方面面的问题考虑周全，计划分解到部门，要处理好大计划与小计划之间关系、整体与局部的关系，做到统筹兼顾。

2. 突出重点，主次分明　一段时间内要完成的事情很多，先做什么，后做什么，主要做什么，次要做什么，必须有重有轻，有先有后，点面结合，有条不紊，这样才有利于工作的全面开展，达到事半功倍的效果。

3. 目标明确，步骤具体　计划的目标必须明确，才会使执行者明确努力的方向、步骤和进程，才有利于实施和检查。

【例文 1】

# 某县 2007 年艾滋病防治工作计划

艾滋病的传播和蔓延已经给家庭、社会和经济发展造成严重危害和潜在威胁。为了认真贯彻实施《艾滋病防治条例》和《某县防治艾滋病战略规划（2003—2010）》，落实艾滋病防治工作各项任务，有效预防艾滋病的传播和蔓延，特制订本工作计划。

一、指导思想

坚持预防为主、防治结合的方针，动员各部门配合和社会参与，采取主动监测和有效预防的方法，加大宣传，正确引导，创造良好的防治环境；有效预防艾滋病病毒在特殊人群和一般人群中的传播，降低艾滋病发病率，保障人民群众身体健康。

二、工作目标

建立政府领导、多部门合作、社会参与的艾滋病预防和控制体系；逐步建立健全防治艾滋病的有关制度和宣传教育、卫生保健、监测管理及跟踪服务等相结合的工作网络，减少艾滋病病毒感染相关疾病的发病、死亡和艾滋病病毒感染对个人、家庭、社会带来的影响。

### 三、工作内容

#### （一）健全领导体制，建立有效机制

根据《艾滋病防治条例》，各级政府切实将艾滋病防治工作纳入重要议事日程，加强领导，统筹协调，制订具体防治目标和行动计划并纳入政府目标管理考核。

各相关部门根据各自的职能，明确分工，落实责任，密切配合，加强相互间的协调，加强对基层的指导；定期组织开展艾滋病防治工作的督察，对因领导不力、措施不当、隐瞒疫情、玩忽职守造成严重后果的，要按《艾滋病防治条例》有关规定严肃追究责任。

#### （二）加大宣传力度，普及防治知识

一是宣传部门对全县艾滋病防治宣传工作进行统一部署，通过广播、电视等宣传媒体，有计划、有步骤地开展经常性的艾滋病防治知识宣传教育；二是在公共场所（包括候车室、酒店、宾馆、娱乐场所等）设置艾滋病防治和无偿献血知识宣传教育专栏，摆放宣传教育资料；三是在县党校开设防治艾滋病健康教育和无偿献血知识讲座，普通中学在教学计划中要有艾滋病防治和无偿献血知识内容；四是对有高危行为的被监管人员和入监犯人开展艾滋病、性病知识讲座；五是充分利用"三下乡"，在农村开展艾滋病防治知识宣传工作，做到乡乡有音像宣传品，村村有宣传挂图，户户有宣传手册；六是做好农民工预防艾滋病的宣传教育工作。

#### （三）强化防治措施，实施综合治理

1. 加强疫情监测和检测。一是实施艾滋病自愿免费血液初筛检测和相关咨询。县疾病预防控制中心要加强艾滋病疫情监测，开展高危人群和出入境人员的艾滋病疫情监测，力求准确掌握艾滋病病毒感染者和患者数量、疫情变化情况和流行趋势。二是加强实验室网络建设，不断完善 HIV 初筛实验室。

2. 加强告知和跟踪管理。卫生、公安等部门要密切配合，加大对艾滋病感染者的告知力度，发现一例，告知一例。同时，加强对感染者的跟踪管理，定期进行随访，随时掌握感染者的状况，并提供医学咨询，积极救治患者。

3. 干预高危行为。某县人民医院初步建立美沙酮维持治疗试点门诊，利用治疗门诊开展健康教育、咨询、抗病毒治疗监督服药等相关服务。扩大安全套推广项目覆盖面：于今年起开展安全套推广工作，动员社会力量参与，培训各级人员，提高工作能力，深入娱乐服务场所和男同性恋者活动场所，开展以推广安全套为主的综合干预措施，对新发现的艾滋病病毒感染者提供免费的安全套。

4. 阻断母婴传播。按照卫生部制定的《关于预防艾滋病母婴传播工作实施方案（试行）》要求，开展预防艾滋病母婴传播工作。县妇幼保健机构和医疗服务机构主动与疾病预防控制机构密切配合，落实各项活动。为当年到医院分娩的孕产妇和婚前保健人群提供预防艾滋病母婴传播的健康教育和免费咨询、检测服务。对查出阳性、继续妊娠并分娩的孕产妇提供免费抗病毒药物阻断，对阳性孕妇住院分娩给予补助，对所生婴儿提供免费抗体筛查和确认检测，为艾滋病病毒抗体阳性孕产妇及所生婴儿提供随访服务，至婴儿满 18 个月（随访次数应达孕产妇 2 次、婴儿 5 次）。

5. 杜绝医源性传播。卫生行政部门要根据《中华人民共和国传染病防治法》《中华人民共和国献血法》和《血液制品管理条例》，加强对无偿献血工作的组织和领导，会同红十字会等社会团体，动员全社会健康适龄人员积极参加无偿献血，提高无偿献血率。同时对所有临床用血进行艾滋病病毒检测，确保临床用血安全。要积极推广使用一次性注射器、输液器，做好一次性医疗、卫生用品用后销毁和有关重复使用的医疗器械的消毒工作，防止艾滋病医源性传播。

6. 落实"四免一关怀"

（1）根据卫生部和国家中医药管理局联合下发的《关于艾滋病抗病毒治疗管理工作的意见》，抗病毒治疗以社区和家庭治疗为主。在我县开展免费抗病毒治疗工作，通过对医疗卫生人员的培训和提供抗病毒药物等相关服务，提高抗病毒治疗的能力。为患者提供免费的抗艾滋病病毒治疗药物，切实提高他们的生活质量。

（2）要将经济困难的艾滋病患者及其家属纳入政府救助范围，按有关社会救济政策的规定，给予必要的生活救济，并通过多种形式和渠道，解决艾滋病患者遗孤免费义务教育问题。同时，要积极扶持有生产能力的艾滋病病毒感染者和患者从事力所能及的生产活动，增加其收入。

7. 加大经费投入。县财政要加大对艾滋病防治工作的经费投入，加强艾滋病防治能力建设，保证必要的药品采购、健康教育、行为干预、人员培训、疫情监测、防治能力建设和患者救治的经费，并加强对艾滋病防治经费的管理和使用的监督检查，确保专款专用，提高资金使用效率。

【例文简析】

这是一份条文式专项工作计划。开头指出了制订这项工作计划的根据是《艾滋病防治条例》和《某某县防治艾滋病战略规划（2003—2010）》，并提出了计划总体目标——有效预防艾滋病的传播和蔓延。然后明确了本年度两个具体工作目标：建立政府领导、多部门合作、社会参与的艾滋病预防和控制体系；逐步建立健全防治艾滋病的有关制度和宣传教育、卫生保健、监测管理及跟踪服务等相结合的工作网络，减少艾滋病病毒感染相关疾病的发病、死亡和艾滋病病毒感染对个人、家庭、社会带来的影响。此后从三个方面陈述了一年来计划要开展的主要工作内容——健全领导体制，建立有效机制；加大宣传力度，普及防治知识；强化防治措施，实施综合治理。此计划将实施措施贯穿于具体工作内容之中。整个计划目标明确，条理清晰。

### 三、总结

#### （一）总结的概念

总结是单位或个人对前一阶段的实践活动进行回顾、检查、分析和研究，找出经验教训和规律性的认识，以指导今后实践的一种事务文书。

#### （二）总结的特点

总结的目的是要通过实践，提高认识，掌握事物的发展规律，指导今后的实践活动。总结具有如下特点。

**1. 实践性** 总结是人们自身实践的本质的反映。它要求内容真实，完全忠实地反映自身的实践活动。总结中的材料只能来自自身的实践，不能东拼西凑、添枝加叶；总结的观点不能是外加的漂亮标签、任意拔高的思想，只能是从自身实践运动中抽象出来的认识和规律；总结一律采用第一人称写作。

**2. 理论性** 总结是人们对客观事物规律的认识的反映，是一种理论认识，它不是对工作实践作简单的复制，而是对实践的本质的概括。它不只反映工作做得"怎么样"，而且还阐明"为什么做得这样"。它要对工作中的成功与失败、成绩与问题分析研究，把感性认识上升为理性认识，提炼出规律性的东西，以便正确认识把握客观事物。

**3. 指导性** 总结着眼于未来，通过总结把握事物的规律性，从而提高对今后工作、学习等活动的预见性与主动性，使工作、学习上一个新台阶。总结若不指导以后的实践，就没有其存在价值。所以指导性是总结的生命。

**4. 群体性** 除个人总结外，总结必须有群众基础，无论哪一个部门、哪一个单位的总结，都要集中群众的意见，依靠群众的智慧来写；要反映群众的工作实践，反映群众创造的成绩、经验。

#### （三）总结的种类

总结一般可分为以下几种。

**1. 根据性质分类** 可分为综合性总结和专题性总结。综合性总结又称全面总结，是对本组织一定时期内工作的全面总结。专题性总结也称单项总结，是对某一项工作或某一个问题的总结。

**2. 根据内容分类** 可分为工作总结、思想总结、学习总结和生产总结等。

**3. 根据范围分类** 可分为地区总结、部门总结、班组总结和个人总结等。

**4. 根据时间分类** 可分为年度总结、季度总结和月份总结等。

#### （四）总结的结构与写法

总结的结构由标题、正文、落款三部分组成。

**1. 标题**　标题必须准确、简洁，一般有以下几种写法。

（1）四项式标题　即单位＋时限＋事项（事由）＋文种，如《某医院 2010 年度护理工作总结》；也可以省略单位或时限，成为三项式或两项式标题，如《2001 年创卫工作总结》《某某县民政局扶贫助残工作总结》《"扫黄""打非"专项斗争工作总结》。不能将标题写为《某某公司总结》《2009 年总结》《总结》之类。

（2）新闻式标题　常用于专题总结。可以是单标题，如《放手发展多种经营，努力增加农民收入》《防范"非典"蔓延，保障人民健康和安全》。但更多地采用双标题，正题突出中心，副题说明单位、时限、事由、文种，如《振兴蚕业，以蚕富农——某县蚕丝公司科技扶贫工作总结》《一本书一页纸一句话——职业技能考证学习方法浅谈》。

（3）公文式标题　少数总结特别是专题总结也采用了这种标题形式，如《某市人民政府关于抓好"创卫"工作的总结》《某医院关于 2003 年开展岗前培训工作的总结》。

**2. 正文**　正文由开头、主体和结尾三个部分组成。

（1）开头　总结的开头要简明扼要，紧扣中心，有吸引力。常采用概述式、结论式、提示式、对比式、提问式等几种方式。

（2）主体

①做法、成绩与经验：这是总结的主要内容。要写明做了哪些工作，采取了哪些措施、方法和步骤；有什么效果，取得了哪些成绩，取得成绩的主客观原因是什么；哪些做法是成功的、行之有效的，有什么经验和体会。这些内容中，做法、成绩是基础材料；经验体会是总结的重点，在全文中占有主导地位。

这部分内容一般比较丰富，写作中要处理好主次详略的关系。那些关键性的、有创造性的做法要介绍得具体清楚，突出经验体会要重点阐明。其他内容则可写概括、简单一些。

②问题与教训：要写出工作中存在的问题与不足以及给工作带来的影响、造成的损失；分析出现问题、失误的主要原因及由此得出的教训。不同的总结对这部分内容的轻重处置不同，比如着重反映问题的总结，就要把这部分作为重点。

正文通常采用纵式和横式两种形式来组织材料，安排结构。

横式结构一般按"情况—成绩—经验—问题—意见"或者"主旨—做法—效果—体会"的顺序，分成几个大部分，依次来写。为了做到眉目清楚，每个部分可用小标题，或者用序号列出。这种结构容量较大，眉目清楚，头绪分明，适用于大型总结、全面总结。

纵式结构一般上按时间顺序和工作进程，划分成几个阶段来写。每个部分把各阶段的工作情况、经验教训结合在一起来写。

纵式和横式综合交叉的结构方式。这种结构形式较为复杂，常用于时空变化较大、内容丰富、篇幅较长、层次较多的应用文。需要注意的是一篇总结的整体结构只能以一种结构方式为主，要么是以纵式结构为主，以横式结构为辅；要么是以横式结构为主，以纵式结构为辅。

（3）结尾　结尾是今后的工作设想和努力方向。这是在总结经验教训的基础上，针对工作的实际问题，提出改进措施、今后打算、努力方向，或者说明工作发展趋势、展望工作前景、提出新的目标。

**3. 落款**　写明总结单位和成文时间。

### （五）总结的注意事项

**1. 材料要充分**　充分占有材料是写好总结的前提和基础。必须尽可能地收集概况材料、典型材料、背景材料、数字材料和群众反映。同时，应对所得材料加以核实，以确保总结的真实性。

**2. 分析要客观**　这包含三层意思：一是要立足客观现实，从事实中分析归纳出观点，观点要有材料支撑。二是要把客观规律，由表及里，科学分析，把握普遍性、必然性、规律性的东西；总结不是"材料汇编"，不是"工作流水账"，探求规律才是其关键和根本目的。三是要进行辩证思考，"一分为二"，既要总结成绩，又要正视问题，不回避、不遮掩，为今后工作找到动力和方向。

**3. 语言要得体**　总结要恰如其分地反映事物的特征和本质，语言以平实朴素为上，尽可能用事例、数据说话，切忌华而不实。总结采用第一人称写作，是自我评价，因此措辞语气要恰当，不夸饰，不渲染。人们常以谈"体会"替代介绍"经验"，用"一定"修饰已取得的成绩等，可资借鉴。当然也不能谦虚过度，给人"作假"之感。

【例文】

## 我是如何完成毕业实习的

毕业实习是临床教学中的一个很重要的阶段，作为一个护校学生如何能较好地完成毕业实习呢？经过六个月的实习，我总结出"三熟悉"和"三勤"两点经验。

### 一、"三熟悉"

**1. 熟悉环境**　这是我到科室后的首要任务。每轮转到一个科室，除了听取带教老师介绍情况外，自己还要多听多看，勤走勤问，有重点地了解所在科的治疗范围、各班次的工作程序及护理常规，还要熟悉各类药品、器械、急救用品和被服等用物的放置地点，有些物品还应细致了解。例如，在看药柜时，不仅要注意口服药、外用药及注射用药的配备和放置的地点，还要记住哪些是专科用药，哪些是普通常用药。这样就能为以后的工作，尤其是为抢救工作做好准备。

**2. 熟悉带教老师**　目的是为了充分发挥自己的主动性，学习更多的新知识。临床带教老师一般来说对同学都是认真负责的，但也有因怕出事故而不愿意带学生的老师。这样的老师对实习学生往往不放心，示教多，放手让学生自己操作少。遇到这种情况，我首先特别注意虚心学习，对不懂的问题决不装懂，对似懂非懂的问题也不凭想象办事，而是诚恳地向老师请教，自觉地接受老师的监督。其次，在执行操作时，我都认真做到"三查""七对"，尽量把工作做好，使老师放心，争取尽快独立操作。有的老师愿意找学生"跑腿",我就利用这种机会,开阔眼界,增长知识。例如,我到检验科去取特殊试管时,就注意了解这项检查的目的,为什么要用特殊试管,以及检查的正常值和意义等,这样既完成了"跑腿"的任务,又增长了新的知识。熟悉带教老师的特点及教学方法,适应不同的带教方法,这对于完成好自己的实习任务是很重要的。

3. **熟悉患者病情** 这是责任心问题,也是做好护士工作的先决条件。在实习中,我经常阅读病历,了解治疗和手术方案,并细致观察病情,掌握第一手资料,以便在护理及治疗时,心中有数。有一次,我护理一位持续高热的患者,在为他擦背更换衣服时,听他说两耳后有些不适。我便根据几天来所了解的有关他的病情、用药及化验等情况进行分析,怀疑他是并发腮腺炎,随即报告给带教老师。经医生进一步检查,证实他确实患了腮腺炎,这就找到了高热的原因,从而及时地给予处理。我觉得只有深入了解病情,才能切实做好护理工作。

二、"三勤"

1. **勤练习** 练是提高技术的关键,由于实习时间短,所以自己要善于寻找更多的操作机会。每次值晚班后,我就在科里休息,以便在第二天早上可以参加一些早晨的护理操作。在多练的同时,我还注意总结经验。例如静脉穿刺技术,我要求自己能每扎一针有一针的体会,把课堂上讲的、老师的示范和自己的操作结合起来。我的几个老师,有的喜欢从血管侧面进针,有的喜欢从血管上进针,也有的喜欢用持针器。出于责任心,她们都热心地为我纠正动作,结果哪种方法我都掌握不好。后来,我选定了自己比较熟悉的一种方法,重点练习。有了一定的经验后,再学习其他方法,使自己技术过硬。

2. **勤复习** 从外科转到妇产科实习,虽然基本操作相同,但我对专科护理技术很生疏。我就迅速把《妇产科学及护理》复习了一遍,重点熟悉产科护理,使自己能理论联系实际,尽快掌握实习内容。从此以后,每轮转到一个新科室之前,我都有针对性地复习所学的理论,为实习做好准备。

3. **勤总结** 我们实习时,每个月轮转一个科室,时间很短。我不仅努力学习,使自己尽快熟悉新科室的工作,还注意及时总结实习经验。在外科,我根据自己的体会、老师的教导及学过的理论知识,写出了食管癌及肺叶切除的术后护理体会。在内科写了尿毒症、肺心病等重症护理的体会。这样,进一步提高了自己的理论水平及实际操作能力。

护理工作是一门科学,表面上看来似乎不难掌握,但要做好却远远不是半年或十个月的实习就能达到的。我感到任重而道远,在实习时必须加强自己的责任心和事业心,不但要虚心学习老师的长处,还应注意纠正一些不正规的操作方法,使自己毕业后能为护理工作的发展贡献力量。

【例文简析】

这是一篇实习经验总结,属于个人总结。本文结构清晰,观点明确,材料具体,条理清楚。在内容上,作者总结的"三熟悉""三勤"经验,很有现实意义,具有"理论性""实践性""指导性"。

## 四、求职信

### （一）求职信的含义

求职信也称自荐书（信），是求职者向用人单位和评审人介绍自己的有关情况，表明求职意图，以谋求工作或职务的一种书信体文书。应聘信也就是求职信。略有区别的是，狭义的应聘信往往指直接针对用人单位招聘广告而写成的求职信。

求职信在我国已有悠久的历史，在现在使用更为频繁。好的求职信，能给用人单位留下良好的第一印象，有利于达到谋求职位的目的。

### （二）求职信的特点

求职信作为求职者自我推荐的一种手段，在形式和内容上有别于一般书信，其特点主要表现为针对性、自荐性和个性化。

**1. 针对性**　写求职信的目的是向收信者寻求工作岗位和职务。因此，必须针对求职目标，针对雇主的需求和心理，把握书信的内容和行文方式。

**2. 自荐性**　求职信本身就是自我推荐，要想通过一封信使本来对自己一无所知的用人单位产生录用意向，写作者就要善于推荐自己、表现自己，应恰如其分地向对方介绍自己的成绩、特长和优势，甚至个性，展示自己胜任工作的能力。

**3. 个性化**　用人单位可能会在一段时间接到一大批求职信，竞争相当激烈，要想通过求职信脱颖而出，必须通过个性化的求职信给对方留下深刻的印象，以引起用人单位的注意。

### （三）求职信的写法

通常情况下，求职信的构成主要包括标题、称谓、正文、结尾、署名、日期和附件几个方面的内容。

**1. 标题**　可在第一行正中写求职信、自荐书或者致某某的自我推荐信，字号要略大些。

**2. 称谓**　在标题下一行顶格写收信单位或领导人姓名。求职信若是写给国有企事业单位，通常称谓写单位名称或单位的人事处；若是写给民营、私营或合资独资企业，称谓则一般写公司领导或人事部负责人，称呼一般是姓名加职务，如某某公司领导、某某经理等，也可以称某某先生、某某女士等。为了郑重和尊重，可加上"尊敬的"等一类敬语。

**3. 正文**

（1）**开头**　因为是给陌生的领导写信，一般用"感谢您在百忙之中阅读这封求职信"这样的话为开头。当然也可以自己设计一些有创意的开头，这样可以使阅信人眼前一亮，留下一个较好的第一印象。

（2）**本人基本情况简介**　包括姓名、性别、年龄、政治面貌、学历、职称等。

（3）陈述自荐的理由和求职目标　①说明为什么应聘。对此，要得体、中肯地列举用人单位的优点以及吸引人的地方，表达自己对加盟到该单位的渴望，以赢得单位的好感。②要说明自己的条件、能力，表达对胜任工作的信心，可以列举自己的专长和曾经获得过的成绩、荣誉等，增强对方的信任感。③要说清自己希望承担什么工作。应说明所应聘的专业与岗位，但无须过于具体，太具体了容易缩小求职范围，要有一定的回旋余地，以便使相类似的工作也有中选的可能。

4. 结尾　结尾也就是结束语，包括自己的态度与决心以及祝颂语等。求职信的结尾可以以诚恳的态度表达自己希望被择优录用的愿望，如"希望领导给我一次面试的机会""盼望答复""静候佳音"等。最后以简洁的祝颂语结束。

5. 署名和日期　直接写上自己的姓名和日期。同时，要认真写明自己的详细通讯地址、邮政编码和联系方式等，以方便用人单位联系。

6. 附件　求职信一般要和有效证件的复印件一同寄出，如学历证、职称证、获奖证书、身份证等复印件，并在正文左下方一一注明。特别要注意的是，附件不宜过多，应选择最有说服力的材料作为附件。

【例文 1】

## 求职信

尊敬的领导：

　　您好！

　　我叫某某，是某大学某系的一名学生，将于 2012 年 7 月毕业。

　　某大学是我国某某人才培养基地，具有悠久的历史和优良的传统，并且素以治学严谨、育人有方而著称。在这样的环境下，无论是知识能力还是个人修养方面，我都受益匪浅。

　　四年来，在老师的严格教育及个人的努力下，我掌握了扎实的专业基础知识，系统掌握了某某、等有关理论，熟悉涉外工作常用礼仪，具备较好的英语听说读写等能力，能熟练操作计算机办公软件。同时，我利用课余时间广泛地涉猎多个领域，不但充实了自己，也培养了自己多方面的技能。更重要的是，严谨的学风和端正的学习态度塑造了我朴实、稳重、创新的性格特点。

　　此外，我还积极参加各种社会活动，抓住每一个机会锻炼自己。大学四年，我深深地感受到，与优秀学生共事使我在竞争中获益；向实际困难挑战，让我在挫折中成长。祖辈教会了我勤奋、尽责、善良、正直，大学培养了我实事求是、开拓进取。我热爱贵单位所从事的事业，殷切希望能够在您的领导下，为这一光荣的事业添砖加瓦，并在实践中不断学习、进步。

　　最后，请接受我最诚恳的谢意。

　　祝贵单位事业蒸蒸日上！

落款（姓名）
年　月　日

附件：1. 毕业证
　　　2. 获奖证书
　　　3. 执业资格证
　　　4. 发表的论文
联系地址：　市　　路　　号
邮政编码：
联系电话：

【例文简析】

在这封求职信中，求职者首先从自己就读的学校谈起，良好的学习氛围首先就让人倍感信任。紧接着，着重突出自己在思念学习生活中的成绩和心得，突出自己能够符合用人单位的要求，能够胜任所应聘的岗位。最后以礼貌而真诚的话语结束，态度诚恳，语言得体。

【例文2】

## 应聘信

某先生：

您好！

我叫李燕，是某大学护理专业毕业生。在某招聘网上看到了贵单位的招聘信息后，对比各方面条件，我觉得自己能胜任妇产科护士一职，请允许我向您毛遂自荐。

一、我具有护理专业本科学历，护理学学士学位，并于2010年考取了护士资格证，系中共党员。

二、我有两年在妇产科实习和工作的经历，大四时在二甲医院某医院实习一年，毕业后又在三甲医院某医院工作一年。

三、我在大学时担任系宣传部长一职，有较强的沟通能力和亲和力。

四、我具有较强的工作责任心和服务意识，在学校学习和在医院实习、工作中均受到过好评。

五、我身体健康，能吃苦耐劳，服从工作安排。

结合贵单位的招聘信息，我觉得自己能胜任也非常热爱这份工作。当然，我初涉世事，某些方面还不成熟，但我将正视自己的不足，并以自己的谦虚、务实、稳重来加以弥补，不断完善、充实、提高自己。我期盼能有一片扬我所长的天地，我将为之奉献我的青春、智慧与汗水。希望能得到面见您的机会。

祝您工作愉快，也祝贵单位的事业蒸蒸日上。

落款（姓名）
年　月　日

附件：
    1. 毕业证
    2. 获奖证书
    3. 执业资格证
    4. 发表的论文

联系地址：县　　路　　号
邮政编码：
联系电话：

【例文简析】

这是根据用人单位招聘条件写的条文式应聘信，把招聘单位所需要的条件一一罗列出来，并把相关的证明材料作为附件来证明自己能够胜任该项工作。在结尾的时候以谦恭的态度表示自己渴望得到这份工作和不断学习进取的意愿。整篇求职信简单、直接，让人一目了然。

（四）注意事项

1. 内容要简短。切忌长篇大论，篇幅在 600 字左右（附件除外）。

2. 态度真诚，语言得体。介绍情况做到不卑不亢，既不过于谦卑，妄自菲薄，也不过于高傲。

3. 富于个性化，有针对性。善于换位思考，从用人单位的角度出发考虑问题，有针对性地提供自己的背景材料，表现出独到的智慧和才干。

4. 文面整洁规范，语句顺畅，字迹工整。洁净秀丽的字体本身就是一封最好的"介绍信"，容易给人留下良好的第一印象。

（五）写作求职信的技巧

1. 以"情"感人　一是把握用人者的心理，用真情感动对方；二是寻找共同点，引起共鸣。

2. 以"诚"动人　求职信的"诚"主要表现在"诚意"和"诚实"。

3. 以"美"迷人　这里的"美"是指语言要写得文情并茂，要饱含感情，可适当地选用一些谦词、敬词，以表达和谐、亲切、相互尊重之意；要善于运用成语和口语，使语言表达更凝炼、形象。

# 附录一　简繁字对照表

本表收录中国文字改革委员会自 1956 年以来公布的四批简化字，共 517 个。

凡简化字与繁体字都见于古代，而在意义上或用法上有所不同的，本表后面另附有说明，以供查阅。

本表按拼音字母顺序排列。

[A]　爱愛　碍礙　袄襖

[B]　罢罷　摆擺襬　办辦　板闆　帮幫　宝寶　报報　备備　笔筆　币幣　毕畢
　　　毙斃　边邊　变變　标標　表錶　别彆　宾賓　卜蔔　补補

[C]　才纔　参參　惨慘　蚕蠶　仓倉　层層　产産　搀攙　谗讒　馋饞　尝嘗
　　　偿償　厂廠　长長　彻徹　陈陳　尘塵　衬襯　称稱　惩懲　迟遲　齿齒
　　　冲衝　虫蟲　丑醜　筹籌　处處　触觸　出齣　础礎　刍芻　疮瘡　辞辭
　　　从從　聪聰　丛叢　窜竄

[D]　达達　带帶　担擔　胆膽　单單　当當噹　档檔　党黨　导導　灯燈　邓鄧
　　　敌敵　籴糴　递遞　淀澱　点點　电電　垫墊　冬鼕　东東　冻凍　栋棟
　　　动動　斗鬥　独獨　断斷　对對　队隊　吨噸　夺奪　堕墮

[E]　恶惡噁　尔爾　儿兒

[F]　发發髮　范範　矾礬　飞飛　奋奮　粪糞　坟墳　丰豐　凤鳳　妇婦　复復
　　　複覆　麸麱　肤膚

[G]　盖蓋　干幹乾　赶趕　个個　巩鞏　沟溝　构構　购購　谷穀　顾顧　刮颳
　　　关關　观觀　广廣　归歸　龟龜　柜櫃　过過　国國

[H]　汉漢　号號　轰轟　后後　护護　壶壺　沪滬　画畫　划劃　华華　怀懷
　　　坏壞　欢歡　环環　还還　会會　秽穢　汇匯彙　伙夥　获獲穫

[J]　几幾　机機　击擊　际際　剂劑　济濟　挤擠　积積　饥饑　鸡雞　极極　继繼
　　　家傢　价價　夹夾　艰艱　荐薦　坚堅　歼殲　监監　茧繭　舰艦　鉴鑒　拣揀
　　　姜薑　将將　奖獎　浆漿　桨槳　酱醬　讲講　胶膠　借藉　阶階　节節　疖癤
　　　洁潔　尽盡儘　紧緊　仅僅　进進　烬燼　惊驚　竞競　旧舊　举舉　剧劇
　　　据據　惧懼　卷捲　觉覺

[K]　开開　克剋　垦墾　恳懇　夸誇　块塊　矿礦　亏虧　困睏　扩擴

[L]　腊臘　蜡蠟　来來　兰蘭　拦攔　栏欄　烂爛　劳勞　痨癆　乐樂　类類
　　　累纍　垒壘　里裏　礼禮　丽麗　厉厲　励勵　离離　历曆歷　隶隸　俩倆

帘簾　联聯　恋戀　怜憐　炼煉　练練　粮糧　两兩　辆輛　了瞭　疗療
辽遼　猎獵　临臨　邻鄰　灵靈　龄齡　岭嶺　刘劉　浏瀏　龙龍　楼樓
娄婁　录錄　陆陸　虏虜　卤鹵滷　卢盧　庐廬　泸瀘　芦蘆　炉爐　乱亂
罗羅囉　屡屢　虑慮　滤濾　驴驢

[M]　迈邁　买買　卖賣　麦麥　蛮蠻　么麼　霉黴　蒙濛懞矇　梦夢　弥彌瀰
　　　面麵　庙廟　灭滅　蔑衊　亩畝

[N]　难難　恼惱　脑腦　拟擬　酿釀　镊鑷　宁寧　农農

[O]　欧歐

[P]　盘盤　辟闢　苹蘋　凭憑　朴樸　扑撲

[Q]　齐齊　气氣　启啓　岂豈　千韆　迁遷　签簽籤　牵牽　墙墙　蔷薔　枪槍
　　　乔喬　侨僑　桥橋　壳殼　窍竅　窃竊　亲親　寝寢　庆慶　穷窮　琼瓊
　　　秋鞦　区區　趋趨　权權　劝勸　确確

[R]　让讓　扰擾　热熱　认認　荣榮

[S]　洒灑　伞傘　丧喪　扫掃　啬嗇　杀殺　晒曬　伤傷　舍捨　摄攝　沈瀋
　　　审審　渗滲　声聲　胜勝　圣聖　绳繩　湿濕　适適　时時　实實　势勢
　　　师師　寿壽　兽獸　数數　术術　树樹　书書　帅帥　双雙　松鬆　苏蘇囌
　　　肃肅　虽雖　随隨　岁歲　孙孫

[T]　态態　台臺檯颱　摊攤　滩灘　瘫癱　坛壇罎　叹嘆　誊謄　体體　条條
　　　粜糶　铁鐵　听聽　厅廳　头頭　图圖　团團糰

[W]　袜襪　洼窪　万萬　弯彎　网網　为爲　伪僞　韦韋　卫衛　稳穩　务務
　　　无無　雾霧

[X]　牺犠　系係繫　戏戲　习習　吓嚇　虾蝦　献獻　咸鹹　显顯　宪憲　县縣
　　　向嚮　响響　乡鄉　协協　写寫　胁脅　泻瀉　亵褻　衅釁　兴興　选選
　　　旋鏇　悬懸　学學　寻尋　逊遜

[Y]　压壓　亚亞　哑啞　艳艷　严嚴　盐鹽　厌厭　养養　痒癢　样樣　阳陽
　　　尧堯　钥鑰　药藥　叶葉　爷爺　业業　医醫　义義　仪儀　艺藝　亿億
　　　忆憶　隐隱　阴陰　蝇蠅　应應　营營　拥擁　佣傭　踊踴　痈癰　优優
　　　犹猶　邮郵　忧憂　余餘　御禦　吁籲　郁鬱　与與　誉譽　屿嶼　远遠
　　　园園　跃躍　云雲　运運　酝醖

[Z]　杂雜　赃臟　灶竈　凿鑿　枣棗　斋齋　战戰　毡氈　赵趙　这這　折摺
　　　征徵　症癥　证證　郑鄭　只衹隻　帜幟　职職　致緻　制製　执執　滞滯
　　　质質　种種　众衆　钟鐘鍾　肿腫　昼晝　朱硃　筑築　烛燭　专專　庄莊
　　　壮壯　装裝　妆妝　状狀　桩樁　准準　浊濁　总總　纵縱　钻鑽

# 说　明

[C]　才纔——才，始，僅；又才能。纔，僅。二字本通用；但才能的才，绝不可
与纔通用。

冲衝——冲的意义是幼小，空虚；用作动词时表示一直向上（冲天）。衝的意义是突击、衝撞；用作名词时表示交叉路口。这两个字在古书里一般是区别得很清楚的。

丑醜——二字古不通用。丑是地支名。醜是醜恶的醜。

出齣——齣是近代产生的字，来历不明。

[D] 淀澱——淀，浅水泊。澱，沉澱，滓泥。

斗鬥——斗，升斗。鬥，鬥争。

[F] 发發髮——發，發射，出發。髮，头髮。

范範——范，姓。範，模範。

丰豐——丰，丰满，丰采（风采，风度）。豐，豐富。二字在古书里一般不通用。丰字比较罕用。

复復複覆——反复的復本作复，但是復和複、覆并不是同义词。複只用于重複和複杂的意义；復字等于现代的"再"，它不表示複杂，一般也不用作形容词来表示重複。覆用于覆盖、颠覆的意义，而这些意义绝不能用復或複。

[G] 干幹乾——干是干戈的干，读 gān，与读 gàn 的幹没有什么关系。乾枯的乾和干戈的干也绝不相通。乾枯的乾，近时有人写作乾，但古书中没有乾字。特别应该注意的是乾坤的乾（qián），读音完全不同，规定不能简化为干。

谷穀——谷，山谷。穀，百穀（稻麦等）。二字不通用。

[H] 后後——后，君王，皇后。後，先後。有些古书曾经以后代後，但用得很不普遍，後代一般不再通用。至于君王、皇后的后，则绝不写作後。

画畫，划劃——古代计畫的畫不写作劃。劃是后起字，并且只表示锥刀劃开。划是划船的划（也是后起字），与计畫的畫更是没有关系。

汇匯彙——匯，匯合。彙，种类。

伙夥——伙，伙伴，傢伙。夥，很多。

获獲穫——獲，獲得。穫，收穫。二字不通用。

[J] 几幾——几是几案的几。幾是幾何的幾。二字绝不相通。

饥饑——饥，饥饱。饑，饑馑。上古一般不相通，后代渐混。

价價——价，善。價，價格。二字不通用。

荐薦——说文解字："荐，席也"；又："薦，兽之所食草。"二字古通用，都有重复、陈献、推荐等义。

借藉——借，借贷。藉，凭藉。二字一般不通用。注意：狼藉的藉（jí）不能简化为借。

尽盡儘——盡，完全，竭盡。儘，达到极限。儘是后起字，本写作盡。

卷捲——卷，卷曲；又书卷。捲，收捲。上古捲多写作卷。

[K] 克剋——克，能，胜。剋，剋制。

夸誇——夸，奢侈，夸大，自大。誇，大言，自大。在自大、夸大的意义上，二字古通用。

困睏——困，劳倦，穷困。睏是困的后起字，专用于劳倦的意义。

[L] 腊臘——腊（xī），乾肉。臘，阴历十二月。

蜡蠟——蜡，即蛆；又音 zhà，古祭名。蠟，油脂中的一种，蠟烛。

累纍——累，积累，牵累，缠缚。纍，连缀，缠缚。在"缠缚"这个意义上，二字古通用。

里裏——里，乡里。裏，衣内。《诗经·邶风·绿衣》："绿衣黄裏"；内，左传僖公二十八年："表裏山河。"二字古不通用。

历曆歷——歷，经歷。曆，曆数。曆歷一般是有分别的。在古书中，曆数的曆可以用歷，但经歷的歷绝不用曆。

帘簾——帘，酒家帜（后起字）。簾，门簾。

了瞭——了，了解。瞭，眼睛明亮。后来又有双音词"瞭望"。

[M] 么麼——么（yāo），幺的俗体，细小，与麼没有关系。

蒙濛懞矇——蒙，披盖，遭受。濛，微雨的样子。懞，懞懂，不明白。矇，矇矓，眼力不好。

弥彌瀰——彌，满，更。瀰，瀰漫，水大的样子。

面麵——面，脸部。麵（麪的后起字），粮食磨成的粉。二字不通用。

蔑衊——蔑是蔑视的蔑。衊是诬衊的衊。

[N] 宁寧——宁是贮的本字，与寧没有关系。

[P] 辟闢——辟，法，刑，君。闢，开闢。二字上古曾经通用，后代不通用。

苹蘋——苹，草名，蒿的一种，《诗经·小雅·鹿鸣》："食野之苹"；又同萍。蘋，草名，一名田字草；蘋果的蘋是后起字，旧写作蘋。

凭憑——憑依的憑本作凭，又作冯、凴。

[Q] 气氣——依文字家说，氣本作气，但是现在简化为气的字，一般古书都写作氣。

启啓——开啓的啓本作启。

千韆——千，数目。韆，鞦韆。

签簽籤——簽与籤意义相近，但簽押不能作籤押；竹籤、牙籤不能作竹簽、牙簽。

秋鞦——秋，四季中的第三季。鞦，鞦韆。

[S] 舍捨——舍，客馆，居室；又放弃。捨，放弃。捨本作舍。

沈瀋——沈，沉（chén）的本字；又沈（shěn），姓。瀋，汁；又地名（瀋阳）。

适適——适，读 guā，《论语》有南宫适，人名。適，到［某地］去，正巧。

术術——术（zhú），原写作朮，植物名，有白朮、苍朮，与術不相通。

松鬆——松鬆古代不同音。松，松树。鬆，鬆紧。

[T] 台臺檯颱——这四个字的意义各不相同。台（yí），我；又三台（tái），星名。臺，楼臺。檯（后起字），桌子。颱，颱风。

[W] 网網——网是網的本字。

无無——二字古代通用，但一般只写作無。

[X] 系係繫——这三个字意义相近，上古往往通用。后代逐渐分工，世系、系统、

体系作系，关系和"是"的意义作係，缚的意义作繫。

咸鹹——咸，皆。鹹，鹹淡。不通用。

向嚮——嚮与向意义相近，但嚮導不作向導。在上古，嚮可通響，向不通響。

岬嶭——二字古代通用。

[Y] 痒癢——痒，病。《诗经·小雅·正月》："癙忧以痒。"在这个意义上，痒癢不相通。

叶葉——叶（xié），同协，"叶音""叶韵"。叶与葉音义皆不同。

踊踴——二字古代通用。

余餘——余，我。餘，剩餘。二字不通用。

御禦——御，驾驭车马。禦，阻当，防禦。

吁籲——吁（xū），叹声，"长吁短叹"。籲（yù），呼，"籲天""呼籲"。

郁鬱——二字古不同音。郁郁，有文采的样子；馥郁，香气浓。鬱，草木丛生；又忧鬱。按郁鬱有相通之处，但忧鬱的鬱绝不作郁。

与與——赐與的與本作与。

云雲——依《说文解字》，云是雲的本字。但是在古书中，云谓的云和雲雨的雲已经有了明确的分工，绝不相混。

[Z] 折摺——二字古不同音，亦不通用。折，折断，屈折。摺，摺叠。

征徵——二字古不同音。征，行，征伐，征税。徵，徵召，徵求，徵信。按：只征税的意义古书偶然用徵，其余意义都不相通。特别要注意的是宫商角徵羽（五音）的徵，读音是 zhǐ，不能简化为征。

症癥——症（zhèng），病症。癥（zhēng），癥结。

只祇隻——只，语气词，这个意义不能作祇或隻。只在中古以后与祇通，表示"单只"的意思。副词只与量词隻在古书中绝不通用。

致緻——緻是密的意思："细緻"；古与致通。当然，这只是说用緻的地方可以用致，不是说用致的地方可以用緻。

制製——制，制裁，法度，君命。製，製造。製造的意义在古代也可以用制。

钟鐘鍾——鐘，乐器。鍾，酒器；又聚，《国语·周语》："泽，水之所鍾也。"上古鐘多作鍾，但酒器的鍾、鍾聚的鍾及姓鍾的鍾不作鐘。

筑築——筑，乐器名。築，建築。二字不通用。

准準——准是準的俗体，但近代有了分工：准字只用于允许、决定等近代意义，而水準、準绳等古代意义则写作準。一般古书只有準字，没有准字。

（据王力主编的《古代汉语》）

# 附录二 常用标点符号用法简表

## 一、基本定义

句子，前后都有停顿，并带有一定的句调，表示相对完整的意义。句子前后或中间的停顿，在口头语言中，表现出来就是时间间隔，在书面语言中，就用标点符号来表示。一般来说，汉语中的句子可分为以下几种。

陈述句：用来说明事实的句子。

祈使句：用来要求听话人做某件事情的句子。

疑问句：用来提出问题的句子。

感叹句：用来抒发某种强烈感情的句子。

复句、分句：意思上有密切联系的小句子组织在一起构成一个大句子。这样的大句子叫复句，复句中的每个小句子叫分句。

构成句子的语言单位是词语，即词和短语（词组）。词即最小的能独立运用的语言单位。短语，即由两个或两个以上的词按一定的语法规则组成的表达一定意义的语言单位，也叫词组。

标点符号是书面语言的有机组成部分，是书面语言不可缺少的辅助工具。它帮助人们确切地表达思想感情和理解书面语言。

## 二、用法简表

| 名称 | 符号 | 用法说明 | 例句 |
|---|---|---|---|
| 句号 | 。 | 1. 用于陈述句的末尾 | 北京是中华人民共和国的首都。 |
| | | 2. 用于语气舒缓的祈使句末尾 | 请您稍等一下。 |
| 问号 | ？ | 1. 用于疑问句的末尾 | 他叫什么名字？ |
| | | 2. 用于反问句的末尾 | 难道你不了解我吗？ |
| 叹号 | ！ | 1. 用于感叹句的末尾 | 为祖国的繁荣昌盛而奋斗！ |
| | | 2. 用于语气强烈的祈使句末尾 | 停止射击！ |
| | | 3. 用于语气强烈的反问句末尾 | 我哪里比得上他呀！ |

续　表

| 名称 | 符号 | 用法说明 | 例句 |
|---|---|---|---|
| 逗号 | ， | 1. 句子内部主语与谓语之间如需停顿，用逗号 | 我们看得见的星星，绝大多数是恒星。 |
| | | 2. 句子内部动词与宾语之间如需停顿，用逗号 | 应该看到，科学需要一个人贡献出毕生的精力。 |
| | | 3. 句子内部状语后边如需停顿，用逗号 | 对于这个城市，他并不陌生。 |
| | | 4. 复句内各分句之间的停顿，除了有时要用分号外，都要用逗号 | 据说苏州园林有一百多处，我到过的不过十多处。 |
| 顿号 | 、 | 用于句子内部并列词语之间的停顿 | 正方形是四边相等、四角均为直角的四边形。 |
| 分号① | ； | 1. 用于复句内部并列分句之间的停顿 | 语言，人们用来抒情达意；文字，人们用来记言记事。 |
| | | 2. 用于分行列举的各项之间 | 中华人民共和国行政区域划分如下：<br>（一）全国分为省、自治区、直辖市；<br>（二）省、自治区分为自治州、县、自治县、市；<br>（三）县、自治县分为乡、民族乡、镇。 |
| 冒号 | ： | 1. 用于称呼语后面，表示提起下文 | 同志们，朋友们：现在开会了…… |
| | | 2. 用于"说、想、是、证明、宣布、指出、透露、例如、如下"等词语后边，提起下文 | 他十分惊讶地说："啊，原来是你！" |
| | | 3. 用于总说性话语的后面，表示引起下文的分说 | 北京紫禁城有四座城门：午门、神武门、东华门、西华门。 |
| | | 4. 用于需要解释的词语后边，表示引出解释或说明 | 外文图书展销会<br>日期：10 月 20 日至 11 月 10 日<br>时间：上午 8 时至下午 4 时<br>地点：北京朝阳区工体东路 16 号<br>主办单位：中国图书进出口总公司 |
| | | 5. 用于总括性话语的前边，以总结上文 | 张华考上了北京大学；李萍进了中等技术学校；我在百货公司当售货员：我们都有光明的前途。 |
| 引号② | "　"<br>'　' | 1. 用于行文中直接引用的部分 | "满招损，谦受益"这句格言，流传到今天至少有两千年了。 |
| | | 2. 用于需要着重论述的对象 | 古人对于写文章有个基本要求，叫作"有物有序"。"有物"就是要有内容，"有序"就是要有条理。 |
| | | 3. 用于具有特殊含义的词语 | 这样的"聪明人"还是少一点好。 |
| | | 4. 引号里面还要用引号时，外面一层用双引号，里面一层用单引号 | 他站起来问："老师，'有条不紊'是什么意思"？ |

| 名称 | 符号 | 用法说明 | 例句 |
|---|---|---|---|
| 括号③ | （　） | 用于行文中注释的部分。注释句子中某些词语的，括注紧贴在被注释词语之后；注释整个句子的，括注放在句末标点之后 | （1）中国猿人（全名为"中国猿人北京种"，或简称"北京人"）在我国的发现，是对古人类学的一个重大贡献。<br>（2）写研究性文章跟文学创作不同，不能摊开稿纸搞"即兴"（其实文学创作也要有素养才能有"即兴"）。 |
| 破折号 | —— | 1. 用于行文中解释说明的部分 | 迈进金黄色的大门，穿过宽敞的风门厅和衣帽厅，就到了大会堂建筑的枢纽部分——中央大厅。 |
|  |  | 2. 用于话题突然转变 | "今天好热啊！——你什么时候去上海？"张强对刚刚进门的小王说。 |
|  |  | 3. 用于声音延长的拟声词后面 | "呜——"火车开动了。 |
|  |  | 4. 用于事项列举分承的各项之前 | 根据研究对象的不同，环境物理学分为以下五个分支学科：——环境声学；——环境光学；——环境热学；——环境电磁学；——环境空气动力学。 |
| 省略号④ | …… | 1. 用于引文的省略 | 她轻轻地哼起了《摇篮曲》："月儿明，风儿静，树叶儿遮窗棂啊……" |
|  |  | 2. 用于列举的省略 | 在广州的花市上，牡丹、吊钟、水仙、梅花、菊花、山茶、墨兰……春秋冬三季的鲜花都挤在一起啦。 |
|  |  | 3. 用于话语中间，表示说明断断续续 | "我……对不起……大家，我……没有……完成……任务。" |
| 连接号⑤ | — | 1. 两个相关的名词构造成一个意义单位，中间用连接号 | 我国秦岭—淮河以北地区属于温带季风气候区，夏季高温多雨，冬季寒冷干燥。 |
|  |  | 2. 相关的时间、地点或数目之间，用连接号，表示起止 | 鲁迅（1881—1936 年）原名周树人，字豫才，浙江绍兴人。 |
|  |  | 3. 相关的字母、阿拉伯数字等之间，用连接号，表示产品型号 | 在太平洋地区，除了已经建成投入使用的 HAW－4 和 TPC－3 海底光缆之外，又有 TPC－4 海底光缆投入运营。 |
|  |  | 4. 几个相关的项目表示递进式发展，中间用连接号 | 人类的发展可以分为古猿—猿人—古人—新人这四个阶段。 |
| 间隔号 | · | 1. 用于外国人和某些少数民族人名内各部分的分界 | 列奥纳多·达·芬奇、爱新觉罗·努尔哈赤。 |
|  |  | 2. 用于书名与篇（章、卷）名之间的分隔 | 《中国大百科全书·物理学》《三国志·蜀志·诸葛亮传》。 |
| 书名号 | 《　》<br>〈　〉 | 用于书名、篇名、报纸名、刊物名等 | 《红楼梦》的作者是曹雪芹。<br>课文里有一篇鲁迅的《从百草园到三味书屋》。<br>他的文章在《人民日报》上发表了。<br>桌上放着一本《中国语文》。<br>《〈中国工人〉发刊词》发表于 1940 年 2 月 7 日。 |
| 专名号⑥ | —— | 用于人名、地名、朝代名等专名下面 | 司马相如者，汉蜀郡成都人也，字长卿。 |

　　附注：①非并列关系（如转折关系、因果关系等）的多重复句，第一层的前后两部分之间也用分号。②直行文稿引号改用双引号"﹃﹄"和单引号"﹁﹂"。③此外还有方括号"〔〕"、六角括号"〔〕"和方头括号"【】"。④如果是整段文章或诗行的省略，可以使用 12 个小圆点来表示。⑤连接号还有另外 3 种形式，即长横"——"（占两个字的位置）、半字线"‐"（占半个字的位置）和浪线"～"（占一个字的位置）。⑥专名号只用在古籍或某些文史著作里面。为了与专名号配合，这类著作里的书名号可以用浪线"～"。

# 主要参考书目

[1] 汪介之. 外国文学教程. 南京：南京大学出版社，2000.
[2] 刘建军. 外国文学. 北京：高等教育出版社，2008.
[3] 袁行霈. 中国文学史. 北京：高等教育出版社，1999.
[4] 黄修己. 中国现代文学发展史. 第2版. 北京：中国青年出版社，1997.
[5] 钱理群，温儒敏，吴福辉. 中国现代文学三十年. 北京：北京大学出版社，1998.
[6] 陈思和. 中国当代文学史教程. 上海：复旦大学出版社，1999.
[7] 孟昭毅. 外国文学史. 北京：北京大学出版社，2009.